D1692677

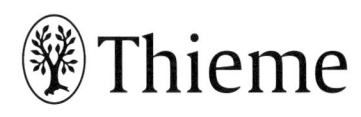

EinBlick ins Gehirn

Eine andere Einführung
in die Psychiatrie

Dieter F. Braus

63 Abbildungen
16 Tabellen

Georg Thieme Verlag
Stuttgart · New York

Bibliografische Information der Deutsche Bibliothek

Die Deutsche Bibliothek verzeichnet diese Publikation in der Deutschen Nationalbibliografie; detaillierte bibliografische Daten sind im Internet über http://dnb.d-nb.de abrufbar.

1. Auflage 2004

Prof. Dr. Dieter F. Braus
HSK – Dr. Horst Schmidt Kliniken GmbH
Ludwig-Erhard-Straße 100
65199 Wiesbaden

Wichtiger Hinweis: Wie jede Wissenschaft ist die Medizin ständigen Entwicklungen unterworfen. Forschung und klinische Erfahrung erweitern unsere Erkenntnisse, insbesondere was Behandlung und medikamentöse Therapie anbelangt. Soweit in diesem Werk eine Dosierung oder eine Applikation erwähnt wird, darf der Leser zwar darauf vertrauen, dass Autoren, Herausgeber und Verlag große Sorgfalt darauf verwandt haben, dass diese Angabe **dem Wissensstand bei Fertigstellung des Werkes** entspricht.

Für Angaben über Dosierungsanweisungen und Applikationsformen kann vom Verlag jedoch keine Gewähr übernommen werden. **Jeder Benutzer ist angehalten,** durch sorgfältige Prüfung der Beipackzettel der verwendeten Präparate und gegebenenfalls nach Konsultation eines Spezialisten festzustellen, ob die dort gegebene Empfehlung für Dosierungen oder die Beachtung von Kontraindikationen gegenüber der Angabe in diesem Buch abweicht. Eine solche Prüfung ist besonders wichtig bei selten verwendeten Präparaten oder solchen, die neu auf den Markt gebracht worden sind. **Jede Dosierung oder Applikation erfolgt auf eigene Gefahr des Benutzers.** Autoren und Verlag appellieren an jeden Benutzer, ihm etwa auffallende Ungenauigkeiten dem Verlag mitzuteilen.

© 2011 Georg Thieme Verlag KG
Rüdigerstraße 14
70469 Stuttgart
Deutschland
Telefon: +49/(0)711/8931-0
Unsere Homepage: http://www.thieme.de

Printed in Germany

Text- und Bildredaktion:
Editorial Service Harald Rass, Dr. Doris Kliem
Zeichnungen: Christiane und Dr. Michael von Solodkoff, Neckargemünd; Andrea Schnitzler, Innsbruck
Umschlaggestaltung: Thieme Verlagsgruppe
Umschlaggrafik: Martina Berge, Erbach
Satz: Ziegler + Müller, Kirchentellinsfurt
  gesetzt mit APP/3B2, V.9 (Unicode)
Druck: Grafisches Centrum Cuno, Calbe

ISBN 978-3-13-133352-0   1 2 3 4 5 6

Geschützte Warennamen (Warenzeichen) werden **nicht** besonders kenntlich gemacht. Aus dem Fehlen eines solchen Hinweises kann also nicht geschlossen werden, dass es sich um einen freien Warennamen handelt.

Das Werk, einschließlich aller seiner Teile, ist urheberrechtlich geschützt. Jede Verwertung außerhalb der engen Grenzen des Urheberrechtsgesetzes ist ohne Zustimmung des Verlages unzulässig und strafbar. Das gilt insbesondere für Vervielfältigungen, Übersetzungen, Mikroverfilmungen und die Einspeicherung und Verarbeitung in elektronischen Systemen.

Vorwort

Nach dem unerwartet großen Erfolg von „EinBlick ins Gehirn: Moderne Bildgebung in der Psychiatrie" habe ich auf Anregung des Georg Thieme Verlags und mit tatkräftiger Unterstützung beim Transskript von Herrn Harald Rass sowie inspiriert durch Gespräche mit Mitarbeitern meiner Klinik in Wiesbaden dieses zweite Buch verfasst. Die Thematik bewegt sich wieder im Theoriegebäude der Hirnfunktion(-en). Dieses Theoriegebäude wird gespeist von den Neurowissenschaften, den Naturwissenschaften sowie den sog. Lebens- und Kognitionswissenschaften. Es ist jedoch abzugrenzen vom Theoriegebäude der Geist-Seele-Funktion(-en) bzw. demjenigen der Geisteswissenschaften.

Das Buch soll Interesse an der Psychiatrie des 21. Jahrhunderts wecken oder erhalten, zumal die „Biologie der geistigen Prozesse" für Psychiater und Psychotherapeuten in Klinik und Praxis im Alltag z.B. für Psychoedukation und Entstigmatisierung eine immer größere Rolle spielen und auch auf die neuen Klassifikationssysteme (DSM-V und ICD-11) Einfluss nehmen wird (Miller u. Holden 2010) [16]. Im Kurrikulum der Psychiatrie und Psychotherapie ist der Anteil neurowissenschaftlicher Inhalte im Laufe der letzten 5 Jahre ständig gestiegen. In den kommenden Jahren werden diese Inhalte im Rahmen der psychiatrischen Ausbildung weiter an Bedeutung gewinnen. In diesem Buch werden einige „Highlights" der neurowissenschaftlichen Forschungsergebnisse der letzten 5–10 Jahre präsentiert, wobei die Auswahl natürlich subjektiv aus der Sicht des Autors erfolgte.

Gleichzeitig wird versucht, den Praxisbezug der neuen Erkenntnisse herzustellen, wobei es nicht nur um den Patienten, seine Erkrankung und deren Behandlung geht, sondern auch um einen „EinBlick" in das Verständnis der Welt, in der Patienten, Angehörige und Behandelnde gleichermaßen leben. Ein Beispiel ist die ausführliche Beschäftigung mit dem „Social Brain", das sowohl Beziehungen zur menschlichen Evolution und zu (aktuellen) politisch-ökonomischen Vorgängen als auch zum Empfinden und Verhalten des psychiatrischen Patienten hat.

Vertragen sich Neurowissenschaften überhaupt mit den gängigen Klassifikationssystemen psychiatrischer Erkrankungen? Vieles spricht dafür, dass neurowissenschaftliche Ergebnisse aus der Genetik, aus der Bildgebung und aus Tiermodellen dazu führen werden, dass der bisherige kategoriale Ansatz zugunsten eines dimensionalen verlassen werden wird. Das wird ein Umdenken im klinischen Alltag erfordern, was wahrscheinlich von langwierigen „Grabenkriegen" zwischen den Protagonisten der alten Einteilung und des eher hypothesengeleiteten, neuen dimensionalen Denkens begleitet sein wird. Einen kleinen Beitrag dazu, dieses Umdenken vorzubereiten und zu erleichtern, will dieses Buch leisten.

Und zum Schluss: Vergessen Sie bei aller Ernsthaftigkeit der Thematik nicht das Lachen, auch über sich selbst. Möglicherweise ist einmal zu lachen nicht ganz so gesund wie 10 min joggen, aber das Lachen hat eine wichtige Funktion für unser Belohnungssystem und damit für unsere psychische Gesundheit als soziales Wesen. Ein positiver emotionaler Stil, also z.B. auch mehr als einmal am Tag zu lachen, hat günstige Effekte auf das Immunsystem, das mit dem Nervensystem eng verknüpft ist, und stärkt damit u.a. die Widerstandskraft gegen Viruserkrankungen und manche andere Unbill. Es kommt aber noch besser: Optimismus trotz kollektiver Trübsinnsorgien reduziert die kardiovaskuläre Mortalität, und echte Freundschaft unter Menschen ist ein gesundheitsfördernder Faktor.

All diese guten Nachrichten beruhen auf ernsthafter Forschung, die zudem noch herausgefunden hat, dass Unzufriedene und Unzuverlässige früher sterben und sich in ihrer kürzeren Lebensfrist auch noch mit unzufriedenen Zeitgenossen umgeben, während glückliche und zuverlässige Menschen, ebenso wie diejenigen, die positiv über das Älterwerden denken, nicht nur länger leben, sondern in ihrem längeren Leben auch noch eher glückliche Menschen um sich scharen. Viel Spaß beim Lesen!

Wiesbaden, im Herbst 2010   Dieter F. Braus

Abkürzungen

A
ABCB ATP-binding Cassette Sub-family B Member
ADHS Aufmerksamkeitsdefizit-/Hyperaktivitätsstörung
AMPA α-Amino-3-Hydroxy-5-Methyl-4-Isoxazol-Propionsäure

B
BDNF Brain derived neurotrophic Factor
BMI Body Mass Index
BMP Bone morphogenetic Protein
BOLD Blood Oxygen Level Dependency

C
cAMP zyklisches Adenosinmonophosphat
COMT Katechol-O-Methyltransferase
CREB cAMP Response Element-binding Protein
CT Computertomografie

D
DAT-10R 10-Repeat- (10R-)Variante des Dopamintransportergens
DAT1-440 440er-Risikovariante des Dopamintransportergens
DNA Desoxyribonukleinsäure
DRD4-3R 3er-Repeat-Variante des Dopaminrezeptorgenotyps 4
DTI Diffusions-Tensor-Imaging
DWI diffusionsgewichtete Bildgebung

E
EPI Echo-Planar-Imaging-Technik

F
fMRT funktionelle Magnetresonanztomografie

G
GABA γ-Aminobuttersäure

M
MRA Magnetresonanzangiografie
MRS Magnetresonanzspektroskopie
MRT Magnetresonanztomografie

N
NINCDS-ADRDA National Institute of Neurological and Communicative Disorders and Stroke – Alzheimer's Disease and Related Disorders Association
NMDA N-methyl-D-aspartat-Glutamat

P
PET Positronenemissionstomografie

R
REM Rapid Eye Movement

S
SPECT Single-Photon-Emissionscomputertomografie
SWS Slow Wave Sleep

W
WHO World Health Organisation

Inhaltsverzeichnis

1	**Psychiatrie im Kontext der Neurowissenschaften**	1
1.1	Der Mensch, eine besondere Spezies	1
1.2	Vom Wurm zum „Social Brain": assoziatives Lernen, Vorurteil, Weltbild	2
	Reiz, Assoziation, Reaktion	4
	Assoziatives Lernen und Vorurteile	4
	Weltbilder	5
1.3	Psychiatrie und ihre gesellschaftliche Relevanz	7
1.4	Pathophysiologisches Modell für psychische Störungen	9
1.5	Bildgebung: wichtiger Wegbereiter der Psychiatrie des 21. Jahrhunderts	10
	Geschichte der Bildgebung in der Psychiatrie	10
	Ausblick	11
1.6	Erkenntnistheoretische Überlegungen	12

2	**Hirnentwicklung und Neuroanatomie**	14
2.1	Entwicklungspsychobiologie	14
	Hirnentwicklung intrauterin	14
	Hirnentwicklung nach der Geburt	16
	Frühe Erfahrungen	17
	„Frühjahrsputz" in der Pubertät	19
	Genotyp und die Folgen früher Erfahrungen	20
	Hirnentwicklung und Alterung	21
2.2	Funktionelle Neuroanatomie	23
	Frontallappen	23
	Temporallappen	28
	Okzipitallappen	30
	Parietallappen	31
	Der „emotionale Apparat"	31
	Inselregion: „Wie fühle ich mich?"	37
	Thalamus: „Tor zum Bewusstsein"	39
	Basalganglien: Motorik und Belohnung	39
	Hirnstamm	41
	Kleinhirn	42

3	**Plastizität – biologische Grundlage der Veränderung**	44
3.1	Wie arbeitet das menschliche Gehirn?	44
	Einteilung der Nervenzellen	44
	Einteilung der neuronalen Verbindungen	44
3.2	Zusammenspiel zwischen lokalen Spezialisten und global integrierenden Arealen	46
3.3	Neuroplastizität	46
3.4	Gliazellen – weit mehr als nur Stützgewebe für Neuronen	47
3.5	Grundmodule neuronaler Plastizität	48
	Aktionspotenzial und Neurotransmission	48
	Neurotransmitter und Neuromodulatoren	49
	Endocannabinoidsystem: „neuronale Notbremse"	50
	Long-Term Potentiation (LTP) und Long-Term Depression (LTD)	51
	Biologie des Lernens – dopaminerge Stimulation	52
	Synaptische Reorganisation – Verankerung auf der DNA-Ebene	53
	Funktionen von Synapsen	53
3.6	Mutation in der Promotorregion des BDNF-Gens stört Neuroplastizität	54
3.7	Genregulation und psychiatrische Erkrankungen	55
3.8	Tiermodelle für Plastizität und Lernen	55
	Kalifornische Nacktschnecke	55
	Languste	56
	Maus/Ratte	56
	Affe	56
3.9	Stress, Immunsystem und Neuroplastizität	57

4 Grundlagenforschung für die Psychiatrie des 21. Jahrhunderts .. 60

4.1 Genetik 60
Grundlagen 60
Familien- und Zwillingsforschung,
Human Genome Project 61
Gene, Hirnfunktion und Kognition
bzw. Emotion 61
Arzneimittelwirkungen
und -nebenwirkungen 62
Komplexe genetische Strukturvariationen 63
Gene Imprinting und Epigenetik 63
Transposonen: Mobile DNA-Elemente
machen jedes Gehirn einzigartig 64
Genetische Reprogrammierung:
Primärprävention psychischer Störungen? 65
Ausblick 65

4.2 Bedeutung von Tiermodellen für die Psychiatrie 65

4.3 Was treibt uns bei Entscheidungen an? 66
Unbewusste Prozesse
und „freie" Entscheidung 67
Wie gelangt man zu einer
befriedigenden Entscheidung? 67
Entschlossene und
unentschlossene Wähler 68
Denken hilft zwar,
nützt aber häufig nichts 68
Lassen sich Angst und Lust bei
Entscheidungen beeinflussen? 69

4.4 Die Biologie des Menschlichen – Mensch und Social Brain 70
Kooperation als Evolutionsvorteil 70
Soziale Evaluation und Interaktion –
hohe Kompetenz schon des Kleinkinds .. 70
Sozialer Ausgleich 72
Geld ausgeben für andere
macht glücklicher 74
„Wären Sie glücklicher,
wenn Sie reicher wären?" 74
Soziale Strafen, Neid und Ausgrenzung . 75

4.5 Prosozialität und Religion 76
4.6 Ich-Erleben und Ich-Einheit 77
4.7 Bindung, Entspannung und Plazeboeffekt als mögliche Grundlagen von Therapieerfolg 79
Bindung 79
Plazeboeffekt 80
Meditation und Entspannung 83

4.8 Das Gehirn von Mann und Frau 83
Unterschiede in der
Mikrostruktur des Gehirns 84
Unterschiede im Hirnfunktionsmuster .. 85
Einfluss der Erwartungshaltung
auf die Forschungsergebnisse 86

4.9 Ernährung: mehr als Energiezufuhr ... 86
4.10 Schlaf und Gehirn 89
Schlafverhalten 89
Auswirkungen von Schlafdeprivation ... 90

5 Psychiatrische Erkrankungen 92

5.1 Aufmerksamkeitsdefizit-/ Hyperaktivitätsstörung (ADHS) 92
Epidemiologie und Klinik 92
Persistenz und Flexibilität 92
Befunde bei ADHS 93
Neurotransmitter und die genetische
Basis der ADHS 94
Gen-Umwelt-Interaktion 94
Normalisierung gestörter Hirnreifung
in der Pubertät 95
Therapie mit Methylphenidat
oder Atomoxetin 96

5.2 Schizophreniespektrum 97
Krankheitsbild – Historie
und heutiges Konzept 97
Neuronale Korrelate von Psychose
und kognitiven Defiziten 98
Neuronale Korrelate von
Negativsymptomen und Störungen
im Sozialverhalten 101
Hirnentwicklungsstörung – funktionelle
und therapeutische Auswirkungen 102
Just the Facts – Genetik des
schizophrenen Spektrums 103
Konsequenzen für die aktuelle
und zukünftige Therapie 105

5.3 Affektive Störungen 106
Klinische Daten 106
Stimmung, Serotonin und Dopamin ... 106
Aspekte der Grundlagenforschung
zur Pathogenese 108
Tiermodelle der Depression 109
Befunde bei Depression 110
Therapie 112

5.4	**Demenzen**	114	6	**Ausblick**	126
	Diagnostische Verfahren – prognostische Aussagen	114	6.1	**Derzeitiger Stand in Deutschland** ...	126
	Revidierte NINCDS-ADRDA-Leitlinien ..	117	6.2	**Quo vadis, Psychiatrie und Psychotherapie?**	126
	Therapie	118	6.3	**Epilog**	128
5.5	**Suchterkrankungen**	118			
	Erkrankung des heranwachsenden Gehirns	119			
	Gibt es ein neuronales System der Sucht?	119		**Literatur**	129
	Kokain – rasche und lang anhaltende Desensitivierung des Dopaminsystems	119		**Sachverzeichnis**	141
	Nikotin	120			
	Alkohol	121			
5.6	**Zwangsstörungen**	123			
	Serotonin und Dopamin	123			
	Reversal Learning	124			

1 Psychiatrie im Kontext der Neurowissenschaften

„Ohne Ungleichheit hätte die Menschheit weder jemals ihre gegenwärtige Größe erreichen können, noch könnte sie diese heute bewahren."

Friedrich August von Hayek

1.1 Der Mensch, eine besondere Spezies

Die Spezies Homo sapiens ist als Gruppe und Individuum außergewöhnlich und gleichzeitig auch das nachverfolgbare Ergebnis einer biologischen (Miller 2009) und parallel abgelaufenen kulturellen Evolution mit gemeinsamen, verlässlichen, aber beliebigen symbolischen Markern (Efferson et al. 2008). In uns stecken die Prinzipien des Lebens der Einzeller und der Pilze sowie neuronale Funktionsmodule wie bei Seeanemone, Seeigel, Blasenmützenmoos oder Würmern. Gleichzeitig erleben wir uns mit unserem jungen Verstand so ganz anders. Zumindest seit Sokrates und Platon spekulieren wir über die Natur geistiger Prozesse, die wir subjektiv bei uns und anderen erleben. Wie die Ameisen und die Bienen lösen wir komplexe Probleme am besten mittels Koordination und Kooperation (Wiltermuth u. Heath 2009). Wie Nager und Schimpansen synchronisieren wir uns zum Aufbau interpersoneller Bindung (Paukner et al. 2009). Archaische Neuropeptide, wie Oxytozin und Vasopressin, helfen, die Beziehung und damit die Kooperationsbereitschaft aufrechtzuerhalten, Vertrauen, Empathie und Großzügigkeit zu fördern (Donaldson u. Young 2008), aber auch Angst, Furcht und territoriale Aggression zu triggern (Zink et al. 2010).

Besonders Oxytozin spielt bei Autismus eine pathophysiologische Rolle (Andari et al. 2010) und ist eine wichtige Wirkvariable in der Psychotherapie der affektiven Störungen (Heinrichs et al. 2009). Zusätzliche kulturelle Faktoren, wie Religionsgemeinschaften mit ihren Symbolen und Riten, fördern Altruismus unter Fremden (Culotta 2009).

Lebenslang verfügen wir durch unseren „emotionalen Apparat" über Resonanz- und Schwingungsfähigkeit; er schenkt uns des Weiteren auch Kreativität, Neugier, den Wunsch nach Weissagung über die Zukunft und nach Explorationsverhalten, birgt aber auch die Gefahr von Sucht, Impulsivität und Psychose. Wir generieren eine Vielzahl von Affekten (von lat. „affectus": Leiden, Leidenschaft) und Emotionen (von lat. „ex": heraus und „motio": Bewegung, Erregung) – basale und soziale –, wie Lust, Zorn, Angst sowie Geborgenheit, Stolz, Neid und Ärger. Aggressivität bis hin zu Suizid und Amoklauf mit erweitertem Suizid, Angsterkrankung oder Depressionen sind die Kehrseite dieser Medaille. Nicht zuletzt sind wir zu Liebe fähig, einer sozialen Emotion, die über den biologischen Altruismus hinausgeht. Der Philosoph Richard D. Precht bezeichnet diese Emotion als „unordentlich", mit dem Hinweis, dass wir durch die Liebe am meisten über die sonderbaren Eigenheiten unserer Spezies erfahren. Er reiht sich damit in die große Zahl von Veröffentlichungen vor allem aus dem Bereich der „echten" Literatur ein, die sich mit diesem menschlichen Phänomen seit Jahrtausenden beschäftigt. Mit der Liebe ist jedoch auch der Liebeskummer mit allen seinen vegetativen, emotionalen und kognitiven Symptomen verknüpft, die man ebenso bei depressiven Störungen findet.

Die Psychiatrie und Psychotherapie des 21. Jahrhunderts erlebt, wie keine andere medizinische Disziplin, jeden Tag, wie vielgestaltig sich Bewusstsein, Wahrnehmen, Fühlen, Denken und Verhalten beim Menschen entwickeln und ausdrücken können. All diese Phänomene sind Ausdruck unseres faszinierenden Nervensystems, seiner viele Mio. Jahre alten biologischen und ca. 100 000 Jahre alten kulturellen Evolution sowie im Einzelfall der indi-

> **Das Phänomen der Liebe als spezifischer Gehirnprozess?**
>
> Betrachtet man die augenfällige Bedeutung und Präsenz des Themas „Liebe" im Alltagsleben, in der Literatur, der Kunst und den Medien einerseits und andererseits die mittlerweile hohe Zahl neurobiologisch orientierter Studien zu Emotionen wie Angst, Aggression, Freude oder Ekel, so sind explizit auf Liebe bezogene Studien auffällig gering vertreten. Fasst man die vorläufigen Ergebnisse zusammen, so zeigt sich beim Menschen eine hohe Kongruenz zu tierexperimentellen Befunden und daraus ableitbaren Hypothesen, welche die emotionale Achterbahn des Phänomens „Verliebtsein" biologisch als durchaus sinnvoll erscheinen lassen: Bei deutlicher Aktivierung des neuronalen Bindungs- und Belohnungssystems auf der einen Seite kommt es zur Aufmerksamkeitsfokussierung bei gleichzeitiger Inhibition kortikaler Bewertungsareale und des Angst-/Aggressionssystems auf der anderen Seite. Liebende unterscheiden sich von miteinander befreundeten Personen u. a. durch die Häufigkeit und Intensität der interpersonellen Kontakte und die Art der gemeinsamen Erfahrungen. Im Verlauf der Liebe ändert sich das Denken: Es wird eher auf die Zukunft ausgerichtet und fördert die ganzheitliche Betrachtung, wohingegen die sexuelle Begierde eher auf das Detail fokussiert und mit analytischem Denkstil verknüpft ist (Förster et al. 2009). Die bisherigen biologischen Befunde erheben keinen Anspruch auf die Aufklärung des Phänomens oder gar die Entzauberung der Liebe – sie befruchten lediglich die Debatte um dieses vielleicht menschlichste der Gefühle.

viduellen Genvariantenmischung und einzigartigen Umwelterfahrung.

Wer sich mit Psychiatrie und Psychotherapie beschäftigt, sie verstehen will oder aktiv betreibt, ist eingeladen, sich intensiv mit dem Nervensystem, dessen Funktion, Plastizität und evolutionärer Vergangenheit auseinanderzusetzen. Sich frei von Vorurteilen und intrinsischen Weltbildern unseren psychischen Funktionen und der Biologie geistiger Prozesse zu nähern, ist dabei hilfreich. Die Neurowissenschaften mit ihren immer effizienteren Werkzeugen helfen uns im zwischenzeitlich recht konsistenten Theoriegebäude der Hirnfunktion, diejenigen Fragen zumindest ansatzweise zu beantworten, welche die Psychiatrie und Psychotherapie im Alltag interessieren sollten:
- Wie kommt es zu psychischen Störungen?
- Welchen Einfluss haben Ernährung, Schlaf und Bewegung darauf?
- Wie können wir die Störungen im neuropsychosozialen Kontext beim Einzelnen verstehen?
- Wie können wir daraus entstehendes Leiden lindern?
- Wie können wir den Angehörigen helfen?
- Wie können wir die Neurowissenschaften zur Entstigmatisierung der Psychiatrie nutzen?

Darum soll es in dieser „etwas anderen" Einführung in die Psychiatrie nun gehen.

1.2 Vom Wurm zum „Social Brain": assoziatives Lernen, Vorurteil, Weltbild

Die Biologie geistiger Prozesse, ebenso wie die Hirnforschung, beschäftigt sich mit dem Nervensystem. Nervenzellen haben sich wohl aus multifunktionalen Vorläuferzellen entwickelt, die dann in bilateralen Lebewesen, wie Fischen und Würmern, ein System bildeten (Miller 2009). Eine neuronale Mikroarchitektur wie im menschlichen Gehirn lässt sich erstmals im Nervensystem eines Ringelwurms namens Platynereis dumerilii nachweisen (Denes et al. 2007). Offenbar hat sich unser Gehirn innerhalb von 400–500 Mio. Jahren aus dem Nervensystem dieses Wurmes entwickelt (Abb. 1.1). Die molekulare Architektur des Ringelwurmgehirns hat einen ähnlichen Aufbau wie das Vertebratengehirn am Anfang seiner intrauterinen Entwicklung; seine Grundanordnung von sensorischen, serotonergen und dopaminergen Nervenzellen korreliert mit der Grundarchitektur des menschlichen Nervensystems. Jede Aufgabe – von den Reflexen über die Affekte bis hin zur Kreativität – wird in allen Spezies von spezialisierten neuronalen Schaltkreisen in unterschiedlichen Regionen des Nervensystems durchgeführt.

Aus dem Nervensystem dieses Wurmes, der auf seine Art auch schon als „soziales Wesen" gelten kann, entwickelte sich das Gehirn des Menschen,

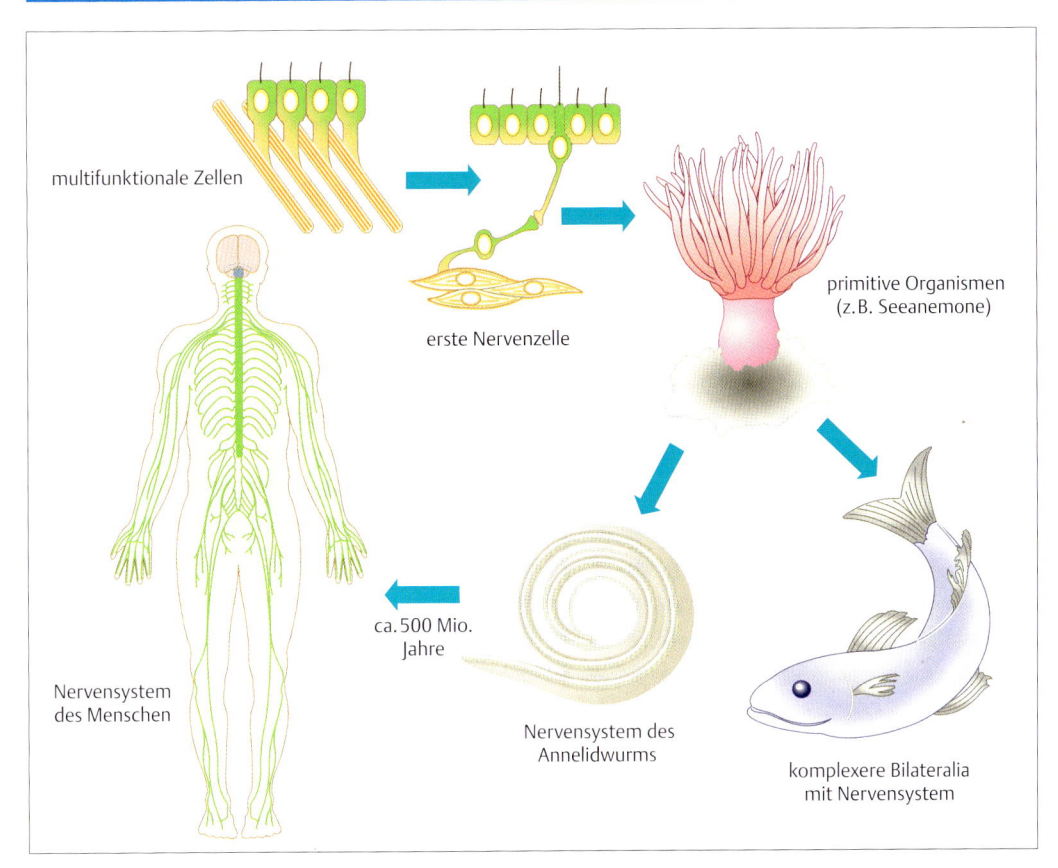

Abb. 1.1 Von der Nervenzelle über den Wurm zum menschlichen Nervensystem.

das im Folgenden in seiner Eigenschaft als „Social Brain" vorgestellt wird. Eine direkte deutsche Übersetzung des Begriffs („soziales Gehirn") ist wegen der Konnotationen des Adjektivs „sozial" nicht möglich. Der englische Begriff „Social Brain" bezieht sich auf die Grundfunktionen des Gehirns für komplexes Sozialverhalten (Tab. 1.1).

Ähnlich wie der Ringelwurm lebt auch der Mensch in einer gefährlichen Welt voller Überraschungen. Homo sapiens begegnet dieser riskanten Welt aber – im Unterschied zum Wurm – als ein Wesen, das verinnerlicht hat, dass es nur in der Gruppe und als Gemeinschaft überleben kann. Das Kind erlebt durch eine gute Bindung an die Mutter (bzw. an die wichtigste stabile Bezugsperson) das (Ur-)Vertrauen. Koordination, Kooperation (Pennisi 2009), Kommunikation, Rituale, Mythen, Altruismus (das „Gute im Menschen"), soziale Emotionen sowie Ab- und Ausgrenzung (die „Kehrseite der Medaille") verbinden die Gruppe.

Ein Grundprinzip des Social Brain lautet: Wer aus der Gruppe herausfällt, hat geringere Überlebenschancen – dies gilt auch für Fischschwärme und Ameisenkolonien. Herdentrieb, kollektive Empörung, der Einfluss von Peer Groups sowie die Konformität des Verhaltens oder der Kleidung sind Folgen dieses Prinzips. Wer nicht auffallen, es sich mit niemandem verscherzen und keinen Ausschluss aus der Gruppe riskieren will, verhält sich möglichst konform. Dass soziale Interaktion und Teilhabe tatsächlich ein relevanter Gesundheitsfaktor sind und Isolation zu mehr Krankheit und weniger gut gesichertem Überleben führt, hat sich in der Medizin und den Sozialwissenschaften herumgesprochen: Gesehen zu werden, Aufstiegschancen, Freundschaft und Gruppenzugehörigkeit sind in der Tat relevante Gesundheitsfaktoren (Couzin 2009) und mit dem Gefühl von Glück assoziiert.

1 Psychiatrie im Kontext der Neurowissenschaften

Tabelle 1.1 Evolution, Voraussetzungen, Grundfunktionen und die Kehrseite des Social Brain.

- Wir leben in einer gefährlichen Welt voller Überraschungen.
- Im Homo sapiens steckt ein Sozialwesen, das über Koordination und Kooperation nur in der Gruppe und als Gemeinschaft überleben kann.
- (Ur-)Vertrauen, soziale Emotionen (Stolz, Neid usw.), Sprache, Mythen, Rituale, Vertrauen, Altruismus wie auch Strafe und Abgrenzung verbinden die Gruppe.
- Imitation der Älteren und assoziatives Lernen der Gefahren an Einzelfällen sichern das Überleben.
- Nachplappern ohne Reflektion, Vorurteile, Weltbilder oder Ausgrenzung können die Folge sein.
- Wer aus der Gruppe herausfällt, hat geringere Überlebenschancen.
- „Herdentrieb", kollektive Empörung, geschürt von der Boulevard-Presse oder der machthungrigen (pseudo-)investigativen Journaille, Einfluss der Peer Group sowie Konformität leiten sich daraus als Handlungsmuster ab.

■ Reiz, Assoziation, Reaktion

Sensorische Zellen, die ihn mit seiner Umgebung verbinden, hat bereits der Wurm. Die Komplexität des menschlichen Gehirns wird aber darüber hinaus durch die Interaktion mit der Umgebung stark verändert. Die prinzipielle Abfolge von Reiz, Assoziation und Reaktion zeigen Wurm und Mensch gleichermaßen. Beim Menschen hat sich aber zusätzlich ein differenziertes Gedächtnissystem entwickelt, das zusammen mit dem Frontalhirn, das sich erst spät in der Entwicklung differenziert hat, Reflexion und zielgerichtetes Verhalten erlaubt. Der Wurm ist mit Reiz, Assoziation und Reaktion schon am Ende seiner Möglichkeiten angelangt, der Mensch jedoch noch lange nicht.

Allerdings reagiert auch das menschliche Gehirn im 1. Ansatz wie der Wurm nur mit Reiz, Assoziation und sofortiger Reaktion: Läuft jemand durch die Savanne und erkennt das Muster eines Skorpions, gelangt dieses Muster direkt über den Thalamus zur Amygdala, die sofort ein Signal an das Rückenmark schickt, das die Reaktion auslöst. Erst zeitverzögert codiert der Mensch schließlich über den visuellen Kortex und den Gyrus temporalis inferior, dass es sich eigentlich um ein totes Tier handelt (Abb. 1.2). Das Grundmuster (Reiz, Assoziation, sofortige Reaktion) ist im Gehirn erhalten geblieben, da es enorm wichtig für das Überleben ist.

■ Assoziatives Lernen und Vorurteile

Ein wesentliches Element des menschlichen Social Brain, das dem Wurm abgeht, ist das Lernen durch Imitation der Älteren. Hinzu kommt der unschätzbare Vorteil der Fähigkeit zum assoziativen Erlernen von Gefahren an Einzelfällen: Wer einmal als 4-Jähriger eine heiße Herdplatte berührt hat, muss diese Erfahrung in seinem Leben nicht ständig wiederholen, denn sie ist im Gehirn neuronal fest verankert.

Das Lernen am Modell durch Imitation der Älteren kann aber auch Nachteile haben, indem es durch Nachplappern ohne Reflektion zur Entstehung von Vorurteilen beiträgt. Auch das assoziative Lernen am Einzelfall – in der unreflektierten Abfolge von Reiz, Assoziation, Reaktion und Gedächtnis – kann schnell bleibende Akzente setzen und zur Quelle von Vorurteilen werden. Besonders anfällig in dieser Hinsicht sind kreationistische Erklärungsmuster der Welt in Kombination mit dem Gefühl der subjektiven Wahrheit, das in uns steckt. Aus einer solchen Mischung entstehen dann leicht die Weltbilder, auf deren Basis Ideologien, religiöser Extremismus und Ausgrenzungen in Erscheinung treten können.

Erwachsene glauben von sich oft, dass sie die Vorurteile ihrer Kindheit und Jugend überwunden haben. Bei näherer Betrachtung ist dies aber häufig ein Irrtum. Hier nur einige Beispiele für Vorurteile, die darauf hinauslaufen, dass Menschen verschiedener Herkunft sehr unterschiedlich sind: In Medizinerkreisen ist das Konzept des „Morbus sicilianus" beliebt, das Südeuropäern (Prototyp: Sizilianer) eine historische Persönlichkeit mit erhöhter Schmerzempfindlichkeit bzw. extrovertierter Ausgestaltung des eigenen Leidens zuschreibt. „Preußen" ordnen Bayern einen vom eigenen deutlich verschiedenen „nationalen Charakter" zu. Südbadener sehen sich in scharfem Kontrast zu Schwaben, Berliner und Hamburger empfinden sich gegenseitig als sehr verschieden. Kölner und Düsseldorfer, Mainzer und Wiesbadener – häufig wird der Gruppenunterschied betont und nicht nur an Fastnacht oder Karneval gepflegt. Die Frage, ob es solche Unterschiede in den „nationalen Charakteren" tatsächlich gibt oder ob es sich dabei um klassische Vorurteile handelt, wurde in 49 verschiedenen Nationen und Kulturkreisen untersucht (Terracciano et al. 2005), und das Ergebnis war verblüffend: Der nationale Charakter in den weltweit untersuchten Nationen lässt sich *nicht* mithilfe

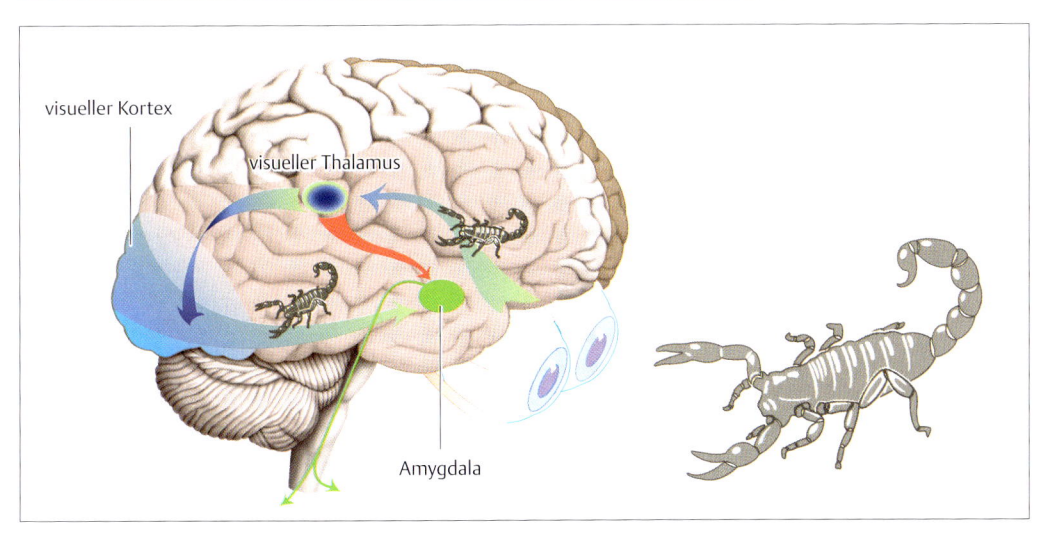

Abb. 1.2 Nach dem Motto „Reagiere erst und denke später – oder überlasse der Evolution das Denken" folgt der Organismus dem Schema: Muster (Bild, Wort, Gedanke) → Assoziation → Reaktion (→ ggf. Reflexion) (nach LeDoux).

von Persönlichkeitszügen unterscheiden. Die Idee, dass sich die Persönlichkeit des Hamburgers von derjenigen des Berliners unterscheidet oder diejenige des Indonesiers von derjenigen des Polen, entbehrt jeglicher wissenschaftlicher Evidenz.

Wenn diese Idee der nationalen Stereotypen uns dennoch plausibel erscheint, so hängt dies wohl mit dem assoziativen Lernen am Einzelfall zusammen: Wird ein Deutscher oder ein Brite auf Mallorca nach einem Wassereimer voll Tequila „persönlichkeitsauffällig", führt sich eine Italienerin im Louvre wie eine geschwätzige Diva auf, agiert ein Berliner in München „hochnäsig", werden daraus Schlüsse auf die jeweilige Gesamtgruppe gezogen und im Gedächtnis abgelegt. Unauffällige Deutsche, Briten, Italiener und Berliner aktivieren aber keine assoziativen Gedächtnisinhalte.

Die Wahrnehmung eines nationalen Charakters kann zwar als unbegründete Stereotypie gelten, sie hat aber die wichtige Funktion, die eigene Gruppe durch Abgrenzung zu stärken. Im Grunde ist nämlich die optimale Gruppengröße, mit der sich ein Mensch identifiziert, nicht besonders groß und dürfte höchstens bei 80–120 Personen liegen. Daher wird das Konzept der Abgrenzung gern auch auf die Nachbargemeinde, auf Ober- gegen Unterdorf und in größeren Kliniken auch auf Neurologen versus Psychiater angewendet. Letztlich geht es darum, durch Identifikation und Ausgrenzung die Sicherheit in der eigenen Gruppe zu erhöhen und damit das Sozialwesen Mensch in seinem individuellen Umfeld zu stärken.

■ Vorurteile geben Struktur und Identifikation in einer unsicheren Welt. Ihre eigentliche Problematik liegt nicht darin, dass wir sie haben, sondern dass sie zur Manipulation der Menschen missbraucht werden können. Allerdings sind durch assoziatives Lernen erworbene Vorurteile nicht unumstößlich: Ein Rollstuhlfahrer kann Bundesminister werden, ein Afroamerikaner Präsident der USA. Vorurteile sind veränderbar. Dies ist zwar mühsam, es braucht starke Beispiele (neue Einzelfälle), Ich-Stärke, Reflexionsbereitschaft und genügend Zeit, um für das Überleben sinnvolle, früh angelegte Gedächtnisspuren im Gehirn zu verändern, aber es ist möglich. ■

■ **Weltbilder**

Aus der Weiterentwicklung der Vorurteile entstehen die Weltbilder. Sie prägen das menschliche Denken seit Jahrtausenden. Zu den „Klassikern" gehören z.B. die Weltbilder von Sokrates, Platon, Aristoteles, Descartes, Kant, Darwin, Marx und Freud. Platons Weltbild der Unsterblichkeit der immateriellen Seele ist auch heute noch im europäischen Kulturgut tief verankert. Es ist weder veri- noch falsifizierbar – und damit eben ein Weltbild. Natürlich stehen gerade die Psychiatrie und die Psychotherapie weit mehr als andere medizinische Disziplinen im Spannungsfeld von Vorurteilen und Weltbildern. Wer es heute mit Platon hält, wird das Ansinnen, eine immaterielle unsterbliche Seele mit Medikamenten zu behandeln, unlogisch und unzulässig finden. Hier kann die Erforschung der biologischen Grundlage geistiger Prozesse zu verstehen helfen, dass Geist bzw. Seele untrennbar mit dem Gehirn verwoben und dass Persönlichkeit und Intelligenz veränderbare Hirnfunktionen sind.

Vorschulkinder werden oft mit der Forderung konfrontiert: „Denk doch erst einmal, bevor du dies und jenes tust." Dieses Weltbild der Ratio vor Anima, das für den Alltag zunächst praktikabel erscheint, lässt sich indessen empirisch nicht belegen (s. dazu Abb. 4.3 zum Einfluss des Unbewussten auf Entscheidungen). Im Gymnasium wird dann Descartes „Cogito ergo sum." („Ich denke, also bin ich.") ins Feld geführt, das in der Abwandlung „Cogito ergo est." („Ich denke mir das so, also ist es so.") nicht nur den Prototyp des Vorurteils beschreibt, sondern auch zu relevanten globalen Fehlentwicklungen, wie z. B. dem Kolonialismus des 19. und 20. Jahrhunderts oder der Finanz- und Wirtschaftskrise im Jahr 2008, geführt hat. Dafür kann Descartes zwar nichts, aber er müsste heute wohl zugeben, dass er mit dieser Formel (die seine Gesamtaussage allerdings sträflich verkürzt) keine ewige Wahrheit, sondern einen Beitrag zu einem Weltbild geliefert hat. Weltbilder, wie die genannten, sind klassische „Meme", also Ideen, die sich über Kulturen und Jahrhunderte verbreiten und im Gedächtnis eines Teiles der Menschheit langfristig verankert haben.

Charles Darwin, der große Naturforscher, dessen bekanntestes Werk „On the origin of species" von 1859 als Ausgangspunkt unserer heutigen Vorstellungen von der Evolution des Lebens gilt, hat sich unter dem Oberbegriff des „War of Nature" zu Spekulationen hinreißen lassen, in denen er die Evolution als einen Vorgang des Aussonderns der Schwachen und der Auslese der Tüchtigen interpretierte. Diese Vermutung ist heute zwar durch Befunde widerlegt, hat aber als sog. Darwinismus in den verschiedensten Bereichen Schule gemacht. In der Soziobiologie wird beispielsweise vom „egoistischen Gen" geschrieben, was eine Vermischung natur- und geisteswissenschaftlicher Begriffe darstellt und in der Aussage sehr fragwürdig ist. Auch der Wirtschaftsdarwinismus mit seinen Begriffshülsen von der „feindlichen Übernahme" oder den „Heuschrecken", die über das Land huschen und alles kahl fressen, ist letztlich nur Ausdruck eines Weltbilds.

Zu jedem Weltbild gibt es ein Gegenweltbild. Die Aussonderung der Schwachen und die Auslese der Tüchtigen findet im politisch-gesellschaftlichen Bereich ihr Gegenweltbild in der klassenlosen, unbedingt sozial gerechten Gesellschaft von Marx und Engels. In der Natur finden sich soziale Hierarchien speziesübergreifend, ebenso wie durch Genetik und Umwelterfahrung sowie durch zufällige Genexpression eine möglichst große Vielfalt sichergestellt wird (Raj et al. 2010). Da Unterschiede nicht nur die Widerstandskraft erhöhen, sondern wichtige Motivationsfaktoren mit Veränderungskraft sind und auch Kooperationen fördern, kann man schon erahnen, dass eine klassenlose, möglichst gleichgemachte Gesellschaft eher wenig Erfolg verspricht. Brecht schrieb: „Nur tote Fische schwimmen mit dem Strom." Sartre formulierte es so: „Fortschritt ist das Werk der Unzufriedenheit." Unterschiede, Vielfalt und Möglichkeit der Veränderung sind wichtig; das zeigt uns z. B. die Biologie mit ihrem Artenreichtum.

Ein Gegenweltbild zu Descartes („Cogito ergo sum.") ist die Psychoanalyse Freuds mit ihrer Betonung von Traum, Intuition und Unbewusstem. Dieses Weltbild leitet in den Bereich der Religionen über. Religionen sind am ehestens Übersetzungen von Intuitionen in Bilder und Gebote, mit dem Ziel, eine soziale Ordnung unter Fremden herzustellen und zu erhalten. Dabei spielt die Abgrenzung nach außen eine wichtige Rolle. Religionen werden in Kapitel 4.5 (s. S. 76) noch einmal kommentiert.

Menschen sind für Traumdeutung, Intuition und magisches Denken besonders aufgeschlossen, wenn sie das Gefühl haben, ihre Lebenssituation nicht kontrollieren zu können. Dies zeigten Experimente von Whitson und Galinski (2008): Gesunde Probanden mit experimentell induziertem Kontrollverlust lasen aus neutralen, unzusammenhängenden Stimuli illusorische Zusammenhänge heraus, z. B. Mitteilungen aus Geräuschfetzen oder Tendenzen aus Börseninformationen. Wer die Kontrolle über sein Wohl und Wehe verliert, neigt offenbar eher zum Aberglauben, während seine über das Frontalhirn vermittelte kognitive Kontrolle nachlässt. Auch kollektiv ist magisches Denken leichter induzierbar in Situationen, in denen die

Bewohner ganzer Länder das Gefühl von Kontrollverlust und Unsicherheit haben. In solchen geschichtlichen Situationen sind Religionskriege, wie z. B. die Inquisition, die Hugenotten- oder die Hexenverfolgung, schon häufig entstanden.

Auf die Psychiatrie hat das Weltbild der „sanften, nebenwirkungsfreien Behandlung durch Psychotherapie" große Auswirkungen. Die Psychotherapie ist eine hoch wirksame Behandlungsmethode, aber bis vor Kurzem war es kaum möglich, mit dogmatisch überzeugten, geisteswissenschaftlich geprägten Psychotherapeuten über mögliche Nebenwirkungen dieser Intervention konstruktiv zu diskutieren (Nutt u. Sharpe 2008). Psychotherapeutische Intervention ist letzten Endes auch eine Genexpressionsbehandlung, da sie neuronale Plastizität beeinflusst und die Persönlichkeit verändern will. Daher muss man sich auch über die Sicherheit, also Nebenwirkungen und Kontraindikationen, dieser Intervention austauschen und Konflikte durch die Verbundenheit mit Ausbildungsschulen und deren finanzielle Interessen – ebenso wie bei den Medikamenten und der Pharmaindustrie – thematisieren dürfen.

■ Psychotherapie wird im Bewusstsein der Bevölkerung meistens folgendermaßen verstanden:
- wissenschaftlich fundiertes und empirisch überprüftes, störungsspezifisches Heilverfahren zur Behandlung von psychischen Störungen
- Möglichkeit zur persönlichen Selbsterfahrung und Persönlichkeitsentwicklung
- Sinnstifter und Bedeutungsgeber
- sanfte Medizin

Im Kontext dieses Buches wird der Begriff nur im Sinne des 1. und 2. Punktes verwandt. Kritisch sei angemerkt, dass es neben wissenschaftlich anerkannten Verfahren auch eine Vielzahl von psychotherapeutischen Ansätzen gibt, die bisher nicht auf ihre Wirksamkeit nach den anerkannten Methoden überprüft sind. ■

1.3 Psychiatrie und ihre gesellschaftliche Relevanz

Die Psychiatrie ist eines der großen medizinischen Fächer mit hoher gesellschaftlicher Relevanz, hat jedoch – auch aufgrund von Stigmata und Weltbildern – keine gute Reputation im Bewusstsein der Bevölkerung. Fünf der 10 führenden Gründe für Behinderung der Weltbevölkerung im Alter zwischen 18 und 55 Jahren sind wiederholten Erhebungen der World Health Organisation (WHO) zufolge psychiatrische Ursachen, die zusammen für etwa 22% aller Behinderungen in dieser Altersgruppe verantwortlich sind:
- unipolare Depressionen für ca. 10%
- Alkoholabusus für ca. 3,5%
- bipolare affektive Störungen für 3–5%
- Schizophrenien für 1–2%
- Zwangsstörungen für 2–3%

Die heutige Psychiatrie als Teil der klinischen Neurowissenschaften, wie sie der Autor in dieser „anderen Einführung" versteht, beschäftigt sich mit allen Stufen zwischen Genen und Verstand. Sie ist eines der spannendsten medizinischen Fächer überhaupt, da sie sich mit allen Facetten der Biologie geistiger Prozesse auseinandersetzt. Im Moment sind 4 große treibende Kräfte erkennbar, welche die Psychiatrie und Psychotherapie weiterentwickeln:

1. *Molekularbiologie und -genetik:* Bei dieser geht es um das Verstehen der Funktion von Genen, Genexpression und Genprodukten.
2. *Immer differenziertere Tiermodelle:* Diese modellieren auch psychopathologische Phänomene, wie Zwangssymptome, Angst oder Craving.
3. *Experimentelle Psychopathologie bzw. Neuropsychologie:* Diese hat die Aufgabe, Funktionen des Gehirns besser zu charakterisieren und spezifische Testinstrumente zu entwickeln.
4. *Bildgebende Verfahren:* Diese dienen sozusagen als Brücke zwischen der Molekularbiologie und der experimentellen Psycho(-patho-)logie. Sie beschäftigen sich mit der Charakterisierung von Neurotransmissionssystemen (Positronenemissionstomografie = PET, Single-Photon-Emissionscomputertomografie = SPECT) sowie mit anatomischen Schaltkreisen (Magnetresonanztomografie = MRT) und deren Interaktionen (funktionelle Magnetresonanztomografie = fMRT); sie öffnen metabolische Fenster (Magnetresonanzspektroskopie = MRS, auch PET) und erlauben Einblicke in die Mikrostruktur (Diffusionstensor-Imaging = DTI) wie auch in die Perfusion.

Selbstverständnis der modernen Psychiatrie – Descartes Dualismus endgültig ad acta

Die (europäische) Psychiatrie ist auch heute noch stark geprägt durch den Dualismus von immateriellem Geist und materiellem Gehirn. Dieser Dualismus, der im Allgemeinen mit Descartes aus dem 17. Jahrhundert in Verbindung gebracht wird, hat die Herangehensweise an die Funktion des Gehirns und auch das Verständnis von psychischer Erkrankung geprägt. Aus dem grundsätzlichen Dualismus von Geist und Materie (Seele und Körper) leiten sich zahlreiche, miteinander scheinbar unvereinbare Begriffspole ab, wie etwa die von Umwelt und Genen, von psychischer und organischer Genese von Erkrankungen sowie von Psychotherapie und Psychopharmaka. Solche Dichotomien haben aber, wie das Beispiel des Gehirns zeigt – Geist ist Funktion des Materials, Material Funktion des Geistes –, an Bedeutung verloren. Auch der Dualismus zwischen Genen und Umwelt erscheint nach der neuesten Forschung überholt (s. dazu S. 33).

In diesem Zusammenhang erscheint es dringend angezeigt, dass die Psychiatrie ein neues Selbstverständnis erlangt. Die Neurologie ist mit gewisser Berechtigung dabei, weite Bereiche der traditionell verstandenen Psychiatrie für sich zu beanspruchen. Die Definition der Neurologie lautet: „Die Neurologie hat die im Gehirn und im zentralen Nervensystem begründbaren Erkrankungen zum Gegenstand." Als Unterbereich der Neurologie wird die Verhaltensneurologie geführt, die sich mit der biologischen Grundlage kognitiver und emotionaler Funktionen beschäftigt. Das hat Folgen für die Psychiatrie, die sich traditionell um folgende 3 Schwerpunkte gekümmert hat:
- *Psychopathologie:* Beschreibung und Verständnis der psychischen Symptomatik
- *Sozialpsychiatrie:* soziale Einflüsse auf die psychische Symptomatik, Hilfen zum besseren Zurechtfinden in der Gemeinschaft und Gesellschaft
- *Psychotherapie:* Behandlung durch Gespräch und Überlernen

Die Möglichkeiten der Psychopharmakologie und die Erklärungsansätze der neurobiologischen Psychiatrie haben diesen traditionellen Ansatz sowohl erweitert als auch infrage gestellt. Eine Psychiatrie, die sich in traditioneller Weise nur auf den Pol des immateriellen Geistes fokussierte, würde sich mit zunehmenden genetischen, metabolischen, pharmakologischen und verhaltensneurologischen Erkenntnissen zu einem immer kleineren Fach entwickeln. Daher sind die Psychiatrie und die Psychotherapie heute eingeladen, ihr Selbstverständnis neu zu definieren. Denkbar wäre es, dass sie sich gemeinsam mit der Neurologie, der Neurochirurgie, der Neuroradiologie und der Neuropathologie in eine übergreifende Disziplin einordnen, z. B. als Teil der *klinischen Neurowissenschaften*.

Statt des miteinander unvereinbaren Dualismus von Geist und Materie tritt die Interaktion bzw. Synergie der beiden vermeintlichen Pole in den Vordergrund: Die belebte Materie ist sowohl bezüglich ihrer Entwicklung als auch hinsichtlich ihres aktuellen Funktionszustands stark durch äußere Einflüsse formbar. Verhalten hat eine biologische Grundlage, und Verhalten formt die biologische Grundlage. Aus Physik und Wirtschaftswissenschaften sind Prinzipien bekannt, wie Mikrosysteme (z. B. Nervenzellen) auf Makrosysteme (z. B. das Gehirn) einwirken und umgekehrt. Neuronen, die sich auf Umweltreize und Wahrnehmungen hin verändern, beeinflussen letztlich über Schalt- und Regelkreise Gehirn und Geist, und Gehirn und Geist beeinflussen umgekehrt einzelne Neuronen und daraus resultierende Aktionen. Für die Bildgebung des Gehirns bedeutet dieser komplexe Übergang vom Mikro- zum Makrosystem und umgekehrt, dass die jeweils untersuchte Ebene (z. B. Neuron, Neurotransmittersystem, Aktivität eines Funktionskreises) klar definiert werden muss.

Zuletzt ist zu betonen, dass das Thema „Geist" mit der Auflösung des Dualismus von Geist und Materie selbstverständlich nicht erledigt ist. Der Geist, der sich z. B. in einer humorvollen Äußerung, einer überraschenden Schlussfolgerung, einem ehrfürchtigen Staunen, einer perfiden List oder der ureigenen Konsequenz einer Persönlichkeit erweist, soll bei der Auflösung des Dualismus nicht verleugnet oder gar aus der Welt diskutiert werden.

1.4 Pathophysiologisches Modell für psychische Störungen

Der natürliche Feind nicht beweisbarer Weltbilder sind die Naturwissenschaften, die sowohl die Genetik als auch die Erforschung der Biologie geistiger Prozesse erst ermöglicht haben. Das gegenwärtige pathogenetische Modell für psychische Störungen (Abb. 1.**3**) ist daher auch ein naturwissenschaftliches Modell, das sowohl von Vertretern der Neurowissenschaften als auch von solchen der Psychiatrie und Psychotherapie getragen werden kann. Dieses einheitliche Modell gilt für psychische Störungen allgemein und damit für alle in Kapitel 5 näher vorgestellten Erkrankungen.

Am Anfang stehen strukturelle Gen- und Genomvariationen bzw. Vulnerabilitätsallele, die einzeln jeweils nur einen geringen Effekt haben. Sie beeinflussen intrauterin die Gen- und Proteinexpression, was sich auf die vorgeburtliche Zell- und Organentwicklung auswirkt. All diese Effekte sind sehr diskret. Die Auswirkungen auf die Zell- und Organentwicklung können im neuronalen System u. a. zu einer ineffektiven Konnektivität in Mikro- und Makronetzwerken führen, was z. B. für Genvarianten des Neuroregulingens gezeigt wurde.

Für das Gen des Brain derived neurotrophic factor (BDNF) beispielsweise, eines für die Hirnentwicklung und Plastizität ebenfalls essenziellen Wachstumsfaktors, gibt es eine funktionell effektivere und eine weniger effektive Allelvariante. Wird die weniger effektive Variante exprimiert, ist der Hippokampus funktionell beeinträchtigt. Der dabei entstehende kleinere Hippokampus wirkt sich u. a. auf die Effizienz des Hippokampusnetzwerks bzw. die Konnektivität mit dem präfrontalen Kortex und der Amygdala aus. Die resultierenden Veränderungen sind aber gering und weit entfernt von einer psychischen Störung, haben jedoch Einfluss auf die Vulnerabilität des Gehirns gegenüber psychologischen Traumen und die Disposition für Angst, Schmerz und Depression (s. auch S. 54).

Diese genetisch induzierten Veränderungen werden intrauterin und postnatal von Umweltfaktoren in erheblichem Maße beeinflusst. Wenn die werdende Mutter in dieser entscheidenden Phase der Hirnentwicklung einen Virusinfekt hat, regelmäßig Alkohol trinkt, Zigaretten oder Cannabis raucht und/oder einen Verkehrsunfall hat, beeinflussen diese Umweltfaktoren die Gene und die Genexpression und damit auch – wenn auch diskret – die Entwicklung der neuronalen Systeme.

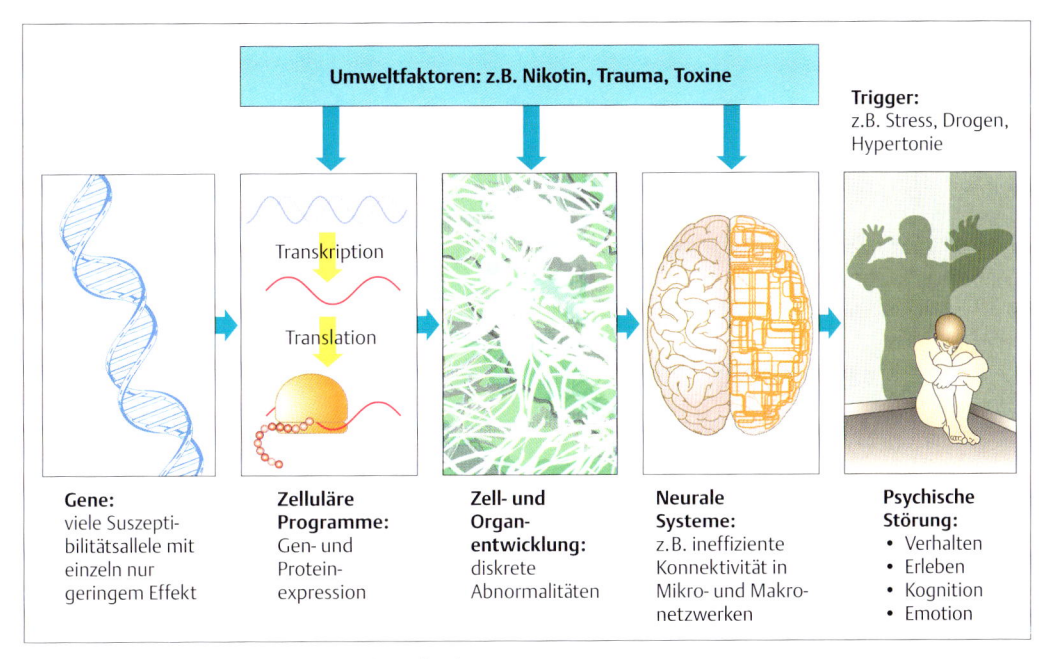

Abb. 1.**3** Pathophysiologisches Modell psychischer Störungen.

Als Ergebnis von alledem hat ein Neugeborenes eine geringere oder höhere Vulnerabilität, etwa für eine Angsterkrankung, eine Psychose oder eine Epilepsie, aber auch für Diabetes mellitus oder Hypertonie. Das bedeutet nicht, dass jemals eine Erkrankung manifest werden muss; lediglich die Neigung dazu ist stärker oder weniger stark vorhanden. Je nachdem, mit welchen Triggern nun die postnatale Umwelt auf das Hirn und den Organismus einwirkt, z. B. mit stabiler Bindung, Erleben von Sicherheit und Verlässlichkeit oder mit Stress, Drogen, mangelnder Bewegung oder großen Mengen an schnell verfügbarem Zucker in den ersten Lebensjahren, wird die Resilienz oder Vulnerabilität weiterentwickelt. So beeinflusst eine stabile Bindungserfahrung die Funktion der Oxytozinrezeptoren, während viel schnell verfügbarer Zucker in der frühen Kindheit die Sensibilität der Insulinrezeptoren im Gehirn verändert. Bei vorhandener Diabetesneigung steigt das Diabetesrisiko dadurch weiter an, ohne Diabetesneigung hat dieser Trigger möglicherweise keine Konsequenzen. Zusätzliche Trigger können das vulnerable System weiter destabilisieren, sodass schließlich eine psychische Störung oder ein Diabetes entsteht. „Steter Tropfen höhlt den Stein", sagt der Volksmund, „keine emotionale Traumatisierung vergisst das Gehirn", der Neurobiologe.

Das in Abb. 1.3 vorgestellte pathophysiologische Modell, das für alle wichtigen psychischen Störungen gilt, ist heute ein wesentlicher Impulsgeber für die Hirnforschung. Es bedeutet auch, dass die Primärprävention in Familie, Kindergarten und Schule einer verstärkten gesellschaftlichen Aufmerksamkeit bedarf. Die Forderung nach einer individualisierten Therapie von Patienten mit psychischen Störungen, die sich ebenfalls aus diesem Modell ableiten lässt, wird mittelfristig durch den Beitrag neuer diagnostischer Verfahren, vor allem aus der Molekularbiologie und der systemischen Neurowissenschaft, nach und nach erfüllt werden. Kein Neurologe diagnostiziert eine multiple Sklerose allein anhand des aktuellen neurologischen Befunds, sondern immer nur in Kombination mit der Anamnese und Zusatzuntersuchungen, wie z. B. dem Liquor- und dem MRT-Befund oder der Elektrophysiologie. Auch in der Psychiatrie wird die Kombination aus Befunden verschiedener diagnostischer Verfahren an Bedeutung gewinnen.

Emil Kraepelin hat schon vor 100 Jahren in die heute gültige Richtung argumentiert (Kraepelin 1887), indem er forderte: „... im Hinblick auf die kausalen Verbindungen zwischen Hirnfunktion und psychischer Krankheit benötigt die Psychiatrie weniger 'spekulative Theorien' als mehr Laborforschung über Hirnprozesse …".

1.5 Bildgebung: wichtiger Wegbereiter der Psychiatrie des 21. Jahrhunderts

■ Geschichte der Bildgebung in der Psychiatrie

Trotz dieser Einschätzung von Kraepelin ging die Psychiatrie im letzten Jahrhundert lange andere Wege. Sie wurde stark von der Neuropathologenkonferenz in Rom 1952 beeinflusst, auf der erklärt wurde, dass es keine Neuropathologie der Depressionen und Schizophrenien gäbe. Danach wurden bis in die 1970er-Jahre nur noch einzelne Arbeiten zum Thema Gehirn und Psychose bzw. Depression publiziert. Die Bildgebung hat wesentlichen Einfluss auf die ersten zaghaften Versuche genommen, die Psychiatrie wieder in die Medizin zurückzubringen. Ende der 1950er-Jahre untersuchte der Bonner Psychiater Gerd Huber chronisch an Schizophrenie Erkrankte mit dem neuroradiologischen Verfahren der Pneumenzephalografie und fand erweiterte Liquorräume. Noch bis zur Mitte der 1980er-Jahre stand Huber im Kreuzfeuer der Kritik eines großen Teiles seiner Kollegen, weil er überzeugt war, die Schizophrenie habe etwas mit der Morphologie des Gehirns zu tun. Seine Befunde blieben ein Jahrzehnt lang international weitgehend unbeachtet. Das änderte sich, als die beiden Wissenschaftler Ingvar und Franzen von der Universität Lund in Schweden im Jahre 1974 nach Messung des regionalen zerebralen Blutflusses die sog. Hypofrontalitätshypothese der Schizophrenie propagierten, die damals einen Paradigmenwechsel einläutete. Nach Einführung der Computertomografie (CT) replizierte Eve Johnstone 1976 den Befund der Ventrikelerweiterung (Abb. 1.4). Im Jahre 1982 bestätigten Buchsbaum und Weinberger die Hypofrontalität bei chronisch-schizophrenen Patienten mittels PET.

Im Jahre 1991 brachte die MRT mit der neuen Echo-planar-Imaging-Technik (EPI) und stärkeren Gradientensystemen einen kräftigen Impuls für die medizinische Bildgebung. Diese Weiterent-

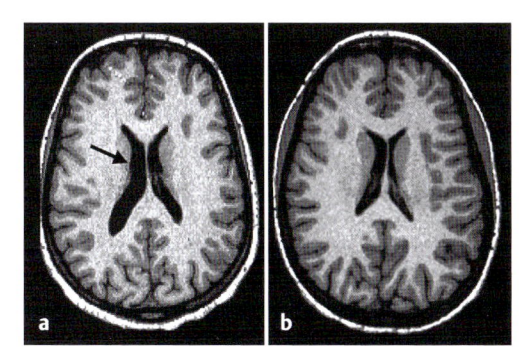

Abb. 1.**4a,b** Diskrete Erweiterung der inneren Liquorräume bei Schizophrenie (**a**, Pfeil) im Vergleich zum Gesunden (**b**).

wicklungen der MRT schufen eine wesentliche Grundlage für schnelle Bildgebung und ermöglichten so die diffusionsgewichtete Bildgebung (DWI), die Magnetresonanzangiografie (MRA) und die fMRT. Im Jahre 1994 kam die DTI dazu (Abb. 1.**5**); 2003 gab es den Nobelpreis in Medizin für die Magnetresonanz als schonende Methode zum Einblick in den Körper und parallel dazu den Nobelpreis in Physik für die Arbeiten zur Theorie über Supraleiter und Supraflüssigkeiten, eine der notwendigen Voraussetzungen, um eine Ganzkörper-MRT durchführen zu können.

■ Ausblick

Die aktuell verfügbare Bildgebung gibt Aufschlüsse über die Morphologie (MRT) und die Funktion (fMRT, PET, SPECT), Einblicke in die Mikrostruktur (DTI) und öffnet ein „metabolisches Fenster" (MRS).

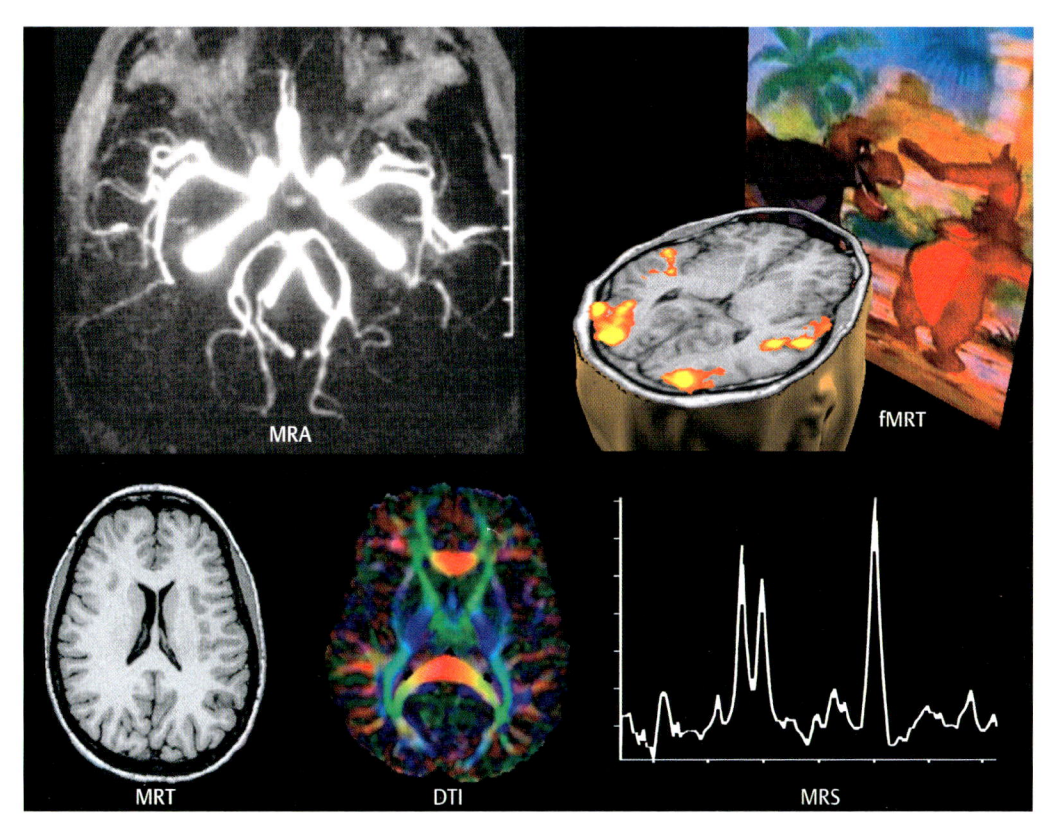

Abb. 1.**5** Methodenspektrum kernspintomografischer Verfahren: MRA (Magnetresonanzangiografie), fMRT (funktionelle Magnetresonanztomografie), MRT (Magnetresonanztomografie), DTI (diffusionsgewichtete Tensorbildgebung) und MRS (Magnetresonanzspektroskopie).

Sie ermöglicht damit eine umfassende, nicht invasive Charakterisierung von Patienten. Hervorzuheben ist die Bedeutung der Bildgebung für die Charakterisierung zustandsabhängiger Variablen, für die Beobachtung neuronaler Plastizität unter verschiedenen Einflüssen, für differenzierte molekulare Untersuchungen mittels PET und SPECT, auch unter dynamischen Bedingungen (Morris et al. 2010), für die nähere Kennzeichnung von Risikopopulationen und für den Brückenschlag zwischen Genpolymorphismen und einem physiologischen Phänotyp (Hariri u. Weinberger 2003).

Die am weitesten verbreitete MRT-Bildgebung hat ihr methodisches Ende noch lange nicht erreicht; sie entwickelt sich sowohl im Bereich der Hardware (z. B. 7-Tesla-Ganzkörpermagnete) sowie der Datenakquisition als auch der Nachbereitung immer noch weiter. Neben der funktionellen Segregation (Wo passiert im Netzwerk etwas?) ist auch die Untersuchung der funktionellen Konnektivität (Was ereignet sich zwischen Regionen?) möglich und gewinnt zunehmend an Bedeutung (Friston 2009). Die größere Geräteverfügbarkeit und die immer robusteren Auswertestrategien auf der Basis eleganter mathematischer Modelle ermöglichen es, immer komplexeren Fragestellungen nachzugehen. Aber auch in der konventionellen MRT gibt es interessante Entwicklungen. Diese ist bisher durch die enge Beziehung von Spule und Körper physikalisch limitiert; der Patient fühlt sich eingeengt, stark übergewichtige Menschen können nicht untersucht werden. Bei der neuen Traveling-Wave-MRT im Hochfeld führt nun ein Signalleiter das Magnetresonanzsignal zu einer entfernten Antenne, wodurch die lästige Spule und der Spulenwechsel entfallen, sich mehr Platz für den Probanden ergibt und Ganzkörperuntersuchungen möglich werden (Brunner et al. 2009). In den nächsten Jahren sind sicher noch einige überraschende Befunde zu erwarten.

1.6 Erkenntnistheoretische Überlegungen

Weder die Bildgebung noch irgendein anderes neuro- oder naturwissenschaftliches Verfahren wird die ganze Wahrheit aufdecken; allenfalls wird es gelingen, in neue Dimensionen der Sichtbarmachung des lebenden menschlichen Gehirns und geistiger Prozesse vorzustoßen. Zu beherzigen ist sicher der Satz von Emerson M. Pugh (1896–1981), an dem kein Hirnforscher vorbeikommt:

■ "If the brain were so simple that we could (fully [der Autor]) understand it, we would be too simple to understand it." ■

Der menschliche Versuch, das eigene Gehirn zu verstehen, findet erkenntnistheoretisch in einer Grenzfallsituation statt, denn das Verstehende ist gleichzeitig das zu Verstehende. Das Pugh-Paradoxon gilt allerdings darüber hinaus auch für alle anderen Erkenntnissituationen, unter der Annahme, dass das zu Verstehende immer das vom Gehirn projizierte Bild des – grundsätzlich nicht weiter zugänglichen – Wirklichen ist: die am Höhleneingang vorbeihuschenden Schatten als Repräsentation der grellen und bunten Welt, bei deren Anblick wir „Höhlenbewohner" erblinden, da wir dieses starke Licht nicht ertragen (Platons Höhlengleichnis).

Einstein wird der Satz zugesprochen: „Das Schönste und Tiefste, was der Mensch erleben kann, ist das Gefühl des Geheimnisvollen." Als Äußerung eines begnadeten Wissenschaftlers, der sich aufmachte, das Welträtsel zu lösen, ist dieser Ausspruch ebenfalls ein Paradoxon: Im Grunde negiert Einstein damit das Erkenntnisstreben als maßgebliche menschliche Triebfeder und setzt an dessen Stelle ein archaisches Erleben. Doch vielleicht lässt sich auch der Dualismus von Erkennen und Staunen in einer weiteren Synergieebene auflösen? Ganz sicher jedenfalls ist, dass die Auflösung des Geistes in totale Transparenz – der gläserne Mensch – kein Ziel der Bildgebung in der Psychiatrie ist, sein wird oder jemals war.

Saint-Exupérys Satz „Wahrheit ist nicht das (durch moderne Bildgebung, Molekularbiologie, experimentelle Psychologie usw. [der Autor]) Beweisbare. Wahrheit ist das Unausweichliche" hilft bei der Interpretation und Bewertung von Forschungsergebnissen. Nur das, was sich immer wieder durch unabhängige Forschungsgruppen bestätigt, wird in den Bereich des als Wahrheit Anerkannten übergehen. Die moderne Bildgebung und die übrigen genannten Verfahren sind immer nur Hilfsmittel beim suchenden Ringen um das, was wohl die Wahrheit ist.

Bildgebung als moderne Phrenologie

Kritiker der Bildgebung in der Psychiatrie bezeichnen diese gern als „moderne Phrenologie". Bei der von Franz Joseph Gall (1758–1828) begründeten Methode der Phrenologie wird der Schädel eines Menschen minutiös vermessen, um aus zahlreichen Schädelmaßen Rückschlüsse beispielsweise auf dessen Persönlichkeit zu ziehen. Hierbei erfolgte in unserem Kulturkreis erstmalig der Versuch einer Zuordnung bestimmter Hirnareale bzw. ihrer Projektionsflächen auf dem Schädel zu bestimmten Bereichen der Wahrnehmung, des Fühlens und sonstiger geistiger Leistungen und Eigenschaften eines Menschen. Die Schädelform galt als treues Abbild des Gehirns und seiner einzelnen Funktionsgebiete (Abb. 1.**6**).

Die grundlegende Annahme der Phrenologie bezüglich der Spezialisierung von bestimmten Funktionsarealen ist aus heutiger Sicht nicht ganz falsch. Die Annahme einer Projektion dieser Areale auf den Schädel ist differenziert zu betrachten (s. u.). Die Schlüsse jedoch, welche die Phrenologen aus ihren Messungen zogen und die zum Teil für menschenverachtende Ideologien instrumentalisiert wurden, mahnen auch heute noch zur kritischen Reflexion vermeintlich (neuro-)wissenschaftlich belegter Befunde.

Die folgende tierexperimentelle Untersuchung von Gelowitz u. Mitarb. (2002) aus der angesehenen Arbeitsgruppe um die zwischenzeitlich verstorbene Patricia Goldman-Rakic ist ein Beispiel für *moderne Phrenologie*: Sie beschäftigt sich mit der Frage, welche Auswirkungen es auf die Gehirnentwicklung, das Gehirnwachstum und konsekutiv auch auf den Schädelaufbau hat, wenn in einer vulnerablen Phase der Hirnentwicklung in das Gehirn – hier den Thalamusbereich – spezifisch eingegriffen wird. Bei dem untersuchten Primaten entsteht eine kraniofaziale Dysmorphogenese; bestimmte Schädelmaße, wie etwa die Schädelbreite im Stirnbereich oder der äußere Augenabstand, werden durch diesen Eingriff tatsächlich verändert (in früheren Untersuchungen wurde auch bei einer Subgruppe von schizophrenen Patienten eine Störung in der Schädelkonfiguration postuliert). In einem solchen seriösen Kontext darf die moderne Bildgebung auch einmal als moderne Phrenologie bezeichnet werden.

Allerdings ist daran zu erinnern, dass zwischen Franz Joseph Gall und den vielfältigen Verfahren der Bildgebung ganze Forschergenerationen wirkten, die sich um die mehrdimensionale Kartierung der Histomorphologie (man denke z. B. an die 52 Rindenfelder von Brodmann aus dem Jahre 1909) und der Funktion bestimmter Hirnareale samt deren Interaktionen bemühten, z. B. durch die Charakterisierung von Ausfällen nach Verletzungen, bei Hirnoperationen, bei Geburtsdefekten, mittels moderner histochemischer Methoden sowie durch gezielte Ausschaltungsexperimente oder Einzelzellableitungen unter Experimentalbedingungen bei Tieren.

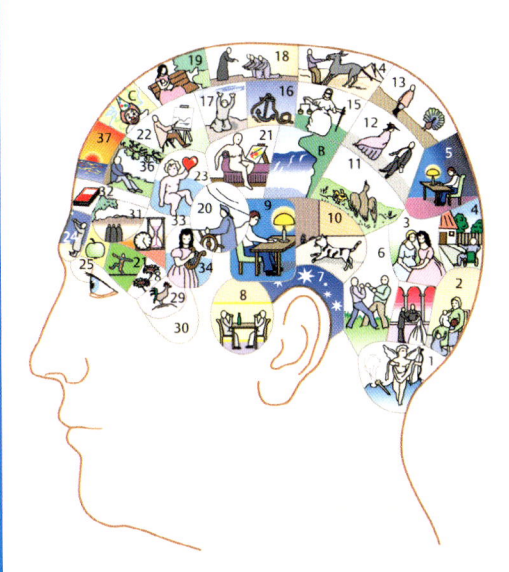

Abb. 1.**6** Bilderbogen des Geistes – Projektion geistiger Funktionsbereiche auf den Schädel in der Phrenologie (mit freundlicher Genehmigung der AKG Berlin).

2 Hirnentwicklung und Neuroanatomie

„Eng ist die Welt, und das Gehirn ist weit."
Friedrich Schiller

2.1 Entwicklungspsychobiologie

■ Hirnentwicklung intrauterin

Sowohl die intrauterine Hirnentwicklung als auch die frühkindlichen Erfahrungen sind – neben den Genen – hoch relevant für die Reifung und Differenzierung der einzelnen Hirnareale und Funktionsnetze. Sehr wahrscheinlich haben diese Einflüsse eine große Bedeutung für die Entstehung psychischer Erkrankungen. Wie schon erwähnt, geht die neuronale Entwicklungstheorie der Schizophrenie davon aus, dass zumindest bei einem Teil der Betroffenen die Störung schon im vulnerablen zweiten Drittel der Schwangerschaft ihren Ursprung nimmt. Indirekte Hinweise dafür bei Patienten sind erweiterte innere Liquorräume (s. Abb. 1.**4**) sowie eine vermehrte präfrontale Gyrifizierung (Harris et al. 2007).

Die Hirnentwicklung beginnt spätestens mit der Entstehung der Neuralplatte ungefähr 3 Wochen nach der Vereinigung der Eizelle mit dem Spermium. Nach etwa 40 Tagen kann man am Neuralrohr 3 Auftreibungen erkennen, aus denen sich dann die Hirnteile entwickeln (Abb. 2.**1**). Es folgt die Phase der Migration und Aggregation. Bei der Migration orientieren sich die Neuroblasten an den radialen Gliazellen („Gliastraßen") auf ihrem Weg zum endgültigen Bestimmungsort. Bei der Aggregation am Ende der Migration passen sie sich in den Verband anderer Zellen ein (hier spielen Zelladhäsionsmoleküle eine wichtige Rolle), differenzieren zu reifen Neuronen und beginnen mit der synaptischen Vernetzung. Stresserfahrung in dieser frühen Phase wirkt sich nach neueren Untersuchungen stärker auf die Mikrostruktur des Hippokampus von männlichen als auf die von weiblichen Feten aus, was wohl zur Häufung von Hirnentwicklungsstörungen bei Jungen beiträgt (Mueller u. Bale 2008). Auch Nikotin-, Alkohol- und besonders Cannabiskonsum der Mutter in der frühen fetalen Phase haben nachhaltige Auswirkungen. So wurden bei chronischem Cannabiskonsum spezifische Entwicklungsveränderungen des Dopamin-2-Systems und damit der Vulnerabilität für Impulsivität, Psychose und Sucht gefunden (Jutras-Aswad et al. 2009).

Bei der normalen Entwicklung findet intrauterin schon ein selektiver Zelltod statt. Von den ca. 200 Mrd. Neuroblasten werden noch im Verlauf der Schwangerschaft etwa 80–90 Mrd. eliminiert. Dieser Vorgang trägt zur hohen Funktionsfähigkeit des Nervensystems wesentlich bei. Wenn der selektive Zelltod nicht richtig funktioniert bzw. embryonale Zellen nicht differenzieren und reifen, können sie einen Beitrag zur Entstehung von hirneigenen Tumoren (z. B. Glioblastom, Medulloblastom) leisten. Migrationsstörungen können zu Heterotopien mit der Konsequenz von z. B. epileptischen Anfällen führen.

Vergleicht man ein menschliches Gehirn in der 19. Schwangerschaftswoche und kurz vor der Geburt in der 39. Schwangerschaftswoche, wird die gewaltige Entwicklung des Organs in nur 20 Wochen deutlich (Abb. 2.**2**). Zum Zeitpunkt der Geburt ist das Zerebellum, das immerhin 50 % aller Nervenzellen enthält, noch relativ klein dimensioniert. Dies entspricht dem Status des Neugeborenen als „sensorischem Riesen" und „motorischem Zwerg".

Das Gehirn des Neugeborenen umfasst ca. 10 % des Körpergewichts, ist aber für ca. 60 % des gesamten Energieverbrauchs verantwortlich. Das Gehirn Erwachsener entspricht – je nach Adipositas – gerade noch 2 % des Körpergewichts und verbraucht 20–25 % der Körperenergie.

Zum Zeitpunkt der Geburt sind der Geruchs- und der Geschmackssinn (über Bulbus olfactorius, entorhinalen Kortex und Zunge) am weitesten entwickelt; alle anderen Sinne sind weniger reif. Allerdings ist auch das Hörsystem bereits intrauterin etwa im 8. Schwangerschaftsmonat funktionstüchtig. Das ungeborene Kind registriert u. a. die Darmgeräusche und den Herzschlag seiner Mutter sowie

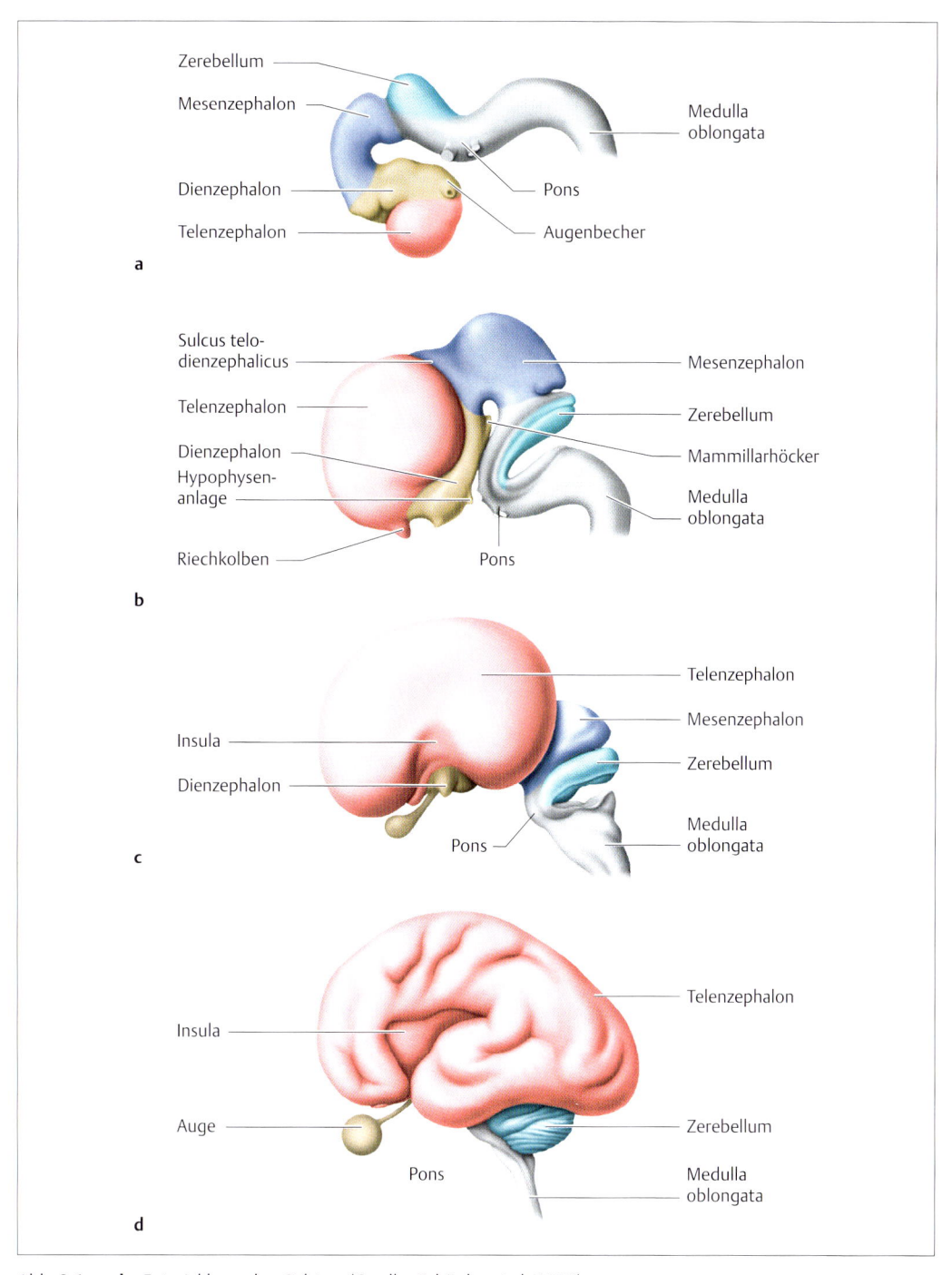

Abb. 2.1 a–d   Entwicklung des Gehirns (Quelle: Schünke et al. 2009).
a   Embryo im 2. Entwicklungsmonat.
b   Fetus im 3. Entwicklungsmonat.
c   Fetus im 4. Entwicklungsmonat.
d   Fetus im 6. Entwicklungsmonat.

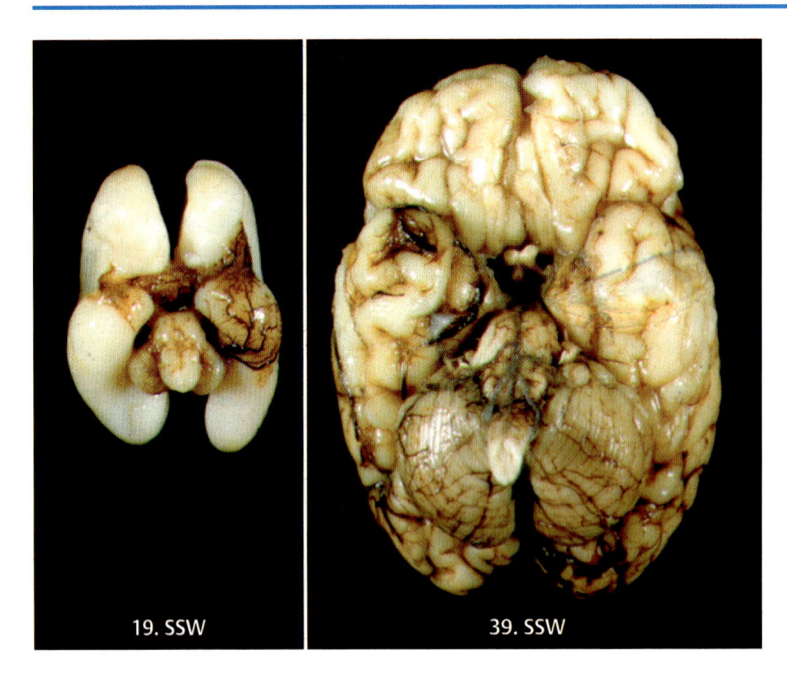

Abb. 2.2 Gehirn in der 19. Schwangerschaftswoche (links) und kurz vor der Geburt in der 39. Schwangerschaftswoche (rechts).

über Schallleitung das gesprochene Wort der Mutter, was im pränatalen Gehirn schon zu synaptischen Verankerungen und damit zu Plastizität und Lernen führt. Denkt man in diesem Zusammenhang an die Musiktherapie in der Psychiatrie, so sei bemerkt, dass archaische indische, afrikanische, australische und auch europäische Instrumente, wie z. B. Didgeridoo oder Alphorn, Geräusche bzw. Klänge erzeugen, die der frühen Erfahrung des Gehirns intrauterin sehr nahe kommen. Über solche Klänge wird möglicherweise das Gefühl von Geborgenheit und Sicherheit angeregt, was sich auf den „emotionalen Apparat" auswirkt.

■ Hirnentwicklung nach der Geburt

Die Phase mit der höchsten Gehirnwachstumsgeschwindigkeit beginnt beim Menschen im letzten Drittel der Schwangerschaft und reicht etwa bis zum 4. Lebensjahr. Die Dichte der für Plastizität und Lernen wichtigen Synapsen nimmt ab der Geburt exponentiell zu und fällt dann in der Pubertät wieder ab. Der höchste Grad an Vernetzung ist beim 4- bis 7-Jährigen erreicht. Er hat 3-mal mehr Synapsen als ein Erwachsener, bei dem die Synapsenzahl ganz langsam – pro Dekade um etwa 2 % – abnimmt. Sigmund Freud (1856–1939) hatte wohl recht: In den ersten Lebensjahren geschieht im Gehirn etwas Außergewöhnliches. Die metabolische Rate des Gehirns steigt in den ersten Lebensjahren enorm an und fällt erst mit der Pubertät allmählich wieder ab. Das Gehirn des Kindes unterscheidet sich damit aus neurobiologischer Sicht fundamental vom Gehirn des Erwachsenen. Der Input, der auf ein Kind niederprasselt, trifft auf ein vollkommen unterschiedliches biologisches System.

Man kann – grob vereinfacht – unterschiedliche Phasen der Gehirnentwicklung unterscheiden:
- die ersten 6 Monate
- der 7.–13. Monat
- die Zeitspanne bis zum 2. Lebensjahr
- diejenige bis zum 4. Lebensjahr
- der Abschnitt vom 4.–6. Lebensjahr
- derjenige vom 6.–10. Lebensjahr bzw. bis zum Beginn der Pubertät
- die faszinierende Phase der Pubertät mit dem größten Reorganisationsprozess überhaupt am postnatalen Gehirn

Etwa ab dem 23. Lebensjahr bei Frauen und ab dem 25. bei Männern ist von einem relativ stabilen adulten Gehirn auszugehen. So lange benötigt vor allem der Frontallappen, bis er seine vollständige Reifung erreicht hat. Macht es in diesem Zusammenhang Sinn, das Führerscheinalter zu senken?

> **Prinzipien der Arbeit des Nervensystems**
>
> Die Arbeitsprinzipien des menschlichen Gehirns, das aus etwa 100 Mrd. Nervenzellen besteht, sind mit nichts aus der menschlichen Erfahrungswelt zu vergleichen. Die Utopisten aller Zeiten haben sich nichts annähernd Ebenbürtiges ausgedacht, von den tatsächlichen Regierungen ganz zu schweigen. Es klingt zu schön, um wahr zu sein:
> - Jede einzelne Nervenzelle ist „persönlich bescheiden und diszipliniert".
> - Jede einzelne Nervenzelle ist „hoch leistungsmotiviert und bereit zur Kompensation".
> - Jede einzelne Nervenzelle hat eine auf Erfahrung beruhende „Meinung" und bringt diese – gewichtet nach der Relevanz des Neurons für das zu lösende Problem – auch ein.
> - Die richtigen Nervenzellen sind an der richtigen Stelle.
> - Entwicklungsgestörte Zellen werden frühzeitig intrauterin aussortiert.
> - Ganz entscheidend: Die Auseinandersetzung mit der Umwelt bestimmt, „wohin die Reise geht".
>
> - Die Kommunikation zwischen den Nervenzellen ist eindeutig und kontinuierlich.
> - Jede Nervenzelle erreicht jede andere nach wenigen Umschaltstationen.
> - Schwellenwerte führen permanent zu Priorisierungen, d.h., immer werden Entscheidungen getroffen, und aus Voraussagefehlern wird sofort gelernt.
>
> Diese einfachen Prinzipien erlauben eine erstaunlich effiziente Leistungsfähigkeit. Diese imponiert durch hohe Voraussagefähigkeit dessen, was in den nächsten Millisekunden eintreten wird und welche Handlungsschemata in diesem Falle am günstigsten für das „Überleben" sind. Nervenzellen „votieren" in jedem Moment, integrieren das Ergebnis in einen Populationsvektor, der auf Mehrheitsentscheidung beruht sowie nach Spezialisierung, Relevanz und gesammelter Erfahrung gewichtet wird.

In der Phase seiner höchsten Wachstumsgeschwindigkeit, intrauterin bis zum 4. Lebensjahr, reagiert das Gehirn besonders empfindlich auf neurotoxische oder psychopharmakologische Einflüsse, wie z.B. Alkohol, Antiepileptika oder Antipsychotika. In dieser Phase können solche Einflüsse leicht zum programmierten Zelltod (Apoptose) führen. Das Gehirn des Kleinkinds ist also einerseits besonders plastisch, andererseits aber auch sehr vulnerabel gegenüber neurotoxischen Einflüssen.

Nicht nur die Lernfähigkeit, sondern auch die Kompensationskraft des Gehirns ist in dieser hoch plastischen Phase beeindruckend. Borgstein und Grootendorst (2002) berichteten den Fall eines Kindes, das im 3. Lebensjahr wegen eines Rasmussen-Syndroms (chronische fokale Enzephalitis) eine Hemispherektomie erfuhr. Dennoch war das Kind im Alter von 7 Jahren in der Lage, 2 Sprachen zu beherrschen und komplexe Muster, wie z.B. eine Blume oder ein Haus, nachzuzeichnen. Ein weiteres Beispiel für die ausgeprägte plastische Reserve des kindlichen Gehirns selbst unter ungünstigen Bedingungen liefert die Arbeit von Ment u. Mitarb. (2003), in der die kognitive Entwicklung von Frühgeborenen ab der 21. Schwangerschaftswoche mit geringem Geburtsgewicht vom 3. bis zum 8. Lebensjahr untersucht wurde. Nur die Kinder mit intraventrikulärer Blutung in der Perinatalphase konnten ihre kognitive Leistungsfähigkeit im Untersuchungszeitraum nicht steigern; alle anderen wiesen ein Entwicklungspotenzial auf. Die Helsinki-Studie zu Frühgeborenen (Räikkönen et al. 2008) zeigte außerdem, dass nur diejenigen „Frühchen", die schon intrauterin eine Gehirnwachstumsverzögerung aufwiesen, als junge Erwachsene eine höhere Depressionsneigung haben. Geringes Geburtsgewicht per se stellt somit keinen relevanten Risikofaktor dar.

■ Frühe Erfahrungen

Zunächst hatte es Suomi (1991) bei Affen gezeigt: Wenn die Tiere frühe Traumatisierungen erfuhren, aus der Mutter-Kind-Beziehung herausgerissen und in eine gefährliche Welt geworfen wurden, hatte dies nachhaltige Auswirkungen auf ihre Stressachse, auf die motorische Entwicklung und die Gedächtnisfunktion. Francis u. Mitarb. (1999)

> **Grundbotschaften an Kinder**
>
> - Du bist nicht allein und verloren.
> - Du bist um deinetwillen wertvoll und wichtig.
> - Du kannst etwas.
> - Schön, dass du etwas erreichen/verändern willst.
> - In dir und an dir ist Gutes.
> - Fehler sind eine Vorstufe zum Erfolg.

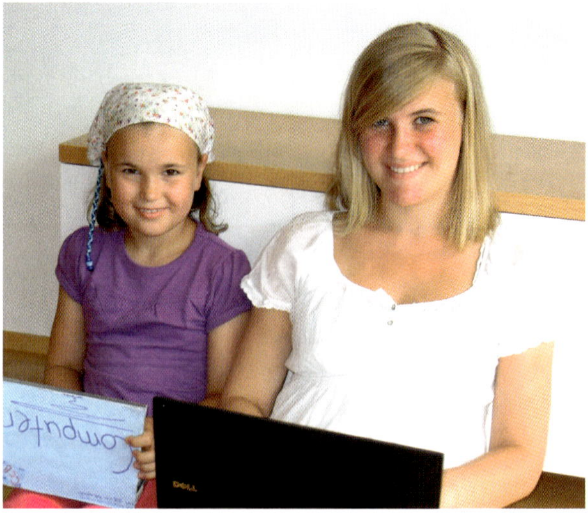

Abb. 2.3 Grundbotschaften an unsere Kinder: Auch im Computerzeitalter benötigen (nicht nur) Kinder unterstützende Grundbotschaften von Menschen, die für sie wichtig sind (Foto: mit freundlicher Genehmigung des Autors).

sowie Liu u. Mitarb. (2000) belegten am Rattenmodell über das sog. Grooming-Verhalten, dass – auf den Menschen übertragen – frühe Erfahrungen, also entweder Objektkonstanz mit verlässlicher Zuwendung, emotionale Wärme, kongruente Kommunikation und elterliche Fürsorge (Abb. 2.3) oder aber das Gegenteil davon, also Vernachlässigung, Missbrauch und fehlende „Nestwärme", Auswirkungen haben auf die synaptische Plastizität in Neuronen von Schlüsselregionen der Stressreaktion, wie dem Hypothalamus und der Hypophysen-Nebennierenrinden-Achse. In der Konsequenz determiniert diese frühe Erfahrung allein – ohne Einfluss genetischer Faktoren – die Stressreaktivität mehr oder weniger ein für alle Mal. Wie rasch die Stressreaktivität in Abhängigkeit von den äußeren Faktoren anspringt, wird wohl bereits in den ersten 6–9 Lebensmonaten entschieden. Dieses Ergebnis kann als ein Korrelat der Intentionalphase gelten, die Freud vor über 100 Jahren beschrieben hat (Details in Kandel et al. 1999).

Es ist davon auszugehen, dass bei Menschen mit geringer Stresserfahrung in den ersten 2 Lebensjahren das Hippokampussystem und mit ihm das episodische Gedächtnis optimiert wird und Optimismus wie auch motorisches Explorationsverhalten leicht zu wecken sind. Bei raschem Anspringen der Stressreaktivität infolge früher negativer Erfahrung wird dagegen eher die über lange Phasen der Hirnentwicklung sensible Amygdalafunktion (s. S. 33) optimiert und mit ihr das emotionale Gedächtnis und die Bereitschaft zur Angst- bzw. zur Aggressionsreaktion (Abb. 2.4). Gleichzeitig wird die hippokampale Neuroneogenesefähigkeit, mit der die Fähigkeit einhergeht, sich auf neue, komplexe Situationen rasch einzustellen, langfristig gestört (s. auch S. 35). Die frühe Stresserfahrung hat damit Einfluss auf Verhalten und Kognition sowie enorme Vulnerabilitätsimplikationen für das spätere Auftreten z.B. ängstlich-depressiver Störungen oder Zwangserkrankungen. Stresserfahrung in der Adoleszenz dagegen hat vor allem Effekte auf die Vulnerabilität des Frontalhirns – besonders die dopaminerge Innervation –, während sich chronische Stresserfahrung im mittleren Erwachsenenalter besonders auf die Hippokampusfunktion auswirkt und damit die Manifestation depressiver und demenzieller Symptome begünstigt (Übersicht: Lupien et al. 2009).

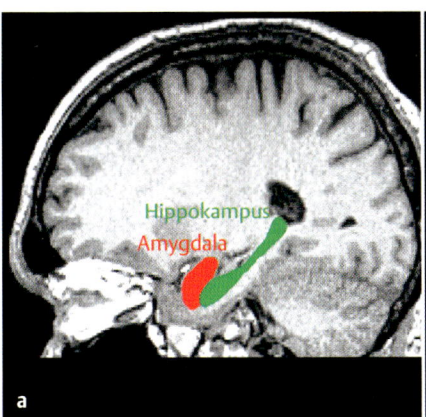

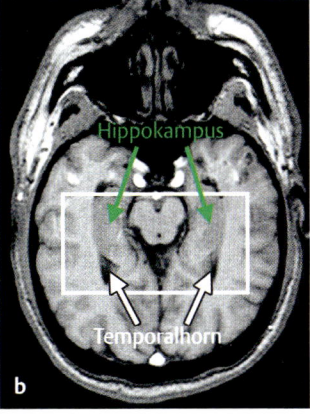

Abb. 2.**4a, b** Hippokampus-Amygdala-Formation in sagittaler (**a**) und koronarer Schnittführung (**b**): wichtige Hirnregionen für deklaratives und emotionales Gedächtnis.

■ „Frühjahrsputz" in der Pubertät

Klinische Beobachtungen der Kinderärzte, dass sich z. B. Hypervigilanz oder oppositionelles Verhalten eines Kindes wieder „verwachsen", weisen schon lange darauf hin, dass sich während der Pubertät etwas nachhaltig im Gehirn verändert. Solche Beobachtungen werden vor allem auf das sog. Pruning („Ausschneiden") zurückgeführt, bei dem ein großer Teil der bis dahin vorhandenen neuronalen Verbindungen wieder aus dem Gehirn entfernt wird. Das Nervensystem wird durch diesen Prozess, der genetischer und auch hormoneller Kontrolle unterliegen dürfte, im Normalfall optimiert.

Dieser „Frühjahrsputz" in der Pubertät fördert die funktionelle und anatomische Konnektivität im neuronalen „Spinnennetz" und damit die optimale Verbindung der unterschiedlichen Hirnareale. Bei Hochbegabten scheint das Pruning besonders eingreifend zu sein. Je mehr „ausgeschnitten" wird, desto optimierter arbeitet scheinbar das System. Geistig behinderte Menschen zeigen das geringste Pruning (Abb. 2.5).

In der Pubertät verändert sich die dopaminerge Innervation im präfrontalen Kortex dramatisch, der damit besonders für dopaminerge Stimulation vulnerabel ist (Lambe et al. 2000). Dies erklärt auch das besondere Verhalten der Pubertierenden, das zwischen Sensationssuche und dem Ausprobieren von Neuem (auch von Drogen) sowie ausgeprägtem Rückzugsverhalten hin und her schwankt. Gleichzeitig werden die Gefahren deutlich, die in dieser Entwicklungsphase des Gehirns von Alkohol- und Drogenmissbrauch sowie exzessivem Medienkonsum ausgehen: Es kann eine bleibende Störung des

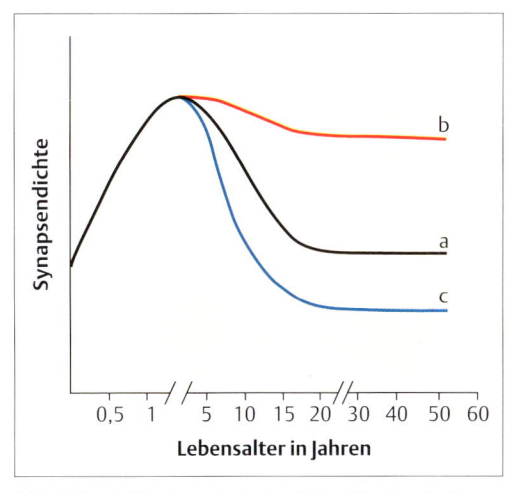

Abb. 2.5 Frühjahrsputz in der Pubertät: Geistig Behinderte (b), durchschnittlich Intelligente (a) und Hochbegabte (c) haben unterschiedliche Zeitverläufe und Intensitäten beim neuronalen Pruning-Prozess, dem „Jäten" von synaptischen Verbindungen in der Pubertät. Intelligentere Menschen „putzen" ihr Gehirn besonders intensiv „aus", was mit einer Effizienzsteigerung neuronaler Prozesse assoziiert ist.

Dopaminsystems und damit die biologische Basis z. B. für erhöhte Impulsivität, für eine Suchterkrankung (s. auch S. 118) wie auch für eine Psychoseneigung, angelegt werden. Eine prolongierte kortikale Reifung im frontoparietalen Netzwerk wirkt sich dabei günstig auf die finale Leistungsfähigkeit des Gehirns aus, eine Beschleunigung z. B. durch zu viel dopaminerge Stimulation hingegen ungünstig (Shaw et al. 2006).

■ Gesunde Kinder und Jugendliche möchten Leistung erbringen, sich messen; sie sehnen sich nach sozialer Anerkennung und Anschluss. Sie wollen Bester sein, dazugehören und gewinnen – Jungen noch mehr als Mädchen. Gelingt ihnen dies nicht, z. B. wegen einer unbemerkten psychischen Störung, wie etwa Aufmerksamkeitsdefiziten (ADS/ADHS, s. S. 92), kann es zu sozialem Rückzug, Ängsten oder dissozialen Verhaltensmustern kommen. Vor allem intelligente männliche ADS-/ADHS-Betroffene heben sich durch Regelbrüche, Kleinkriminalität mit „Kick-Erleben", Machoverhalten, Gewalt und Drogenkonsum hervor. Sie inszenieren den Rauswurf durch Regelbruch, um zu verhindern, wegen Leistungsdefiziten zu scheitern. Weibliche Betroffene reagieren eher mit sozialem Rückzug, Migräne, Angst, Depression, Zwang, Essstörungen und Selbstverletzung. Angst und Aggression hängen über die Amygdala zusammen; wo Angst, Dissozialität und Aggression unter Kindern und Jugendlichen herrschen, sollte man nach o. g. nicht gestillten Grundbedürfnissen fahnden. ■

■ Genotyp und die Folgen früher Erfahrungen – Vulnerabilitätsgen (1. Beispiel)

Die Folgen früher Erfahrungen – in der Untersuchung von Caspi u. Mitarb. (2002) geht es um frühe Misshandlung – werden auch durch die Genausstattung beeinflusst. Das für die Monoaminoxidase-A-Aktivität maßgebliche Gen zeigt einen Polymorphismus, der zu höherer oder niedriger Aktivität führt. Caspi u. Mitarb. fanden nun, dass Kinder, die frühe Misshandlungen erfahren und eine geringe Monoaminoxidase-A-Aktivität haben, später eher zu gewalttätigem Verhalten und erhöhter interpersoneller Kränkbarkeit tendieren als Kinder mit höherer Monoaminoxidase-A-Aktivität (und damit geringerer Konzentration von Monoaminen im synaptischen Spalt). Dieser Genlokus ist demnach maßgeblich an der Entwicklung einer antisozialen Persönlichkeitsstörung und erhöhter Gewaltbereitschaft beteiligt, allerdings in Abhängigkeit von der frühen, negativen Erfahrung. Der gleiche Genotyp in Kombination mit einer normalen Kindheit führt wohl nicht zu dieser Persönlich-

Fernsehkonsum, Aggressivität und Sprachentwicklung

An 707 Jugendlichen und Erwachsenen, die durchschnittlich 17 Jahre lang beobachtet wurden, fanden Johnson u. Mitarb. (2002) prospektiv einen von anderen Faktoren unabhängigen Einfluss der Dauer des täglichen Fernsehkonsums auf aggressives Verhalten. Wenn durchschnittlich 14 Jahre alte Kinder weniger als 1 h Fernsehen am Tag schauen, zeigen etwa 10% der Jungen und 5% der Mädchen ein aggressives Verhalten. Bei 1–3 h Fernsehen pro Tag verhalten sich bereits 50% der Jungen und etwa 25% der Mädchen mit früherem aggressivem Verhalten gewalttätig. Immerhin werden aber auch 25% der Jungen ohne frühere Aggressionsbereitschaft nun aggressiv. Ein Fernsehkonsum von mehr als 3 h pro Tag scheint vor allem Jungen in noch stärkerem Maß zur Aggressivität zu bewegen, und zwar unabhängig von zahlreichen anderen untersuchten Variablen, wie z. B. Vernachlässigung, Familieneinkommen, Gewalt im Wohnviertel oder Bildungsstand der Eltern. Diese Untersuchung weist wieder darauf hin, dass Umweltvariablen – und hierzu gehören natürlich auch der Fernsehkonsum und Videospiele – die Hirnfunktion und das Verhalten von Kindern und Jugendlichen enorm beeinflussen. Nach Anderson und Bushman (2002) sind die beiden wesentlichen Mechanismen, dem Einfluss von Fernsehen entgegenzuwirken, zum einen die Verringerung der Exposition mit gewaltabbildenden Medien und zum anderen das Reflektieren mit den Kindern über die gesehenen (Gewalt-)Inhalte, um ihre Einstellung dazu zu verändern bzw. ihnen überhaupt einen Standpunkt dazu zu vermitteln. In weiteren Untersuchungen wurde gezeigt, dass Kinder, die in den ersten 2 Lebensjahren regelmäßig fernsehen, eine verzögerte Sprachentwicklung haben (Zimmerman et al. 2007). Außerdem ist der wichtigste Prädiktor für Fernsehkonsum bei Kindern und Jugendlichen das Vorbild der Eltern. Diese Daten sollten uns Erwachsene aufmerken und den eigenen Fernsehkonsum einschränken lassen!

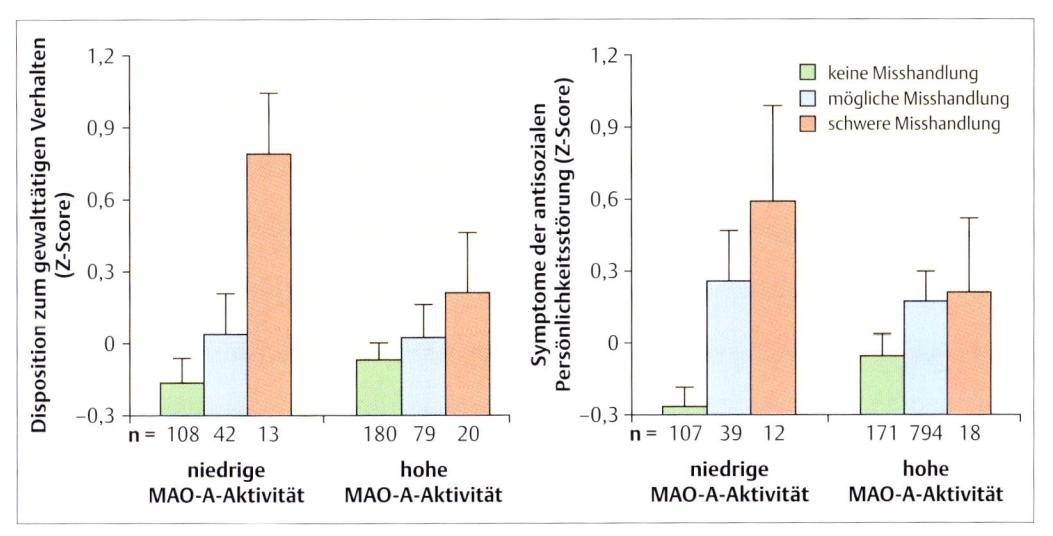

Abb. 2.6 Rolle des Genotyps im Zusammenhang mit gewalttätigem bzw. antisozialem Verhalten bei früh misshandelten Kindern: Misshandelte Kinder mit höherer Monoaminoxidase-A-Aktivität (MAO-A-Aktivität) neigen später weniger zu gewalttätigem Verhalten bzw. zur Entwicklung einer antisozialen Persönlichkeitsstörung als Kinder mit niedriger MAO-A-Aktivität (Quelle: Caspi et al. 2002).

keitsakzentuierung. Es handelt sich hier offenbar um einen Vulnerabilitätsfaktor, der einer Gen-Umwelt-Interaktion unterliegt (Abb. 2.6) und auf der neuronalen Ebene mit einer Volumenminderung in der Amygdala (Angst- und Aggressionsgenerator) sowie des sub- und supragenualen Zingulums (emotionale Kontrolle) als Hinweis für eine wohl genetisch determinierte veränderte Hirnentwicklung assoziiert ist (Nelson u. Trainor 2007, Siegel u. Victoroff 2009).

■ **Hirnentwicklung und Alterung**

Die Hirnentwicklung ist nicht mit dem Erwachsenwerden abgeschlossen. Nach einer stabilen Phase mündet sie ab etwa dem 40.–45. Lebensjahr in den Alterungsprozess, der zuerst die Hippokampusfunktion, dann das Frontalhirn und zuletzt die Amygdala beeinträchtigt (Gerrard et al. 2008, Pastalkova et al. 2008). Es kommt zu einem Verlust der grauen Substanz, die jedoch bei Gesunden nicht ganz so stark ausgeprägt ist, wie lange angenommen (Burgmans et al. 2009). Als klinisches Korrelat verliert man im Gespräch leichter den „roten Faden", die kognitive Kontrollfunktion wird langsamer und stressempfindlicher und die Vulnerabilität für Angst, Depression und Demenz steigt.

Grundsätzlich nimmt im Laufe des Alterungsprozesses auch die Empfindlichkeit der weißen Substanz für Schädigungen jeglicher Art zu, speziell für ischämische Läsionen und besonders im frontalen Marklager. Die Zunahme der sog. *White Matter Lesions* hat Auswirkungen auf die Konnektivität speziell der langen Bahnen. Baltan u. Mitarb. (2008) identifizierten bei älteren Mäusen im Vergleich zu jüngeren eine vermehrte Exzitotoxizität (z. B. durch höhere Glutamatsekretion) als eine Ursache der höheren Vulnerabilität der weißen Substanz für ischämische Einflüsse.

Hippokampus und präfrontaler Kortex unterhalten eine enge funktionelle Konnektivität, an der u. a. das dopaminerge und das cholinerge System beteiligt sind. Bisher war es bei dem kognitiven Defizit, unter dem viele Parkinson-Patienten leiden, unklar, ob es auf Dopaminmangel oder auf anderen Neurotransmitterstörungen beruht. Nun zeigten Wisman u. Mitarb. (2008) mittels Läsionsstudien, dass es bei gleichzeitiger Depletion dopaminerger und cholinerger hippokampaler Neuronen zu Störungen im Arbeitsgedächtnis kommt, was darauf hindeutet, dass eine enge Konvergenz beider Neurotransmissionssysteme besteht. Dies deutet auf einen gemeinsamen Aspekt des Pathomechanismus kognitiver Störungen bei Schizophrenie, Parkinson-Syndrom und Demenzen hin.

Tabelle 2.1 Protektive und Risikofaktoren der Demenz (nach Fratiglioni u. Mitarb.).

Lebensalter (Jahre)	Protektive Faktoren	Risikofaktoren
vor der Geburt		genetische Risikofaktoren
0–10	hoher Erziehungsstandard	
10–20		Erfahrungen im Zusammenhang mit Schmerzempfindung
30–40	körperliche Aktivität	• Lebensgewohnheiten (z. B. Rauchen) • Bluthochdruck und andere vaskuläre Risikofaktoren • beruflich bedingte Schadstoffexposition
40–50	• Einnahme von Medikamenten gegen Bluthochdruck • körperliche Aktivität	• Lebensgewohnheiten (z. B. Rauchen) • Bluthochdruck und andere vaskuläre Risikofaktoren • beruflich bedingte Schadstoffexposition
> 60	• auf Fisch und Gemüse basierende Diät • umfangreiches soziales Netzwerk • mentale und körperliche Aktivität	• Lebensgewohnheiten (z. B. Rauchen) • vaskuläre Risikofaktoren • vaskuläre Krankheiten • Depression • Schädeltrauma • Hormonersatztherapie (?)

Das Erhalten der Hirnfunktion im Alter und die Kenntnis der Faktoren, die dazu beitragen und gegenüber einer pathologischen Hirnalterung protektiv wirken, sind besonders für die sog. Industriestaaten von herausragendem Interesse. Marx (2005) zeigte dazu im Tiermodell, dass Spielen und Bewegung – beides hat auch mit Dopamin zu tun – das Mäusegehirn vor Amyloidablagerungen schützen, die als ein wichtiger pathogenetischer Faktor der Alzheimer-Krankheit beim Menschen gelten.

Fratiglioni u. Mitarb. (2004) werteten die verfügbaren Langzeitdaten zur Auswirkung von Lebensstilfaktoren auf die Hirnalterung aus und kamen zum vorläufigen Fazit, dass ein aktiver, sozial integrierter Lebensstil im höheren Lebensalter (ab etwa 55 Jahren) gegen die Manifestation einer Demenz schützen könnte. Zu einem solchen Lebensstil gehören ein gut ausgebildetes soziales Netzwerk sowie mentale und körperliche Aktivitäten. Ein solches Netzwerk hilft nach den Ergebnissen von Bennett u. Mitarb. (2006) auch Patienten mit beginnender Alzheimer-Krankheit, kognitive Fähigkeiten zu erhalten, während wenige Sozialkontakte deren Verlust beschleunigen.

Zu den Faktoren, die schon in jüngerem Alter demenzpräventiv wirken könnten, gehören eine gute Ausbildung, eine ausgewogene, eher hypokalorische Ernährung mit reichlich Fisch, frischem Gemüse, Obst und Nüssen sowie die rechtzeitige Kontrolle vaskulärer Risikofaktoren. Ein demenzprotektiver Effekt durch Bewegung im jüngeren Alter ist wahrscheinlich (s. u.). Zu den Einflüssen, die das Demenzrisiko erhöhen, gehören (Tab. 2.1):
- genetische Risikofaktoren
- mit einem niedrigen sozioökonomischen Status zusammenhängende Faktoren
- Rauchen, Alkohol, Drogen
- Adipositas (Body-Mass-Index [BMI] > 30 kg/m^2)
- Hypertonie und Gefäßerkrankungen
- berufliche Exposition mit Schadstoffen
- rezidivierende Depressionen (s. u.)
- Kopfverletzungen

Bewegung, ein natürliches „Anti-Aging-Mittel"

Mehr Bewegung unter aeroben Stoffwechselbedingungen (dabei bleibt der Laktatspiegel im Blut < 5 mmol/l) ist ein Faktor, der auf lange Sicht beim „Steppenläufer" Mensch Behinderungen vorbeugen kann. In der Langzeitstudie von Chakravarty u. Mitarb. (2008) wurden Sportler im Alter über 50 Jahren, die aerobes Ausdauertraining durchführten, und Nichtsportler über einen Zeitraum von 21 Jahren beobachtet. Am Ende hatten 36 % der Nichtläufer eine Behinderung, aber nur 17 % der Läufer. Die Empfehlung geht dahin, sich im aeroben Stoffwechsel regelmäßig (ca. 3–4 h pro Woche, verteilt auf 4–5 Einheiten) zu bewegen.

Nach einer Metaanalyse von Hillman u. Mitarb. (2008) wirkt sich Ausdauertraining bei älteren Patienten auch auf die kognitive Leistungsfähigkeit (u. a. exekutive Funktion, räumliches Gedächtnis, Schnelligkeit der Ausführung) aus.

Aber auch das Erlernen neuer motorischer Programme im höheren Lebensalter hat günstige Auswirkungen auf die Plastizität. So zeigen ältere Menschen, die jonglieren lernen, ebenso wie jüngere Menschen neuroplastische Veränderungen in einem speziellen Teil des visuellen Kortex (Area MT/MST oder V5), der für Visuomotorik bedeutsam ist, zusätzlich aber auch im Hippokampus und im Nucleus accumbens (Boyke et al. 2008). Neue motorische Programme zu lernen, am besten in der Gruppe, macht Spaß, denn es wirkt sich nicht nur günstig auf den alternden Hippokampus, das „Tor zum Gedächtnis", sondern auch auf das dopaminerge Belohnungssystem aus.

Bei Personen über 50 Jahren mit subjektiver oder objektiver Gedächtnisstörung, aber ohne Demenz, besserte schon zusätzliche Bewegung im aeroben Bereich von ca. 2 h Dauer pro Woche die Gedächtnisleistung gegenüber einer Kontrollgruppe ohne zusätzliches Training. Die Trainingsphase in dieser randomisierten Studie von Lautenschlager u. Mitarb. (2008) ging über 6 Monate, die abschließende Beurteilung erfolgte nach 18 Monaten.

Depressive Störungen und Demenzrisiko

Ownby u. Mitarb. (2006) zeigten, dass eine Depression in der Anamnese das Risiko der späteren Entwicklung einer Alzheimer-Krankheit verdoppelt und damit ein unabhängiger Risikofaktor ist. Rezidivierende depressive Episoden haben einen toxischen Effekt auf den Hippokampus und führen, ähnlich wie etwa eine chronische Insomnie oder ein schlecht eingestellter Diabetes mellitus, zu einem Verlust an Funktionsreserve und Volumen. In der Untersuchung von Gorwood u. Mitarb. (2008), in der das Gedächtnis von über 8000 ambulanten Patienten mit Depression im zeitlichen Abstand zur Präsentation von Gedächtnisinhalten geprüft wurde, korrelierte die Zahl der richtig erinnerten Items mit der Zahl der depressiven Episoden negativ. Dies verdeutlicht, dass eine frühzeitige und ausreichend lange Depressionsbehandlung mit suffizienter Rezidivprophylaxe für die Langzeitprognose wesentlich ist. Bei älteren Patienten mit Depression hat Training auch einen positiven Stimmungseffekt, der laut Blumenthal u. Mitarb. (1999) aber eher bei leicht ausgeprägter als bei schwerer Depression relevant ist.

H. Thomae schrieb 1959 (Thomae 1959): „Altern in dem positiven Sinne des Reifens gelingt dort, wo die mannigfachen Enttäuschungen und Versagungen, welche das Leben dem Menschen in seinem Alltag bringt, weder zu einer Häufung von Ressentiments, von Aversionen noch Resignation führen, sondern wo aus dem Innewerden der vielen Begrenzungen eigenen Vermögens die Kunst zum Auskosten der gegebenen Möglichkeiten erwächst."

2.2 Funktionelle Neuroanatomie

Im nun folgenden Durchgang durch die für die Psychiatrie und Psychotherapie besonders wichtigen Hirnareale werden „Klassiker" und neuere Erkenntnisse zur funktionellen Neuroanatomie zusammengefasst. Wer die Grundlagen der Neuroanatomie wiederholen möchte, sei ausdrücklich auf die vielen neuroanatomischen Lehrbücher verwiesen. Die Kortexgliederung und die wichtigsten Assoziationsgebiete sind zur raschen Orientierung der Abb. 2.**7** zu entnehmen.

■ Frontallappen

Der Frontallappen spielt eine herausragende Rolle, insbesondere auch für die Psychiatrie, da er ca. 40 % des menschlichen Kortex umfasst und mit kognitiver Kontrolle assoziiert ist. Viele pathogenetische Modelle psychischer Störungen zeigen Bezie-

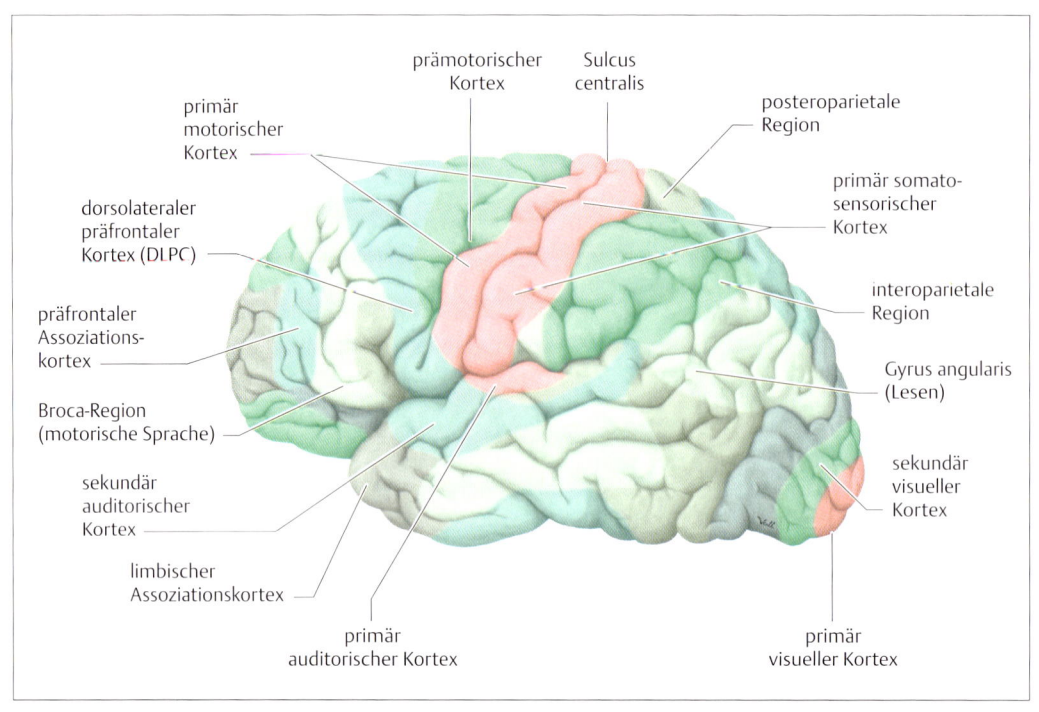

Abb. 2.**7** Gliederung des Neokortex nach funktionellen Gesichtspunkten (nach Schünke et al. 2009).

hungen zum Frontalhirn. Schlagwortartig hat es mit Bewegung, Koordination und Kommunikation zu tun, Tätigkeiten, für die der Mensch besonders begabt ist. Kein anderes Lebewesen beherrscht so viele verschiedene Sportarten oder hat eine so vielfältige Sprache, Gestik und Mimik und einen proportional zum übrigen Gehirn so riesigen Frontallappen wie der Mensch, und bei keinem anderen Lebewesen dauert die vollständige Reifung und Differenzierung des Frontallappens über 20 Jahre.

Die Funktionen des Frontallappens beschränken sich aber nicht auf das Bewegen und Reden. Der Wille, zahlreiche kognitive und exekutive Funktionen, Aufmerksamkeitsprozesse und Arbeitsgedächtnis, Urteilsvermögen und Antrieb sind mit dem Frontalhirn verbunden – und natürlich auch die entsprechenden Störungen dieser Funktionen bei psychischen Erkrankungen. Über die motorische Koordination wird Kooperation initiiert, aus nonverbaler entwickelte sich verbale Kommunikation, die zusammen auch die Grundlagen für Kulturgüter, wie Kunst und Schrift, darstellen (Abb. 2.**8**).

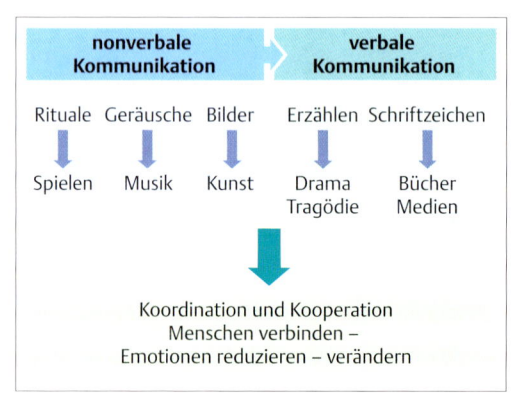

Abb. 2.**8** Funktionen des Frontalhirns als Grundlage von Kulturleistungen: Motorik – Körpersprache – Sprache – Wille – Kultur.

Motorik: überlappende und getrennte Repräsentationen

Was die primäre motorische Rinde im Gyrus praecentralis betrifft, ist mit einer alten, immer noch verbreiteten Vorstellung aufzuräumen: Die strikte somatotopische Gliederung der primären motorischen Rinde (Stichwort: Homunkulus) ist Medizingeschichte. Nach dieser Vorstellung wäre beispielsweise der Daumen somatotopisch vom Handgelenk streng getrennt, wobei die zerebrale Repräsentation der übrigen Finger dazwischen läge. Das kann in Wirklichkeit aber so nicht funktionieren. Allerdings enthält die alte Vorstellung des Homunkulus ein Stück der Wahrheit: Bei der motorischen Aktivierung des Daumens, des Indexfingers, des Ringfingers und des Handgelenks finden sich sowohl überlappende als auch voneinander getrennte Repräsentationen. Die Repräsentation des Indexfingers beispielsweise kann sich wegen der überlappenden Aktivierung im Kortex unproblematisch auf das Handgelenk ausweiten. Ohne diese Überlappungen, die für plastische Veränderungen des Gehirns relevant und notwendig sind, wäre u.a. keine erfolgreiche motorische Rehabilitation von Schlaganfallpatienten möglich.

Motorik: kontralateral, ipsilateral und supplementmotorisch

Mit fMRT lässt sich die Hirnaktivität bei einer sequenziellen Fingeroppositionsbewegung (sog. Finger-Tapping) abbilden. Dabei wurde gezeigt, dass die frühere Annahme, die linke Hand werde vom rechten Gehirn und die rechte Hand vom linken Gehirn aktiviert, nicht in dieser Dichotomie stimmt. Vielmehr werden bei einer Bewegung der rechten Hand nicht nur der kontralaterale sensomotorische Kortex, sondern, abhängig von der Anstrengung und dem daraus sich ergebenden neuronalen Bedarf, auch der ipsilaterale und das entsprechende supplementmotorische Areal aktiv (Abb. 2.9).

■ Festzuhalten ist: Motorik läuft ebenso wie Sensorik über weit verstreute zerebrale Netzwerke. Diese Tatsache spricht mit hoher Wahrscheinlichkeit dafür, dass auch komplexe psychische Phänomene, wie etwa Emotionen, Aufmerksamkeit oder kreative Akte, im Gehirn in spezialisierten Schaltkreisen verschiedener Hirnregionen organisiert sind. ■

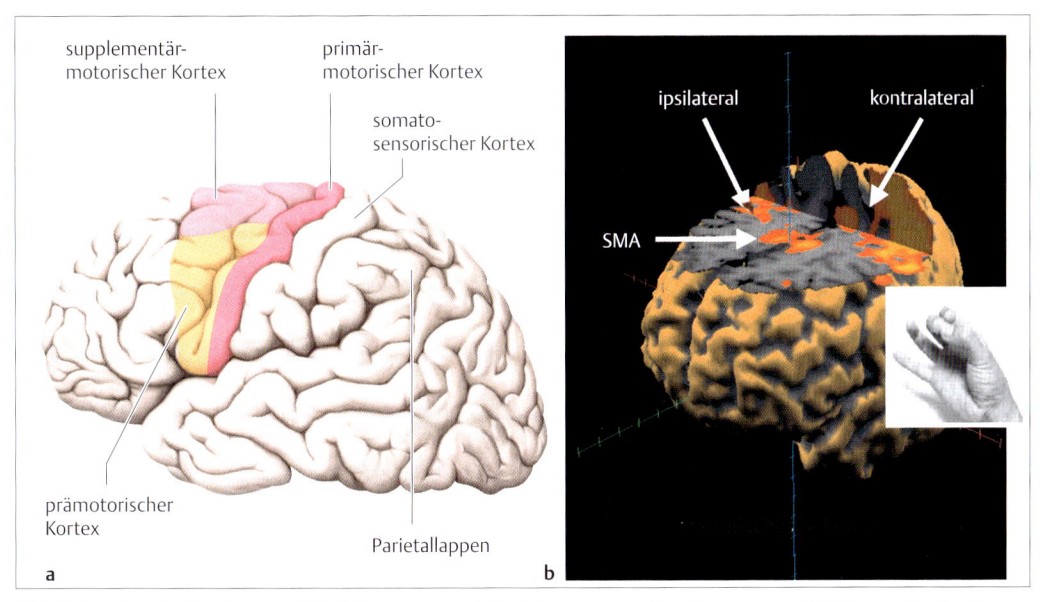

Abb. 2.9 Motorisches Netzwerk bei einer sequenziellen Fingeroppositionsbewegung: Aktivierung des kontra- und des ipsilateralen sensomotorischen Kortex sowie des supplementmotorischen Areals (SMA). Die Basalganglien- und Kleinhirnaktivierung ist auf dieser Abbildung nicht gezeigt.

> **Spiegelneuronen und Sensomotorik**
>
> Nach neuen Ergebnissen aktiviert nicht nur die mentale Vorstellung einer Bewegung das motorische Netzwerk, sondern auch die Beobachtung einer solchen. Die Entdeckung und Charakterisierung von sog. Spiegelneuronen (Mirror Neurons, Mirror Cells) im ventralen prämotorischen Kortex und parietal basiert auf unterschiedlichen Befunden: Ferrari u. Mitarb. (2003) beispielsweise stellten fest, dass Affen Mundbewegungen eines Experimentators zeitgleich mitmachen („nachäffen"). Durch Einzelableitungen von Nervenzellen wurde belegt, dass die gleichen Neuronen anspringen, sowohl wenn der Affe nach dem Vorbild seines Gegenübers beispielsweise seine Lippen spitzt, als auch, wenn er dies nur bei seinem Gegenüber beobachtet. Diese Mirror-Neuronen sind also zugleich sensorisch (z. B. visuell, aber auch auditorisch) und motorisch aktiv. Außerdem zeigte sich, dass sie neben der Analyse des Gegenübers auch für die Vorbereitung einer eigenen adäquaten Verhaltensantwort relevant sind (Caggiano et al. 2009).
>
> Beim Menschen hatten Avikainen u. Mitarb. (2002) mit Magnetenzephalografie gezeigt, dass die Beobachtung einer Handbewegung die gleichen Areale im primär- und sekundärsensorischen Kortex aktiviert wie die eigene Ausführung dieser Bewegung. Das Mirror-Neuronen-Netzwerk beim Menschen umfasst demnach neben dem prämotorischen Kortex auch parietale Areale.
>
> Bei den Mirror-Neuronen handelt es sich wohl um einen evolutionsgeschichtlich bewährten Mechanismus, der das Erlernen komplexer Handlungen erleichtern dürfte (Stichwort: Modelllernen), aber auch zwischenmenschliche Bindung aufbauen hilft, an der Sprachentwicklung beteiligt ist und es uns ermöglicht, uns in die Erfahrungswelt des Gegenübers einzufühlen. Verliebte verhalten sich gern synchron und mögen sich dadurch noch umso mehr. Neuere Untersuchungen zeigen, dass dieser Mechanismus auch zwischen Menschen und Affen funktioniert und Beziehung herstellt (Paukner et al. 2009).
>
> Dieser archaische Mechanismus unseres „Social Brain", der Mechanismus der synchronen Gesten, die Freundschaft aufbauen und erhalten, ist zudem eine der Wirkvariablen der Psychotherapie und hat auch etwas mit Empathie zu tun.

Kognition: Netzwerk der Aufmerksamkeit

Das Frontalhirn ist auch ein wesentlicher Bestandteil des Aufmerksamkeitsnetzwerks (Abb. 2.**10**). Ähnlich wie „Motorik" ist auch „Aufmerksamkeit" ein breit gefächertes Konzept mit mindestens 3 unterschiedlichen Aspekten:
- *Exekutive Funktionen:* Zunächst betrifft sie exekutive Funktionen (s. u.), die nach heutiger Erkenntnis eng mit dem anterioren Zingulum (Teil des limbischen Systems) verknüpft sind, einer wichtigen Schnittstelle zwischen Emotion und Kognition.
- *Zielreize entdecken:* Ein 2. Aspekt der Aufmerksamkeit ist das Identifizieren von neuen Zielereignissen (Novel Target Detection), um herauszufinden, wohin sich die Aufmerksamkeit im nächsten Moment richten soll. Dieser Aspekt hat viel zu tun mit dem frontotemporoparietalen Bereich und dem Kollikulusareal, das mit dem visuellen System verbunden ist und die Augen schnell auf das neue Ziel lenkt.
- *Daueraufmerksamkeit:* Der 3. Aspekt, das Aufrechterhalten von Aufmerksamkeit (Maintain Alertness), wird stark im Frontal- und Parietallappen gesteuert. Die Aufmerksamkeit aufrecht zu erhalten, fällt Patienten mit Schizophrenie, Depression und Aufmerksamkeitsdefizit-/Hyperaktivitätsstörung (ADHS) schwer.

Der kognitive Anteil des anterioren Zingulums ist wichtig für exekutive Funktionen. Dabei kommt dieser Region die Aufgabe zu, interne und externe Fehler und Konflikte in der Informationsverarbeitung zu erkennen (Error Detection, Conflict Detection) und die Reaktion darauf einzuleiten. In diesen „Disziplinen" haben Patienten mit Schizophrenie, ADHS und schwerer Depression Schwierigkeiten. Die biologische Grundlage dieser Gemeinsamkeit beruht möglicherweise auf einer Fehlfunktion spezifischer Unterregionen des anterioren Zingulums.

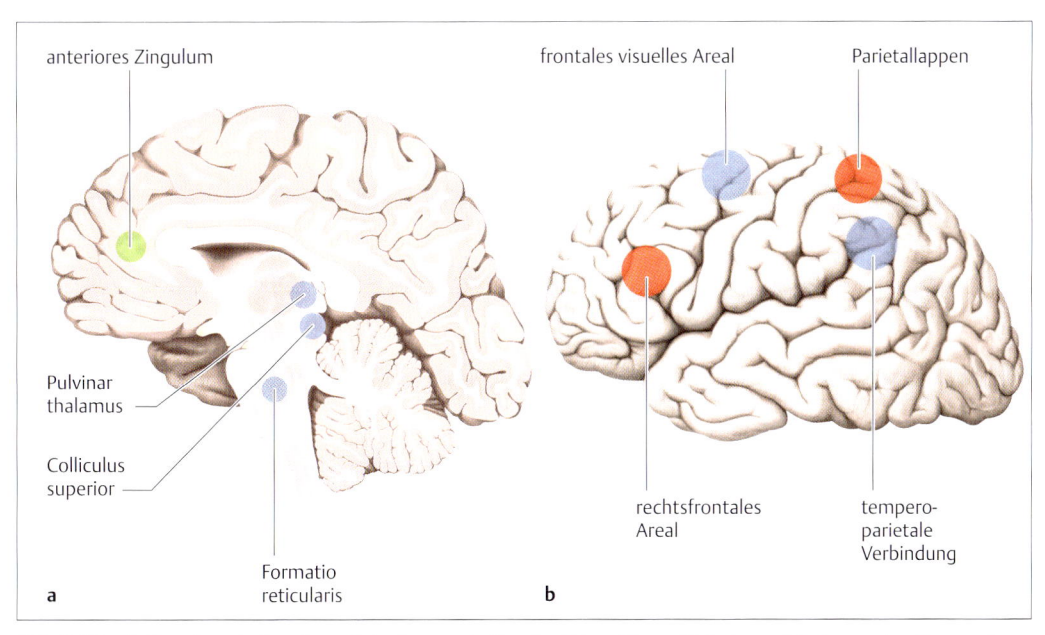

Abb. 2.10 Aufmerksamkeitsnetzwerk (grün = exekutive Funktion, blau = Zielreize entdecken, rot = Daueraufmerksamkeit).

Schnittstelle zwischen Emotion und Kognition

Ein Hinweis für die Praxis: Bei depressiven Erkrankungen wird therapeutisch oft eine kognitive Umstrukturierung versucht, um die negativen Bewertungen der Patienten zu verändern. Diese Intervention setzt aber voraus, dass der Patient Kognition und Emotion integrieren kann. Ein kognitiver Umstrukturierungsprozess funktioniert nicht gut, solange das Frontalhirn schwer gestört ist bzw. ein Mangel an biogenen Aminen besteht, was aber bei einer schweren depressiven Störung oft der Fall ist. Es hat daher wenig Sinn, mit diesem therapeutischen Schritt schon in der Phase schwerer Depression zu beginnen. Zunächst kommt es darauf an, die depressive Störung mehrdimensional so weit zu bessern, dass das Frontalhirn überhaupt wieder einigermaßen vernünftig arbeiten kann. Das Gehirn braucht funktionstüchtige Frontalhirnareale, wie den lateralen präfrontalen Kortex, um die geforderte Integration von Kognition und Emotion (sog. kognitive Umstrukturierung) zu bewältigen.

Surprising Events, Lernen und Humor

Warum sagt ein gesundes Kleinkind am Ende eines erlebnisreichen Tages: „Der Tag war toll!"? Vielleicht weil der Tag voller Überraschungen (Surprising Events) war. Das kindliche Gehirn erhielt permanent die Chance zur Überraschung, weil für das Kind noch so vieles neu und unerwartet ist. Im Herbst z. B., wenn die Blätter vom Baum fallen und plötzlich eine Kastanie mitherunterfällt, ist das für das kleine Kind ein „Surprising Event", und ein solches ist von einer dopaminergen Stimulation begleitet. Dopamin aber ist Teil des Belohnungssystems und wichtig für das Lernen (s. S. 40). Die Wahrnehmung angenehm oder anregend empfundener Überraschungen löst über das ventrale Tegmentum eine dopaminerg getriggerte Aktivität des Nucleus accumbens und des Frontalhirns aus (Schultz et al. 1997).

„Making Order from Chaos"

Das Gehirn versucht ständig, aus den vielfältigen umgebenden Ereignissen Muster bzw. Regeln zu extrahieren, um Entscheidungen leichter zu treffen und Selbstkontrolle zu erhalten. Nach Ivry und

Knight (2002) deutet einiges darauf hin, dass dieser Vorgang maßgeblich vom präfrontalen Kortex abhängt. Die Natur hat ein komplexes dopaminerges und serotonerges System generiert, damit das Frontalhirn – in Zusammenarbeit mit dem übrigen Gehirn – Ordnung schaffen kann und die kognitive Kontrolle behält (Hare et al. 2009). Überraschende und dabei potenziell relevante Umweltereignisse und Konstellationen zu detektieren, heißt Ordnung zu schaffen. Emotion und Kognition zu integrieren, heißt auch, Konflikte wahrzunehmen und richtig einzuordnen. Beim Humor geht es u. a. darum, Spaß und Ernst richtig einzuordnen. Letztendlich hat all dies mit „Making Order from Chaos" zu tun und insofern mit dem Frontalhirn. Psychosozialer Stress oder Schlafentzug beeinflussen das Frontalhirn nachhaltig und behindern es in dieser Funktion (Liston et al. 2009).

Emotionsinduzierende Funktion des Frontalhirns

Das Frontalhirn steht also nicht nur für Motorik, Sprache und Kognition. Überraschungen und Humor haben einen emotionalen Aspekt, und das Frontalhirn ist ganz wesentlich an der Induktion und Modulation von Gefühlen beteiligt. Eine zunächst kognitive Aufgabe, wie z. B. das ungewohnte und unvorbereitete Sprechen vor Publikum, kann das innere Erregungsniveau (Arousal) beträchtlich steigern. Dabei wird, wie entsprechende PET-Untersuchungen von Simpson u. Mitarb. (2001) zeigten, der ventromediale präfrontale Kortex aktiviert, der in enger funktioneller Verbindung mit der Amygdala (Angstreaktion, s. S. 33) steht. Wird die Situation, in der diese kognitive Aufgabe stattfindet, sicher beherrscht, wie z. B. von geübten Präsentatoren, geht der Aktivitätsgrad dieser Frontalhirnregion entsprechend zurück.

Die Aktivität des ventromedialen präfrontalen Kortex korreliert, wie auch Zald u. Mitarb. (2002) durch Messung der regionalen Gehirndurchblutung ermittelten, positiv mit dem negativen Affekt. Je häufiger subjektiv negative Ereignisse in einer prospektiven Studie bei Probanden zweier unabhängiger Kollektive waren, desto höher war nach 4 Wochen die Aktivität ihres ventromedialen präfrontalen Kortex im Vergleich zur Baseline. Das aber kann bedeuten: Geschieht nun wirklich etwas Unerfreuliches, sind die Probanden durch das hohe Aktivitätsniveau ihres ventromedialen präfrontalen Kortex schon so negativ „gesettet", dass alles, was ihnen jetzt noch zustößt, eher ihre „negative Emotionslandkarte" noch weiter verstärkt, während ihre „positive Landkarte" gleichzeitig eher im Sinne einer dynamischen Balance inhibiert wird.

Der ventromediale präfrontale Kortex ist damit auch ein wesentlicher Teil des Depressionsnetzwerks. Einer der stabilsten Bildgebungsbefunde bei Depression – neben der Dysfunktion im rostralen anterioren Zingulum – ist eine verstärkte Aktivierung in der Amygdala, der vorderen Inselregion und im ventromedialen präfrontalen Kortex, welche letztlich mit einer negativ-ängstlichen Färbung im Erleben korrelieren dürfte.

Frontale Hemmmechanismen – moralisches Urteilsvermögen

Der orbitale und mediale präfrontale Kortex hat wohl auch etwas mit dem Konzept von „Moral" (Moral Emotions) zu tun. Da „Moral" (von lat. „mores": gute Sitten) ein weltanschaulicher, neurobiologisch wenig operationalisierbarer Begriff ist, kann man auch von frontalen Hemmmechanismen sprechen, die übergriffige Verhaltensmuster verhindern. Bei Patienten mit frontaler Degeneration oder mit frontoorbitalem Schädel-Hirn-Trauma, die eine schwere organische Störung in diesem Bereich des Frontalhirns aufweisen, sind die frontalen Hemmmechanismen oft nachhaltig verändert, was sich u. a. in verbalen und im Verhalten erkennbaren Enthemmungsphänomenen manifestiert. Außerdem spielen bei moralischen Bewertungen der rechte temporoparietale Assoziationskortex, der für das Verstehen von Intentionen anderer wichtig ist, sowie das posteriore (Theory of Mind) und das anteriore Zingulum (Fehlerdetektor, Emotionsregulation) eine funktionelle Rolle (Miller 2008). Moll u. Mitarb. (2002) fanden experimentell, dokumentiert durch fMRT, heraus, dass das Netzwerk der moralischen Bewertung sozialer Aktionen zudem das posteriore Parietalhirn, den dorsolateralen präfrontalen Kortex, die Amygdala (Angst- und Aggressionsgenerator), den Thalamus und Teile des Zwischenhirns umfasst.

■ Temporallappen

Die Funktion des Temporallappens hat vor allem mit Hören, sensorischer Sprache und Gedächtnis (s. auch Abb. 2.**15**) zu tun.

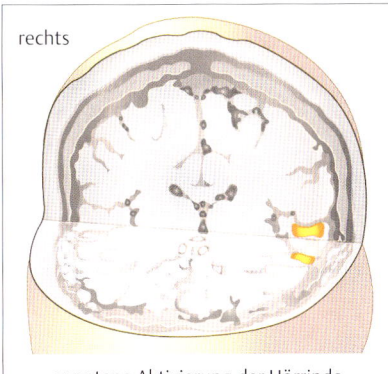

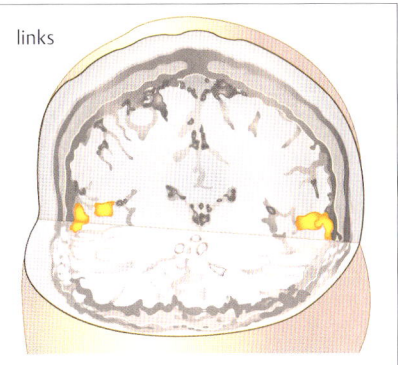

Abb. 2.11 a, b Akustische Halluzinationen.
a Spontane Aktivierung der Hörrinde bei Halluzinationen.
b Externe Aktivierung der Hörrinde durch Geräusche.

rechts — links
spontane Aktivierung der Hörrinde bei Halluzinationen (a)
externe Aktivierung der Hörrinde (b)

Sind Lateralisation und Asymmetrie wesentliche Merkmale optimierter Funktion?

Die Hemisphärenlateralisation setzt bereits recht früh in der Gehirnentwicklung ein. Holowka und Petitto (2002) haben Kinder unter 1 Jahr beim Lächeln und Babbeln untersucht und fanden, dass die Babys beim Babbeln – also Sprache Generieren – einen nach rechts offenen Mund haben, während sie beim Lächeln den Mund nach links öffnen. Die beiden Lebensäußerungen werden demnach vorwiegend von unterschiedlichen Hemisphären getriggert. Lateralisierungsmechanismen sind nach diesem und weiteren Befunden sehr früh in der Entwicklung nachweisbar und – neben dem großen Frontalhirn – ein weiterer wesentlicher Unterschied zwischen dem Affen- und dem Menschengehirn.

Lateralisation und Asymmetrie scheinen nach diesen Befunden wesentliche Merkmale einer optimierten Funktion zu sein. Das hat auch die folgende Beobachtung bestätigt: Wenn Kinder von der 1.–4. Klasse lesen lernen, verändern sich die zunächst annähernd symmetrisch aktivierten Regionen dahingehend, dass das Netzwerk zunehmend asymmetrisch wird. Indem das Gehirn zunehmend besser lesen lernt, werden die lokalen Spezialisten auf einer Seite optimiert und verstärkt beansprucht, während die Gegenseite nach und nach „inhibiert" wird. Im Zuge der Verbesserung der Funktion entsteht damit eine starke Asymmetrie. Symmetrische Aktivierung kann bedeuten, jemand lernt etwas Neues und braucht dafür alle seine Ressourcen, oder aber, jemand muss ein Defizit kompensieren. Diese Situation liegt beispielsweise nach einem Schlaganfall vor, wenn angesichts des Defizits das gesamte verfügbare motorische System aktiviert wird.

Hören

Die primäre Hörrinde, der Heschl-Gyrus (Gyri temporales transversi, Gyrus temporalis superior), liegt in unmittelbarer Nachbarschaft zum sog. Planum temporale. Dieses dreieckig angelegte Areal steht sehr stark mit der Sprache in Verbindung und wird auch im Zusammenhang mit der Pathogenese der Schizophrenie diskutiert. Das absolute Gehör ist beim Rechtshänder eher eine analytische Fähigkeit des linken Gehirns und geht mit einer starken Asymmetrie des Planum temporale zugunsten einer linksseitigen Vergrößerung einher. Die Wahrnehmung und Produktion von Obertönen ist dagegen *eher* eine rechtshirnige Funktion.

Beim Gesunden zeigen das Planum temporale und der Heschl-Gyrus eine hohe Asymmetrie zwischen linker und rechter Hemisphäre. Beim sprachentwicklungsgestörten Kind sind diese Areale nach Honeycutt u. Mitarb. (2000) symmetrischer ausgebildet; je symmetrischer, desto schwerwiegender ist die Störung. Die funktionelle und morphologische Asymmetrie ist demnach anscheinend ein weiterer entscheidender Faktor für die Funktion: je asymmetrischer, desto leistungsfähiger. Akustische Halluzinationen (Abb. 2.11), z. B. im Zusammenhang mit schizophrener Psychose, entstehen wohl dadurch, dass primäre und sekundäre akustische Kortizes spontan ohne äußere Quelle aufgrund mangelnder fontaler Hemmung aktiviert werden (Strik et al. 2008), was kompensatorisch mit einer Volumenzunahme des Heschl-Gyrus einhergeht (Hubl et al. 2010).

Sprache

Sprache ist ein sehr komplexes Konstrukt mit zahlreichen Komponenten (Tab. 2.2). Der Spracherwerb des gesunden Kleinkinds wird durch die umgebenden Sprachäußerungen und durch synchrone Gestik gestaltet. Je klarer und ausgeprägter die Gestik und Mimik der Eltern beim Sprechen mit ihren kleinen Kindern sind, desto größer ist deren Wortschatz beim Schuleintritt. Über die alte nonverbale Kommunikation wird die verbale entwickelt. Das in der Entwicklung befindliche Gehirn des Kindes kann sich gegen diesen Spracherwerb im Grunde nicht „wehren"; die Qualität hängt von der Umwelt – also den wichtigsten Bezugspersonen – ab.

Die Repräsentation von Sprache im Gehirn, das Netzwerk der Sprache, ist ebenfalls komplex und involviert unterschiedliche Gehirnareale: Der Wortvorrat (Lexikon) ist im Temporallappen repräsentiert. Die Syntax der eigenen Sprache, aber auch die universelle Sprache bzw. Grammatik (s. u.) ist mit dem Frontallappen verbunden. Die Semantik, die in enger Beziehung zum Wortvorrat und damit zum Gedächtnis steht, steht mit dem Temporallappen in Zusammenhang. Die Prosodie, die Sprachmelodie, wird von der kontralateralen Seite frontotemporal beigesteuert, bei Rechtshändern also von der rechten Sprachregion. Oft wird vergessen, dass Sprache auch etwas mit Zeitabläufen zu tun hat, worin vor allem das Kleinhirn und die Basalganglien involviert sind (Braus 2002).

■ Okzipitallappen

Der Okzipitallappen ist der Hauptrepräsentant des visuellen Systems, das auch über den Okzipitallappen hinaus riesige Hirnareale beansprucht. Zwischen 30 und 40% des Kortex sind mit unterschiedlichen Verarbeitungsprozessen des visuellen Systems befasst, das mit seinen Verbindungen in den Parietal-, Temporal- und Frontallappen hineinreicht. Das visuelle System beeinflusst damit kognitive wie auch affektive Funktionen: Wir sind leicht dazu geneigt, das, was wir sehen, auch zu glauben.

Sehen und Verarbeitung visuellen Inputs

Wenn Lichtwellen auf die Netzhaut im Auge treffen, werden die aus Energie bestehenden zeitlich-räumlichen Muster in Nervenimpulse umgesetzt. Diese Impulse gelangen über spezialisierte Nervenzellen im Corpus geniculatum laterale des Thalamus in das primäre Sehzentrum (V1) im Bereich der kalkarinischen Region des Okzipitallappens. Die dortigen Nervenzellen bilden die Erregung auf der Netzhaut aber nicht identisch ab, sondern extrahieren bestimmte Eigenschaften des Netzhautbilds, wie z.B. Bewegungsmuster, Linien oder Ecken. Die Informationsverarbeitung des visuellen Inputs schreitet von dort in sekundäre, tertiäre und weitere nachgeschaltete Sehregionen (V2, V3, V4, V5) fort, die z.B. für komplexere Formen, für Farben oder für das Bewegungssehen zuständig

Tabelle 2.2 Komponenten der Sprache und ihre Repräsentation im Gehirn.

Komponenten der Sprache	Repräsentation im Gehirn
Phonetik (Sprachlaute)	Genetik: ca. 100 Laute (bei Geburt, später 40–50) für ca. 5000 Sprachen
Lexikon (Wortvorrat)	Temporallappen
Syntax (Grammatik), „universelle Sprache"	Frontallappen (Genetik)
Semantik (Bedeutung)	Temporallappen
Prosodie (Sprachmelodie)	rechte Hemisphäre
Timing/Rhythmus (Zeitablauf)	Kleinhirn, Basalganglien

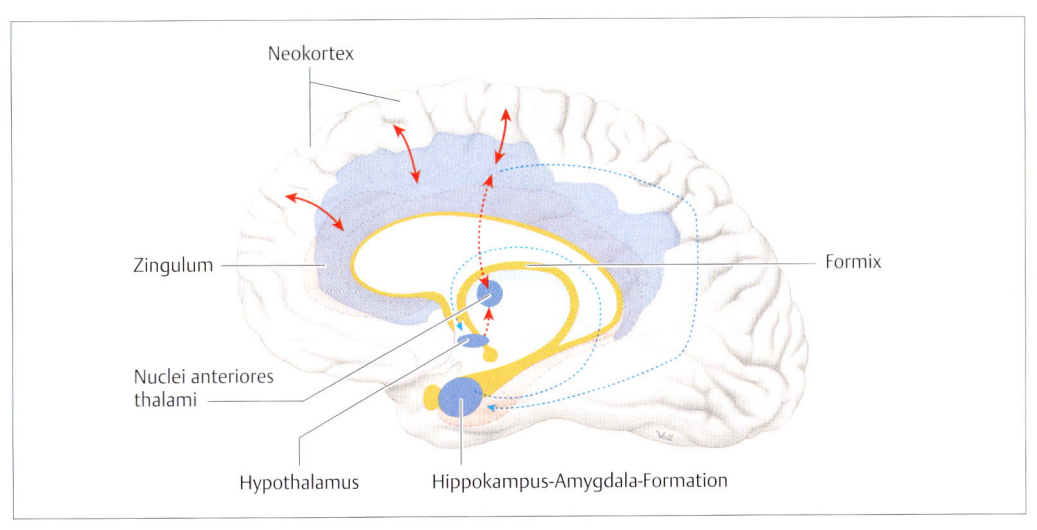

Abb. 2.12 Das limbische System: „Der Bauch in unserem Kopf".

sind. Die Ergebnisse dieser Verarbeitungsschritte werden dann in höheren frontotemporoparietalen Hirnregionen weiterverarbeitet, wo aus Kanten, Farben und Bewegungen schließlich Muster, Gegenstände, szenische Abläufe oder Gesichter entstehen und eine Bedeutungszumessung des Gesehenen und Erlebten erfolgt. Mithilfe elektrophysiologischer Methoden und bildgebender Verfahren konnten die einzelnen Verarbeitungsschritte und die daran beteiligten Hirnareale identifiziert werden. Auf jeder Ebene der Verarbeitung vervielfacht sich die Zahl der involvierten Neuronen und deren Interaktionen. Die neuronale Verarbeitung und Bewertung der wahrgenommenen physikalischen Reize – das gilt für alle Sinnesmodalitäten – wird ganz wesentlich vom gespeicherten Vorwissen beeinflusst. Die Prinzipien der Synergetik ebenso wie einfache Top-down- und Bottom-up-Prozesse beeinflussen das Erleben der registrierten Impulse, schaffen Ordnung in der Informationsflut und geben Sinn, was bedeutet, dass eine vernünftige (nicht objektiv korrekte) Beziehung zwischen dem inneren Erleben und der äußeren Welt hergestellt wird.

■ Parietallappen

Der Parietallappen hat in erster Linie mit Sensibilität (Gyrus postcentralis), der Steuerung von Handlungsabläufen, Praxie bzw. Apraxie, Raumorientierung und visuell-räumlichen Fähigkeiten zu tun.

Als Teil des Aufmerksamkeitsnetzwerks wurde er bereits erwähnt (s. S. 26). Der inferiore Parietallappen ist außerdem ein Assoziationsareal, das modalitätsübergreifend unterschiedliche Qualitäten, z. B. des visuellen, somatosensorischen und auditorischen Systems, verbindet. Störungen in der Funktion des Parietalhirns findet man häufig bei früher Demenz (s. S. 114), Psychosen und ADHS (s. S. 92).

■ Der „emotionale Apparat"

Im Laufe der Evolutionsgeschichte des Menschen reduzierten sich zunehmend die biologisch fest verankerten Verhaltensweisen und Instinktabläufe. Gleichzeitig nahm die Vielfalt des emotionalen Erlebens und Ausdrucksverhaltens zu, und die Lernfähigkeit sowie die vielfältigen Gedächtnisfunktionen verbesserten sich. Funktionell spielt dabei das sog. limbische System (lat.: „limbus": Grenze) eine zentrale Rolle im Gehirn, und zwar als eine Schnittstelle zwischen der Hirnrinde und den phylogenetisch älteren, subkortikalen Hirnregionen (Zwischenhirn und tieferen Abschnitten des Hirnstamms), die vegetativ-organische Ansprüche repräsentieren. Zu diesem „Bauch in unserem Kopf" gehören neben dem anterioren Zingulum und der Insula auch der Hippokampus, die Amygdala (Mandelkern), der Fornix, ein Teil des Hypothalamus, der Nucleus accumbens und die Nuclei anteriores des Thalamus (Abb. 2.12). Das limbische System ist eng mit Kernfragen der Neurowissenschaft verbunden: Wie hängen Emotionen Gedächtnis, Lernen und Verhalten zusammen? Die Hippokampus-Amygdala-Formation, das Belohnungssystem, das Zingulum sowie die Insula nehmen hierbei wohl eine Schlüsselstellung ein.

Hippokampus-Amygdala-Formation

Für das kontextabhängige rasche Erkennen, Bewerten und Abspeichern von emotional relevanten Reizen in unserem Leben, von überraschend Positivem, insbesondere jedoch von Gefährlichem und Negativem, welches eine Furchtreaktion und aggressives Verhalten erfordert, sind vornehmlich die Mandelkerne zuständig (emotionales Gedächtnis). Wichtigster Organisator der Gedächtnisfunktion (insbesondere episodischer Inhalte) ist die Hippokampusformation (s. auch Gehirn und Alterung, S. 21). Eine funktionelle Aufgabenteilung besteht dahingehend, dass die anterioren Anteile stärker auf neue Reize reagieren, während der posteriore Hippokampus vertraute Reize mit Relevanz für das Verhalten verarbeitet. Bloßes Faktenwissen wird dagegen mehr von der den Hippokampus umgebenden Rinde – dem entorhinalen, parahippokampalen und perirhinalen Kortex – organisiert.

Emotionales Gedächtnis und Angstreaktion

Eine akute Angstreaktion verläuft nach LeDoux (2000) in der Regel nach dem Motto „Handle erst, denke später!" oder „Überlass der Evolution das Denken.". Ein Mensch läuft durch die Savanne – die Abhängigkeit vom Kontext ist ein entscheidender Punkt der Angstreaktion – und sieht plötzlich das Muster eines Skorpions (s. Abb. 1.2). Dieses Muster wird über die Retina und den Thalamus (Corpus geniculatum laterale) direkt an die Amygdala gesendet. „Identifiziert" die Amygdala durch Rückgriff auf Bekanntes ein bedrohliches Muster, „schießt" sie neuronale Impulse an die Formatio reticularis und über die Hypothalamus-Hypophysen-Nebennierenrinden-Achse zum Stresssystem. Herzfrequenz und Blutdruck steigen, Muskulatur wird aktiviert und der Mensch zieht erst einmal seinen Fuß zurück. Bis dahin sind keine 300 ms vergangen, aber die Reaktion ist bereits erfolgt („Handle erst, …"). Gleichzeitig erreicht der visuelle Impuls des Skorpions über die Sehrinde zur Identifizierung den Temporallappen. Wird dabei zeitverzögert das Tier als tot und damit harmlos identifiziert, wird die Amygdala in der Folge kortikal inhibiert und damit die Angstreaktion zeitverzögert wieder eingestellt („… denke später!"). Bei der Angstreaktion gibt es nach diesem Modell von LeDoux also einen schnellen Weg, der rasch über die Amygdala zur Reaktion führt, und einen ausgeklügelteren, langsameren, der über kortikale Areale die genaue Identifizierung leistet.

Musik verändert die Emotionslandkarte

Neben zwischenmenschlicher Bindung, Entspannung, den biogenen Aminen und der Geschlechtszugehörigkeit übt auch Musik einen modulierenden Einfluss auf die Amygdalafunktion aus. Nach einer Untersuchung von Blood und Zatorre (2001) hemmt die Lieblingsmusik – wenn es einem angenehm eiskalt den Rücken hinunterläuft („Shivers down-the-Spine") – die Amygdala und den damit zusammenhängenden ventromedialen präfrontalen Kortex. Musik wirkt angstreduzierend und fährt das negative Emotionssystem herunter. Musik aktiviert also nicht nur die „Ich-fühle-mich-gut-Landkarte" im Gehirn, sondern vertreibt gleichzeitig Ängste und dunkle Gedanken. Daher ist Musik auch ein wichtiger therapeutischer Ansatz bei psychischen Erkrankungen (ausführlich in: Spitzer 2005).

Bedeutung von Gesichtern

Gesichter haben für die Psychotherapie und die therapeutische Interaktion in der Psychiatrie eine große Bedeutung. Freundlich zugewandte Gesichter signalisieren Friedfertigkeit, aktivieren die „Ich-fühl-mich-gut-Landkarte" und erhöhen damit die Wahrscheinlichkeit des Behandlungserfolgs. Glückliche Gesichter treffen allerdings, wie Canli u. Mitarb. (2002) feststellten, auf ein Publikum mit unterschiedlicher Wahrnehmungsbereitschaft. Extrovertierte Menschen – unabhängig vom Geschlecht – aktivieren beim Anblick glücklicher Gesichter die linke Partie der Amygdala, die an emotionalen Erinnerungen beteiligt ist. Introvertierte Menschen dagegen bilden offenbar keine solche Erinnerungsspur glücklicher Gesichter. Ergebnis: Der eine sieht am Tag mehrere glückliche Gesichter und erlebt einen gelungenen Tag, während der andere das Positive in den Gesichtern übersieht.

Einfluss des Genotyps auf die Depressiogenität – Vulnerabilitätsgen (2. Beispiel)

Am funktionellen Genpolymorphismus in der Promotorregion des Serotonintransportergens (SLC6A4) mit langem (L) und kurzem Allel (S) lässt sich die ganze Kette, wie moderne Psychiatrie heute abläuft, exemplifizieren (Canli u. Lesch 2007). Das kurze S-Allel bedingt eine stärkere Amygdalareaktion des Gehirns mit besserer Abspeicherung emotionaler Erinnerungen und stärkerer Angstbereitschaft, das längere L-Allel eher das Gegenteil.

Eltern, die bezüglich dieses Gens ausgeglichene Verhältnisse (SL) aufweisen, können Kinder mit ausgeglichenem Genotyp (SL), aber auch solche mit den beiden extremen Genotypen SS und LL haben. Das LL-Kind fürchtet sich sozusagen vor fast nichts und niemandem, während das SS-Kind eine gewisse Vulnerabilität für Ängstlichkeit und Neurotizismus hat. Beide Kinder sind gesund und unterscheiden sich nur durch ihre emotionale Reaktionsbereitschaft. Sieht das SS-Kind ein unerfreuliches Bild, springen bei ihm leichter die Amygdala und der ventrolaterale frontale und orbitofrontale Kortex an, während bei dem LL-Kind in der gleichen Situation nichts Derartiges geschieht.

Das SS-Kind ist in seinem weiteren Leben vulnerabler für die Entwicklung einer depressivängstlichen Erkrankung in Abhängigkeit von wiederholten, schwer belastenden Umweltereignissen. Wird es jedoch mit keinem belastenden Lebensereignis (Stressful Event) konfrontiert, ist für es die Wahrscheinlichkeit, an einer depressiven Episode zu erkranken, genauso groß wie für den LL- und den SL-Typ. Auch 1 oder 2 belastende Ereignisse erhöhen sein Erkrankungsrisiko noch nicht relevant. Häufen sich aber diese Ereignisse – wenn es z.B. zum Tod eines Freundes, großen Schwierigkeiten in der Schule und dann noch zu einem Verkehrsunfall kommt –, steigt die Wahrscheinlichkeit, später depressiv zu werden. Der SS-Genotyp in Kombination mit mehreren (≥ 3) schweren Lebensereignissen führt dann dazu, dass die Gen-Umwelt-Interaktion zum Tragen kommt und das Depressions- wie auch das Suizidrisiko stark steigen (Caspi u. Mitarb. 2003).

Die Auswirkungen dieses Genpolymorphismus auf die Hirnfunktion sind inzwischen in mehreren Studien näher charakterisiert worden. Auf emotional stark aufgeladene Gesichter bzw. Grimassen reagieren nach Hariri u. Mitarb. (2002) Probanden mit SS-Genotyp mit einer stärkeren Amygdalaaktivierung als die beiden Gruppen mit langen Allelen. Wir erweiterten das Paradigma über Gesichter hinaus auf verschiedene negative und positive visuelle Stimuli und fanden das Gleiche: Versuchspersonen mit SS-Genotyp verarbeiteten Bilder negativen Inhalts, indem sie ihre Amygdala stark aktivierten, während Personen mit LL-Genotyp diesbezüglich überhaupt nicht reagierten. Das galt aber nur für negative Inhalte. Wir wiesen nach, dass dieser Polymorphismus für die Verarbeitung positiver Stimuli irrelevant ist. Außerdem konnten wir belegen, dass der Genotyp (LL, LS, SS) auf die funktionelle Konnektivität zwischen Amygdala und ventrolateralem präfrontalem Kortex Einfluss nimmt, wenn Bilder negativen Inhalts verarbeitet werden (Heinz et al. 2005). Diese Gen-Umwelt-Interaktionen wurden in weiteren Studien auch bei anderen, mit der Amygdala assoziierten Erkrankungen, wie z.B. der posttraumatischen Stresserkrankung, gefunden (Xie et al. 2009).

■ Für die moderne Psychiatrie hat der hier beispielhaft dargestellte Gesamtzusammenhang von der Genausstattung bis zum krankhaften Erleben und Verhalten Relevanz: Nach und nach wird deutlich, was genetische Polymorphismen bzw. Genomvarianten für das Gehirn bedeuten, welche davon möglicherweise Vulnerabilitätsfaktoren darstellen und welche Interaktionen zwischen Umweltfaktoren und diesen genetischen Polymorphismen bestehen. Damit wird das recht unspezifische Vulnerabilitätsstressmodell mit konkreten Inhalten gefüllt, auch wenn einfache lineare Beziehungen zwischen solchen Variablen eher selten bestehen dürften. ■

Die beiden Systeme innerhalb der Amygdala (Panik/Verteidigung und Angst/Vermeidung)

Die Amygdala ist, wie bereits angeklungen, kein einheitliches, gleichförmiges Gehirnareal. Vielmehr handelt es sich um ein hoch komplexes Kerngebiet mit mehreren unterschiedlichen Kernen. Drei davon – der laterale, der zentrale und der basale Kern – sind besonders wichtig. Der laterale Kern ist der Eingangskern. Der Input in die Amygdala geht von dort einerseits zum zentralen und andererseits zum basalen Nukleus. Die beiden damit zusammenhängenden unterschiedlichen Systeme haben sich evolutionsgeschichtlich als sinnvoll erwiesen. Allerdings kann auf diesem Wege konditionierte Angst nicht mehr gelöscht, sondern nur plastisch aktiv mithilfe spezieller inhibitorischer Neuronen überschrieben werden.

Das über den zentralen Kern laufende System bewirkt, dass der von Angst Betroffene entweder eher mit einer Schrecksekunde und Immobilität reagiert, also mit einer passiven Furchtreaktion („Totstellreflex"), oder unter Einbezug der periaquäduktalen Nervenzellen im Hirnstamm in den Panik-/Verteidigungsmodus umschaltet. Das 2., über den basalen Kern laufende, mit den Basalganglien verbundene System verwertet denselben Input und leitet das aktive Coping ein oder schaltet unter Einbezug des medialen präfrontalen Kortex den Angst-/Vermeidungsmodus an. Wenn der Löwe schon hinter einem steht, ist es möglicherweise vernünftiger, sich zunächst kurz tot zu stellen und nicht in Panik zu geraten. Im rechten Moment aber muss man sich dann auch wieder bewegen und die direkte Auseinandersetzung vermeiden.

Die Balance zwischen beiden Systemen ist bei Gesunden erhalten, wobei unter neutralen Bedingungen der Angst-/Vermeidungsmodus eher aktiviert wird (Mobbs et al. 2007). Schlafentzug führt hingegen zu einer Verstärkung des neuronalen Panik-/Verteidigungsmodus, was auf Akutstationen in Form von aggressiven Verhaltensweisen bei Schlafstörungen zu beobachten ist. Bei Angst- und Panikerkrankungen scheint dieser Weg über den zentralen Nukleus ebenfalls bevorzugt aktiviert zu werden, selbst bei harmlosen Umweltreizen und ohne Schlafstörung.

Wird nun der Angstkranke beim Expositionstraining extern getriggert zur Aktivität gebracht, wird der 2. Weg über den basalen Kern nach den Prinzipien der neuronalen Plastizität wieder verstärkt, wodurch der Patient hoffentlich wieder zur Balance findet. LeDoux und Gorman (2001) haben dieses von den biologischen Verhältnissen gestützte Modell für das Expositionstraining bei Angsterkrankung formuliert (Abb. 2.**13**). Außerdem haben sich Antidepressiva sowie GABAerge Substanzen (GABA = γ-Aminobuttersäure) bewährt, und es gibt Hinweise darauf, dass sich motorisches Training im aeroben Stoffwechsel nicht nur adjuvant günstig auf die Depression, sondern auch auf Panikstörungen auswirkt (Ströhle 2009).

Dieses Modell der Amygdalafunktion wurde von Sullivan u. Mitarb. (2003) in einem Tiermodell der Panikattacke bestätigt. Die Nagetiere erhielten Doxapram, das über einen hyperventilatorischen Stimulus Panikattacken auslöste, die möglicherweise auf einer Aktivierung von Amygdalaneuronen beruhten. Jedenfalls fand sich bei den Tieren keine

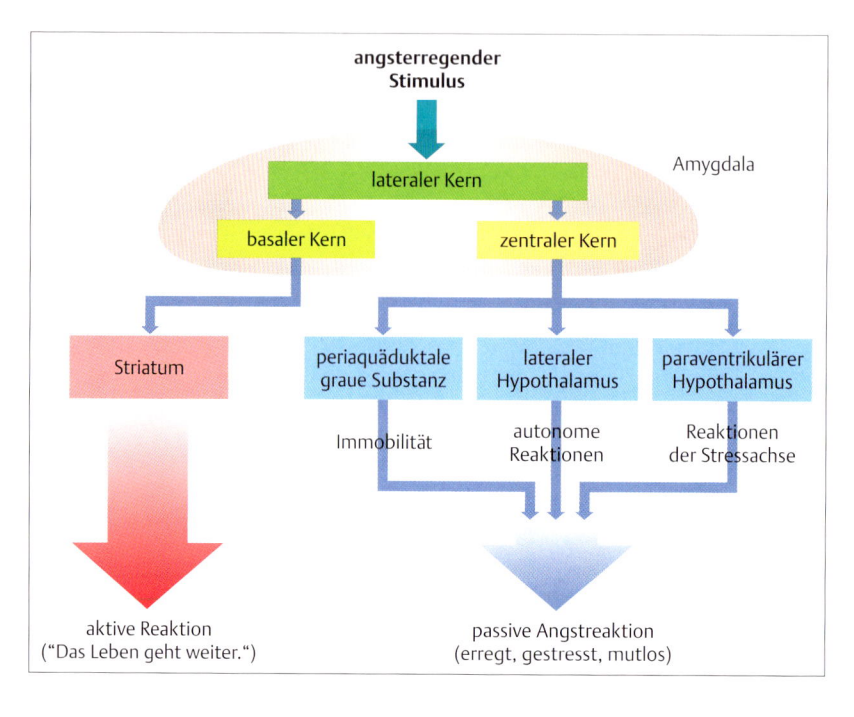

Abb. 2.**13** Die beiden angstverarbeitenden Systeme in der Amygdala (passiv und aktiv) – Modell für Pathophysiologie und Therapie bei Angsterkrankung (nach LeDoux u. Gorman 2001).

2.2 Funktionelle Neuroanatomie

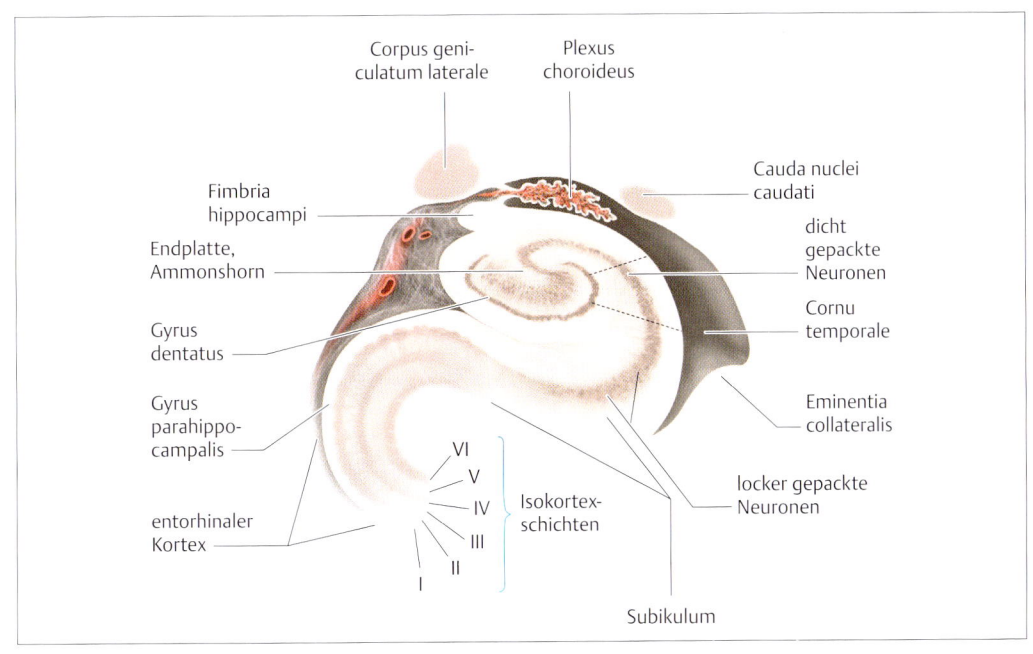

Abb. 2.14 Hippokampus („Seepferdchen"): Schlüsselstellung für Kurzzeit- und episodisches Gedächtnis (Quelle: Schünke et al. 2009).

Genexpression im basalen Kern, dafür aber eine massive Genexpression im zentralen Kern der Amygdala. In diesem Panikmodell wird also auf der Transkriptionsebene nur der passive Verarbeitungsweg aktiviert (Details zu experimentellen Panikattacken bei Ströhle 2003).

Hippokampus als Gedächtnisspeicher – synchrone Aktion des Gedächtnisnetzwerks

Das nach seiner Form Hippokampus („Seepferdchen") genannte Gehirnareal (Abb. 2.14) ist – wie oben erwähnt – ein wichtiger Organisator der Gedächtnisfunktion. Über seine engen Verbindungen zu neokortikalen Arealen nimmt der Hippokampus Einfluss auf Arbeitsspeicherfunktionen, das Erwerben und Speichern von Neugedächtnis sowie auf die Bewegungsplanung und Raumorientierung und trägt damit auch entscheidend zur Verhaltenssteuerung bei (zur Vertiefung s. Lipinski u. Braus 2004).

Um Gedächtnisinhalte abzuspeichern, muss das gesamte Gedächtnisnetzwerk (Encoding Network) aus Hippokampus, Gyrus parahippocampalis und dorsolateralem präfrontalem Kortex aktiviert werden, und zwar *simultan*. Wird etwa der dorsolaterale präfrontale Kortex durch repetitive transkranielle Magnetstimulation experimentell gestört, kann eine präsentierte Information später nicht erinnert werden. Um die Gedächtnisbildung zu verhindern, reicht es aus, eines der 3 beteiligten Areale zu stören.

Wagner (2001) fand zusätzlich heraus, dass die Gedächtnisbildung nur dann gelingt, wenn diese Areale *synchron* zusammenarbeiten, in einem exakt auf die Millisekunde abgestimmten Prozess. Diese Entdeckung ist über das Gedächtnis hinaus von grundlegender Bedeutung: Synchrone Oszillation unterschiedlicher, voneinander weit entfernter Hirnareale steht mit funktioneller Konnektivität und Hirnfunktion in Zusammenhang.

Kontext bestimmt die Aktivierung des Schmerz- und Gedächtnisnetzwerks

Den Effekt des Kontextes – hier von negativem emotionalem Kontext – auf die neuronale Antwort untersuchten Phillips u. Mitarb. (2003) in einem interessanten Experiment. Man stelle sich vor, ein Kind ist beim Kinderarzt, und seine Mutter ist entweder entspannt und gut gelaunt oder extrem ängstlich und hat auch einen solchen Gesichtsausdruck. Der Kinderarzt berührt das Kind, jedoch nicht schmerzhaft, indem er ihm z. B. mit einem Spatel den Rachen untersucht. Die allgemeine Lebenserfahrung hat gezeigt, dass es für das Erleben des Kindes relevant ist, ob seine Mutter in dieser Situation ängstlich schaut oder nicht. Phillips u. Mitarb. (2003) versuchten nun, einen solchen Vorgang an Erwachsenen experimentell zu untersuchen: Die Kombination von nicht schmerzhaften Reizen mit einem negativen emotionalen Gesichtsausdruck führte zu einer verstärkten Aktivierung der rechten Inselregion und des dorsalen anterioren Zingulums (Schmerzmatrix). Bei neutralem Kontext (entspannter Gesichtsausdruck) blieb diese Aktivierung aus. Sie korrelierte mit der subjektiv erlebten Ängstlichkeit und mit unangenehmen sensorischen Empfindungen. Der Kontext, in dem ein Stimulus auftritt, entscheidet demnach über die funktionellen Folgen im Gehirn, ob z. B. das Emotions-, das Gedächtnis- und auch noch das schmerzverarbeitende Netzwerk aktiviert werden.

Langzeitgedächtnis – die Grundlagen

In der Neurowissenschaft wird heute gern das in Abb. 2.**15** gezeigte Gedächtnissystem für den Langzeitbereich verwendet. Man unterscheidet deklaratives (explizites, „wissen, dass") und nicht deklaratives (implizites, „wissen, wie") Gedächtnis. Die zum deklarativen Gedächtnis gehörenden Fakten und Ereignisse sind im Temporallappen gespeichert, bei Rechtshändern links stärker als rechts.

Das nicht deklarative Gedächtnis wird nach einer gängigen Einteilung weiter in prozedurales Gedächtnis (z. B. Fahrradfahren), Priming (Einfluss unbewusster Hinweisreize), klassische Konditionierung und nicht assoziatives Lernen (Gewöhnung, Sensibilisierung) eingeteilt. Das prozedurale Lernen wird stark von den Basalganglien dominiert. Das Priming findet im ganzen Kortex statt, überwiegend aber in jüngeren Bereichen des Neokortex. Basale Lernvorgänge, wie das klassische Konditionieren, stehen mit Mandelkern und Kleinhirn in Zusammenhang, und das nicht assoziative Lernen läuft in erster Linie über Reflexsysteme.

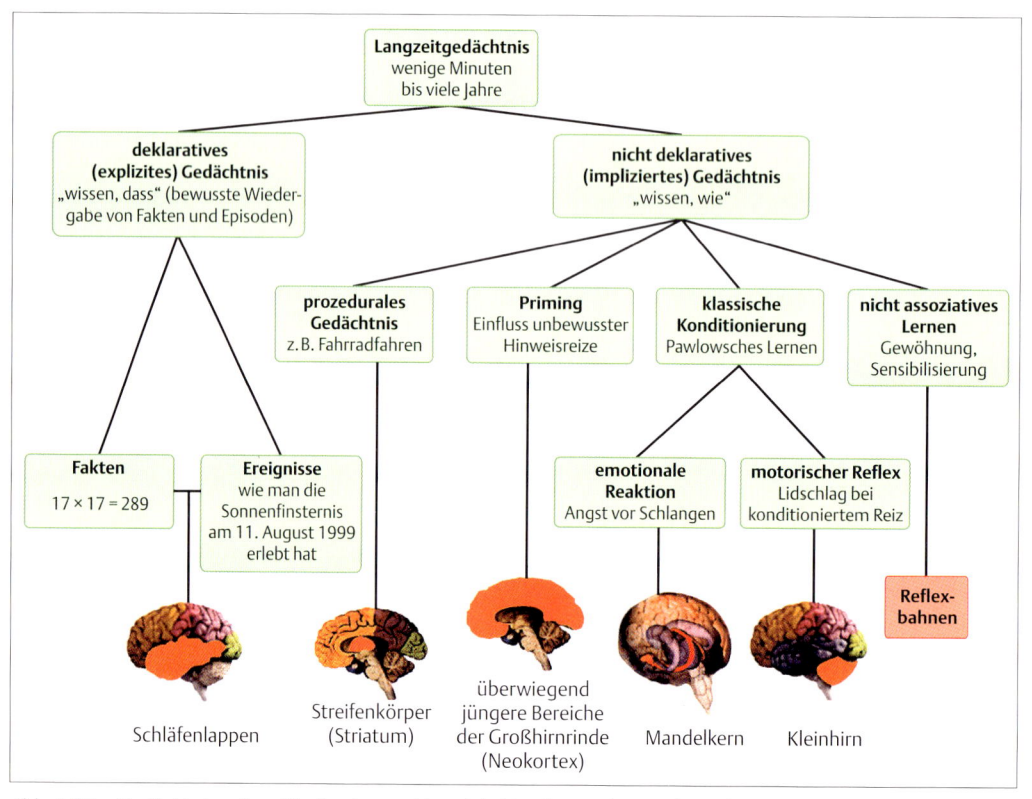

Abb. 2.**15** Gedächtnissystem für den Langzeitbereich (Quelle: Markowitsch et al. 2004).

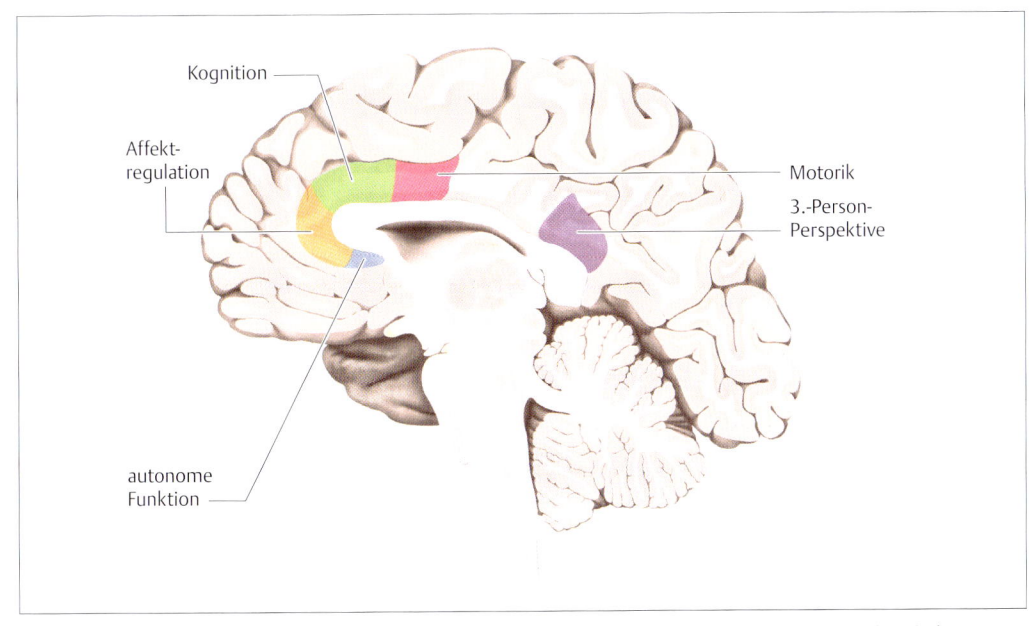

Abb. 2.16 Gyrus cinguli und seine Funktionsbereiche: Schnittstelle von Emotion, Kognition und Verhalten.

Anteriores Zingulum

Das anteriore Zingulum, das auch zum limbischen System gehört, wurde bereits als „Supervisor" für den präfrontalen Kortex vorgestellt (s. S. 26). In dieser Funktion ist es u. a. für die Fehler- und Konfliktdetektion zuständig. Hinzu kommen weitere Funktionen, wie die Aufmerksamkeitsfokussierung und Strategiebildung bzw. die Auswahl der Handlung. Bei Störungen im anterioren Zingulum reagieren die Patienten typischerweise mit Affektverflachung, Motivationsverlust, Denkstörung und Aufmerksamkeitsdefizit.

Man kann im anterioren Zingulum 4 Anteile unterscheiden:

- *subgenualer Anteil* für autonome Funktionen
- *rostraler Anteil*, der bei Emotion bzw. Depression eine große Rolle spielt
- *anteriorer Anteil* für Kognition und Schmerz
- *motorischer Anteil*, weiter dorsal gelegen, für Verhalten

Das posteriore Zingulum spielt eine Rolle beim Prozessieren der „3.-Person-Perspektive". Das anteriore Zingulum ist wohl eine der wichtigsten Regionen für die Integration von Emotion, Kognition und Verhalten, denn in diesem Hirnareal befinden sich anatomisch nah beieinander „Spezialisten" für alle 3 Bereiche (Abb. 2.16).

■ Inselregion: „Wie fühle ich mich?"

Die Inselregion (Insula, Inselkortex, Lobus insularis) ist ein in die Tiefe des Sulcus lateralis eingesenkter Teil der Großhirnrinde, der von den Operkula des Frontal-, Parietal- und Temporallappens überdeckt wird (Abb. 2.17). Die Inselspitze steht mit der Substantia perforata anterior des Riechhirns in Verbindung. Vom Inselpol strahlen bis zu 9 Windungen fächerförmig aus; die kurzen vorderen werden als Gyri breves, die langen hinteren als Gyri longi insulae bezeichnet.

Nach neuen Forschungsergebnissen (Dani u. Montague. 2007, Kuo et al. 2009) hat die Insel vor allem die Funktion eines Integrationsareals. Sie verarbeitet und gleicht folgende Faktoren miteinander ab:

- *Informationen des sensorischen Gehirns*, wie Schmerz-, Wärme-, Geruchswahrnehmungen
- *Einflüsse aus dem emotionalen Gehirn* (limbische Strukturen), wie Angst oder Lust
- *bewusstes Befinden* (benachbarter Kortex), wie Wohlgefühl, Vertrauen und Unwohlsein

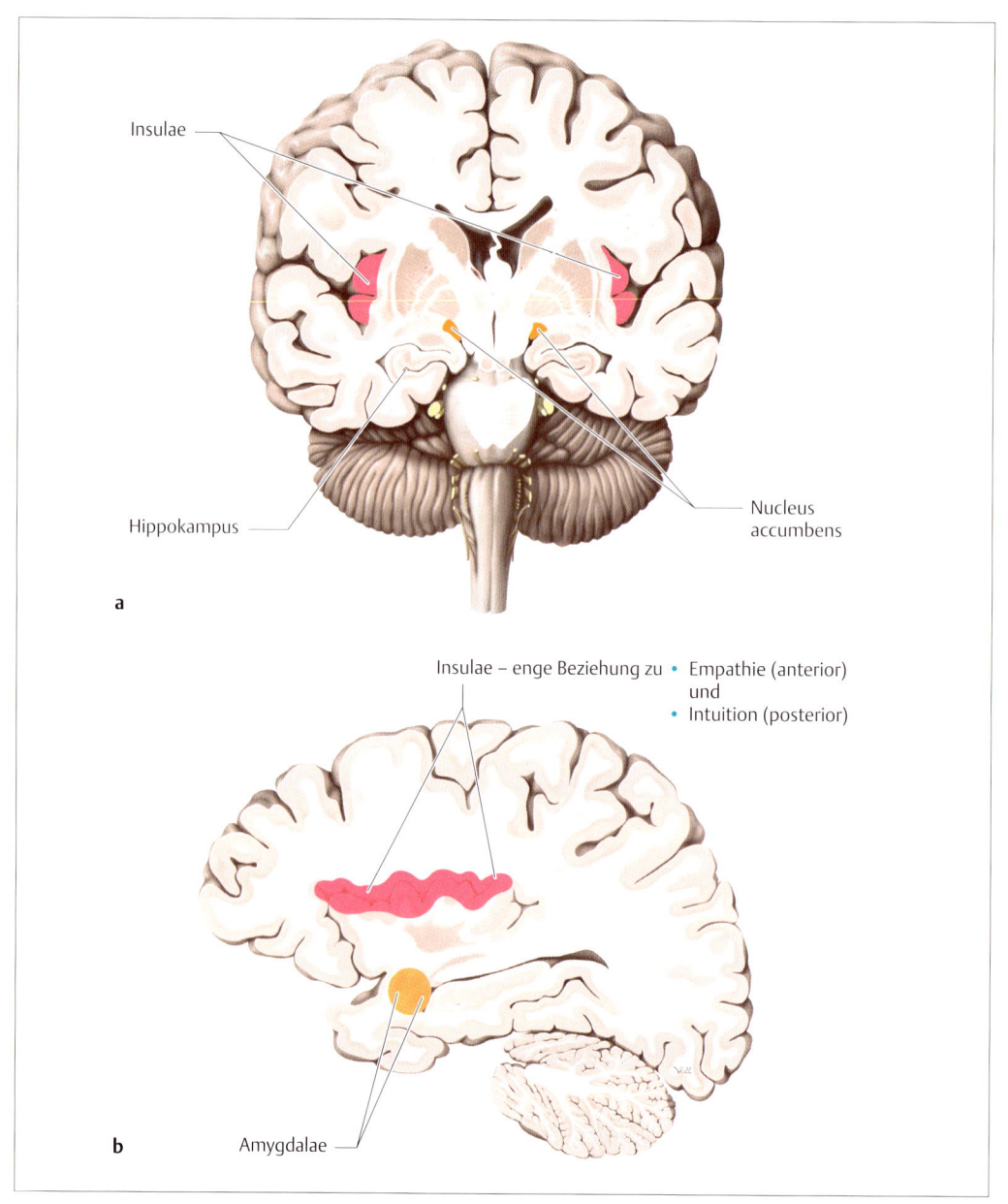

Abb. 2.17 a, b Vordere Inselregion des Gehirns; enge funktionelle Beziehung zur Amygdala (nach Schünke et al. 2009). In der Insula werden „Sensory Brain" (z. B. Schmerz, Wärme; posterior) mit dem „Emotional Brain" (z. B. Angst, Lust; anterior) und dem bewussten Befinden (z. B. Wohlgefühl, Vertrauen, Unwohlsein) integriert. Eine Über- bzw. Fehlfunktion der Insula ist u. a. assoziiert mit Craving, chronischem Schmerzsyndrom, ängstlicher Persönlichkeit sowie Borderline-Störung.

Dieses Integrationsareal „beantwortet" neuronal die (unausgesprochene) Frage „Wie fühle ich mich?" unter Einbeziehung aller wesentlichen Komponenten auf einem höheren Niveau. Außerdem ist die Insel ein Teil des Netzwerks, das für Intuition und Empathie (Einfühlungsvermögen) zuständig ist und demnach auch die Frage bearbeitet: „Wie muss sich mein Gegenüber fühlen?"

Die Inselregion ist z. B. daran beteiligt, dass der Wärmereiz eines Saunaaufenthalts oder eines Kaminfeuers nach einem Stresstag als wohltuend empfunden wird. Sie eröffnet auch Chancen für die tägliche Praxis: Da die Inselregion sowohl physikalische Wärme (sensorisches Wärmeempfinden) als auch interpersonelle „Wärme" oder Vertrautheit zur integrativen Beurteilung des Befindens heranzieht, untersuchten Williams und Bargh (2008) die Hypothese, dass der Kontakt mit körperlich empfundener Wärme (das Halten einer Tasse mit heißem statt kaltem Getränk bzw. die Anwendung einer warmen statt einer kalten therapeutischen Auflage) das Befinden in der Interaktion positiv beeinflusst. Genau das war der Fall: Probanden mit Heißgetränk beurteilten ihr fremdes Gegenüber durchschnittlich als freundlicher und zugewandter als Probanden mit Kaltgetränk. Probanden mit warmer Auflage waren im Durchschnitt großzügiger und eher geneigt, ein Geschenk für einen Freund als für sich selbst auszusuchen.

Zhong und Leonardelli (2008) bestätigten dieses Ergebnis im Umkehrversuch: Was möchte ein Mensch am ehesten zur Selbsttherapie haben, der in einem psychologischen Experiment aus einer Gemeinschaft ausgeschlossen wurde? Auch hier standen eine heiße Suppe und ein heißes Getränk ganz oben auf der Wunschliste. Kaltgetränke waren weniger erwünscht. Menschen, die sozial ausgeschlossen werden, streben nach Wärme – buchstäblich und im übertragenen interpersonellen Sinn.

■ Die Integrationsleistung der Insel lässt sich für das therapeutische Setting nutzen. Allen Patienten, gerade auch besonders schwierigen oder neuen, sollte im Winter wie im Sommer ein heißes Getränk (z. B. Tee) zur Begrüßung angeboten werden, da die Wärme des Getränks über die Insel interpersonelle Wärme triggern kann. ■

Wegen ihrer Integrationsfunktion zwischen Sensorik, Emotion und Bewusstsein ist die Insel an zahlreichen wichtigen Vorgängen und funktionellen Netzwerken beteiligt, u. a. an der Reprozessierung emotionaler Inhalte im phasischen REM-Schlaf (REM = Rapid Eye Movement), an der sozialen Interaktion und Entscheidungsfindung, an der physiologischen und pathologischen Bewertung von Angst, an der Antizipation von Schmerz und Unwohlsein sowie an der Integration von Angst, Lust und Befinden bei Suchterkrankungen. Patienten mit chronischen Schmerzsyndromen, ängstlicher Persönlichkeitsstruktur, ausgeprägtem Craving oder Borderline-Störung (King-Casas et al. 2008) weisen somit unterschiedlich geartete Störungen in der Inselregion auf.

■ Thalamus: „Tor zum Bewusstsein"

Dem Thalamus wird seit Langem eine zentrale Filterfunktion zugeschrieben; er nimmt auch eine Schlüsselstellung im Schmerznetzwerk ein. Er verarbeitet seinen Input aus der Peripherie und anderen Hirnarealen über spezifische Kerne und verteilt das Resultat über thalamokortikale Bahnen an unterschiedliche kortikale Areale, die wiederum Rückkoppelungsschleifen zum Thalamus bilden (Abb. 2.**18**). Im Schlaf geht bekanntlich die Aktivität des Thalamus zurück, was zur Entkoppelung von Kortex und Peripherie führt.

■ Basalganglien: Motorik und Belohnung

Zu den Basalganglien gehören neben der Substantia nigra und dem Nucleus ruber der Nucleus caudatus, das Putamen (alle zusammen werden auch Corpus striatum genannt), das Pallidum und der Nucleus subthalamicus. Die Basalganglien sind damit Schauplatz der Pathogenese z. B. des Morbus Parkinson, des Morbus Wilson und der Chorea Huntington. Sensomotorisch nehmen sie teil an der Programmierung der Extremitäten- und Augenmotorik, der Muskeltonusregulation sowie der Verarbeitung und Wertung sensorischer Informationen. Sie nehmen eine zentrale Stellung beim prozeduralen Gedächtnis ein (s. S. 123). Aber die Basalganglien spielen auch eine wichtige Rolle für die Verhaltensanpassung an Emotion und Motivation. In diesem Zusammenhang ist für die Psychiatrie die relativ kleine Region des Nucleus accumbens im ventralen Striatum von großer biologischer Bedeutung.

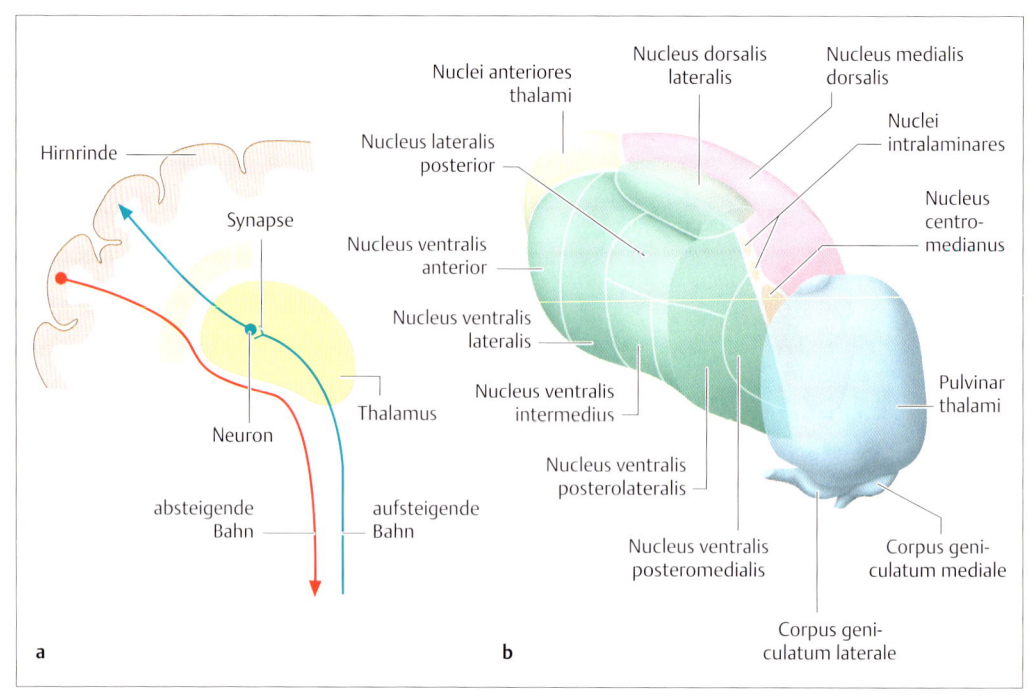

Abb. 2.**18a,b** Thalamus (Tor zum Bewusstsein, Filter, Synchronisation und Binding) und seine Projektionen zum Großhirn (Quelle: Schünke et al. 2009).

Biologisches Belohnungssystem – zentrale Rolle des Nucleus accumbens

Dopamin hat nicht nur etwas mit Motorik und mit den überraschenden Ereignissen und ihren Spuren in der Erinnerung zu tun, Dopamin steht auch in Verbindung mit dem Nucleus accumbens. Das sog. biologische Belohnungssystem, das nicht nur bei sexueller Erregung, sondern auch beim Verspeisen einer Tafel Schokolade aktiviert wird, ist im Gehirn als ausgedehntes Netzwerk repräsentiert. Eine zentrale Bedeutung im Rahmen dieses Systems haben dopaminerge Neuronen im ventralen Tegmentum (Mittelhirn in der Nähe der Substantia nigra), die in den Nucleus accumbens projizieren. Von dort laufen Impulse zum orbitofrontalen und präfrontalen Kortex. Auch mit der Amygdala, dem Hippokampus und dem Hypothalamus unterhält der Nucleus accumbens einen regen Austausch (Abb. 2.**19**).

Die Erwartung eines finanziellen Gewinns aktiviert den Nucleus accumbens. Das haben Knutson u. Mitarb. (2001) in einem Spielexperiment mit Gesunden gezeigt. Bei einem Gewinn und sogar schon in Erwartung eines Gewinns lässt sich der dopaminerge Input als Aktivitätszunahme im Nucleus accumbens messen.

Auch Musik (s. S. 32) und Humor (Mobbs et al. 2003) aktivieren das Belohnungssystem vom orbitofrontalen Kortex bis zum Nucleus accumbens, und auch das Persönlichkeitsmerkmal „Beharrlichkeit" ist damit assoziiert (Gusnard et al. 2003). Freundliche Gesichter haben, wie Aharon u. Mitarb. (2001) mit fMRT nachwiesen, ebenfalls einen Belohnungswert. Sie aktivieren den Nucleus accumbens und deaktivieren die Amygdala und damit das Angstsystem. Mit unfreundlichen Gesichtern passiert das Gegenteil: Die Amygdala wird aktiv, und Angst sowie Aggressionen kommen auf. Deswegen sollten in psychiatrischen Kliniken, von der Rezeption bis zum Chefarzt, nur wohlwollende, freundlich zugewandte Gesichter zu sehen sein. Die Mitarbeiter müssen jedoch nicht alle aussehen wie Claudia Schiffer oder Richard Gere, denn nach den Ergebnissen von Kampe u. Mitarb. (2001) geht es nicht so sehr um die Schönheit der Gesichter,

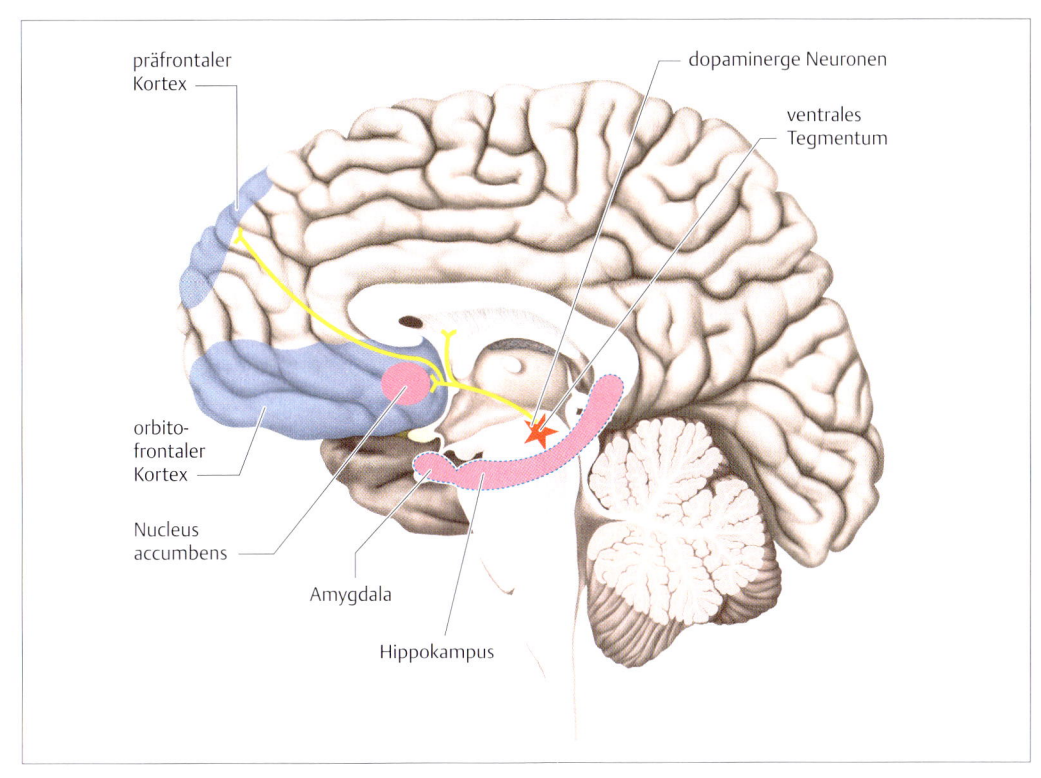

Abb. 2.19 Das biologische Belohnungssystem.

sondern um die freundliche Zuwendung. Augenkontakt verstärkt offenbar – unabhängig vom Geschlecht – die Attraktivität eines grundsätzlich freundlichen Gesichts und den Effekt im Belohnungssystem (mehr über das Belohnungssystem im Kapitel zur Schizophrenie ab S. 97).

„Umkippen" der Belohnung

Das „Umkippen" der Belohnung in Sucht, Abhängigkeit, massive Manipulation und Aversion ist eine ständig drohende Gefahr. Videospiele beispielsweise führen, wie Koepp u. Mitarb. bereits 1998 in einer PET-Studie zeigten, zu einer massiven Aktivierung des dopaminergen Systems. Ein 6- oder 7-jähriges Kind, das zum ersten Mal die Möglichkeit zu einem Videospiel erhält, ist oft vom Bildschirm fast nicht mehr wegzubekommen. Werden Videospiele mit aggressiven Inhalten kombiniert, kann der Dopaminkick unter den falschesten Voraussetzungen auftreten. Deshalb Vorsicht bei Videospielen im Kindesalter!

■ Hirnstamm

Zum Hirnstamm, der u.a. als sensomotorischer „Verschiebebahnhof" der Afferenzen und Efferenzen dient, gehören das Mittelhirn, die Brücke und die Medulla oblongata, ein großer Teil der Hirnnervenkerne, die Formatio reticularis, das periaquäduktale Grau mit dem Endorphinsystem und vegetative Zentren. Im Hirnstamm liegen für die Psychiatrie wichtige Kerngebiete. Im ventralen Tegmentum (Belohnung/Ernährung) und der Substantia nigra (Motorik) befinden sich die dopaminergen Neuronen, in den dorsalen Raphekernen die serotonergen Neuronen (Schlaf, Stimmung) und im Nucleus coeruleus die Norepinephrinzellen (Antrieb). Auf die Bedeutung dieser Kerne für die Psychiatrie wurde schon hingewiesen: Sie haben großen Einfluss auf das psychiatrische „Dreiländereck" Amygdala-Hippokampus-Formation, Nucleus accumbens und Hypothalamus, das den Leser durch das ganze Buch begleiten wird (Abb. 2.**20**).

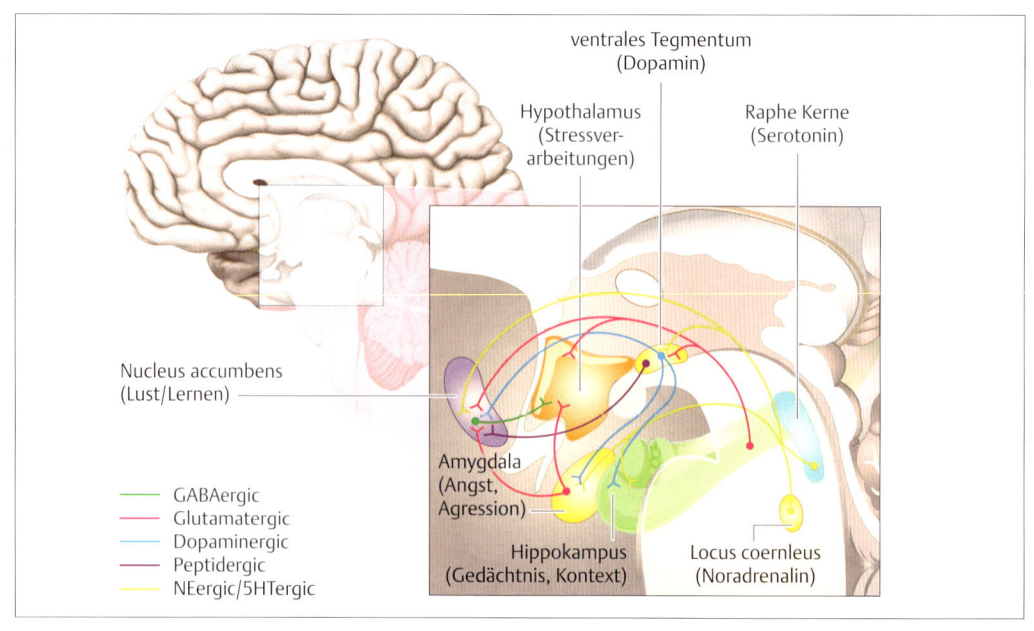

Abb. 2.**20** Psychiatrisches „Dreiländereck".

Hier soll nur ein Spezialaspekt angesprochen werden, der auch für die Depressionsforschung interessant ist: Klimek u. Mitarb. (2001) untersuchten die Hypothese, dass Zigarettenrauchen für Patienten mit rezidivierenden, schweren depressiven Störungen eine Form der Selbstmedikation darstellt. Sie demonstrierten an Post-Mortem-Gewebe erstmalig über die Tyrosinhydroxylase-Immunoreaktivität und über die Radioligandenbindung zum α_2-Adrenozeptor, dass Zigarettenrauchen noradrenerge Proteine im Locus coeruleus des Hirnstamms in die gleiche Richtung beeinträchtigt, wie dies von Antidepressiva vorher schon bekannt war. Diese Untersuchung gibt einen Hinweis, warum Patienten in einer depressiven Episode mehr rauchen. Sie nutzen das Rauchen als Antidepressivum, weil es das noradrenerge Transmissionssystem nachhaltig verändert.

■ Kleinhirn

Schon 1967 publizierten Eccles und Kollegen das Buch „The Cerebellum as a Neuronal Maschine", das erstmals die elegant angeordneten Mikrokreisläufe mit der Purkinje-Zelle als einzigem Ausgang der Kleinhirnrinde beschrieb. Mehr als die Hälfte aller menschlichen Neuronen befinden sich im Kleinhirn. Dass die Evolution dieses enorme Potenzial nur dafür genutzt hat, um Stütz- und Zielmotorik, Muskeltonus und Gleichgewicht zu steuern, hat sich inzwischen als Irrtum erwiesen. Vieles spricht dafür, dass seine Mikroarchitektur als adaptiver Filter arbeitet (Dean et al. 2010). Das Kleinhirn ist damit bei allen kognitiven und emotionalen Aufgaben modulierend beteiligt, die mit Anpassung und zeitlichen Abläufen zu tun haben. Um beispielsweise Mimik und Gestik zu generieren und um die Affekte im richtigen Moment zu steuern und anzupassen, bedürfen diese Funktionen der adaptiven Filterung und des richtigen Timings (Abb. 2.**21**).

Die funktionelle Bildgebung konnte Zusammenhänge zwischen kognitiven Prozessen und dem Kleinhirn zeigen. Zerebelläre Läsionen mit Unterbrechung der Verbindungen zu den verschiedensten Hirnregionen, z. B. zum präfrontalen, hinteren parietalen und oberen temporalen Kortex sowie zum limbischen System, gehen mit Störungen bei verschiedenen kognitiven Aufgaben und mit affektiven Veränderungen einher. Schmahmann und Sherman (1998) haben daher das Vorliegen eines zerebellären kognitiv-affektiven Syndroms postuliert.

2.2 Funktionelle Neuroanatomie

Allen u. Mitarb. (1997) zeigten mithilfe der fMRT, dass bei einer Aufmerksamkeitsaufgabe spezifische Areale im menschlichen Kleinhirn aktiviert werden, die von motorischen Arealen vollkommen unabhängig sind. Innerhalb des Kleinhirns gibt es – ähnlich wie im Großhirn – spezifische Areale für Kognition, Emotion und Arbeitsgedächtnis. Störungen der funktionellen Anatomie des Gehirns, wie sie z. B. bei der Schizophrenie nachweisbar sind, treten nicht nur im Kortex auf, sondern spiegeln sich auch im Kleinhirn wider. Im Schizophreniemodell von Andreasen spielt das Kleinhirn neben dem präfrontalen Kortex, dem Zingulum und dem Thalamus eine Hauptrolle bei der Pathogenese. Der Kleinhirnoberwurm ist sensibel für chronischen Alkohol-, Nikotin- und Antiepileptikakonsum, der Kleinhirnmittelwurm hat mit der Pathophysiologie von ADHS zu tun.

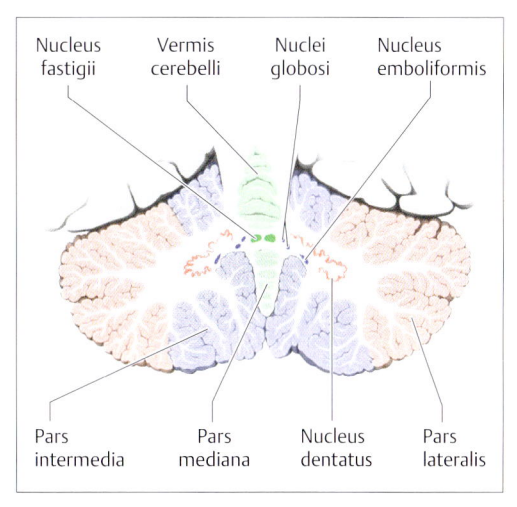

Abb. 2.21 Kleinhirn: Schlüsselstellung bei der adaptiven Filterung und allen Timing-Prozessen (Quelle: Schünke et al. 2009).

3 Plastizität – biologische Grundlage der Veränderung

> „Zweifellos kann der Mensch bei der Geburt mit den Anlagen zu bestimmten Neigungen ausgestattet sein, die die Eltern mittels der anatomischen Organisation an ihn weitergeben, doch wenn er die durch diese Anlage begünstigten Eigenschaften nicht nach Kräften fördert und zur Gewohnheit werden lässt, so wird sich das Organ, das für die Ausführung der entsprechenden Handlungen zuständig ist, gewiss nicht ausbilden."
>
> Jean Baptist de Lamarc (Zoologische Philosophie, 1809)

3.1 Wie arbeitet das menschliche Gehirn?

Die Frage, was passiert, wenn der Mensch denkt und fühlt, beschäftigt seit Jahrtausenden die Menschheit. Für Platon wie für Galen hatte die „Seele" ihren Sitz im Gehirn. Für Descartes hingegen, für den das Gehirn wie der Körper nur eine Maschine war, ergießen sich die animalischen Geister – selbst immateriell und unsterblich – in die Gehirnkammern und üben dort ihre Wirkung auf das Organ Gehirn aus, vergleichbar „der Luft zwischen den Windkanälen der Pfeifen einer Orgel".

Noch bis in die 1980er-Jahre war die Meinung weit verbreitet, dass zwar das Gehirn des Kindes noch „formbar", das adulte Gehirn aber „fest verdrahtet" sei. Zwischenzeitlich ist nachgewiesen, dass die grundsätzliche Formbarkeit (sog. Neuroplastizität) des menschlichen Gehirns im Normalfall ein lebenslanges Phänomen der Nervenzellfunktion darstellt (Abb. 3.**1**).

■ Einteilung der Nervenzellen

Grob vereinfacht lassen sich *2 Arten* und *2 Gruppen von Nervenzellen* unterscheiden: Es gibt die Art der hemmenden und der erregenden Neuronen, die sich über die Neurotransmitter Glutamat und GABA sowie den N-methyl-D-aspartat-Glutamatrezeptor (NMDA-Rezeptor) in einem dynamisch balancierten Zustand befinden (Abb. 3.**2**). Eine Störung in der Monitoring-Funktion des NMDA-Rezeptors führt zu einer Störung der Balance mit Übererregung. In Anhängigkeit vom Ort der Störung im Gehirn kann dies zu erhöhter Vulnerabilität für Epilepsie (z.B. temporal) oder Psychose (kortikolimbisch) führen (Belforte et al. 2010).

Unter diesen 2 Arten von Nervenzellen gibt es die Gruppe der hoch differenzierten Neuronen („lokale Spezialisten"), wie sie z.B. in der motorischen Rinde und der Sehrinde anzutreffen sind. Diese sind relativ stabil, verändern sich langsam und stehen in ständiger, balancierter Wechselwirkung mit einer 2. Gruppe von weniger differenzierten Neuronen, die sich scheinbar immerwährend und, je nach Input, zum Teil auch erheblich neuroplastisch verändern können.

■ Einteilung der neuronalen Verbindungen

In der Hirnrinde werden *2 komplementäre Klassen von neuronalen Verbindungen* unterschieden, die maßgeblich für das Zusammenspiel der Nervenzellen verantwortlich sind. Die eine Klasse vermittelt die konsekutive Weiterleitung der Signale der umgebenden Welt über die Sinnessysteme von einer Verarbeitungsstufe zur nächsten. Parallel dazu gibt es eine 2. Klasse von Verbindungen, die wesentlich mächtiger ist (ca. 80%) und Neuronen reziprok miteinander verkoppelt bzw. rückkoppelt. Diese Verbindungen sind z.B. für die Assoziation merkmalsspezifischer Neuronen zu funktionell kohärenten Ensembles zuständig, unterliegen einer hohen Veränderbarkeit und widmen sich in erster Linie dem inneren neuronalen „Monolog", der dem Verstand und der subjektiv bewussten Wahrnehmung nicht direkt zugänglich ist.

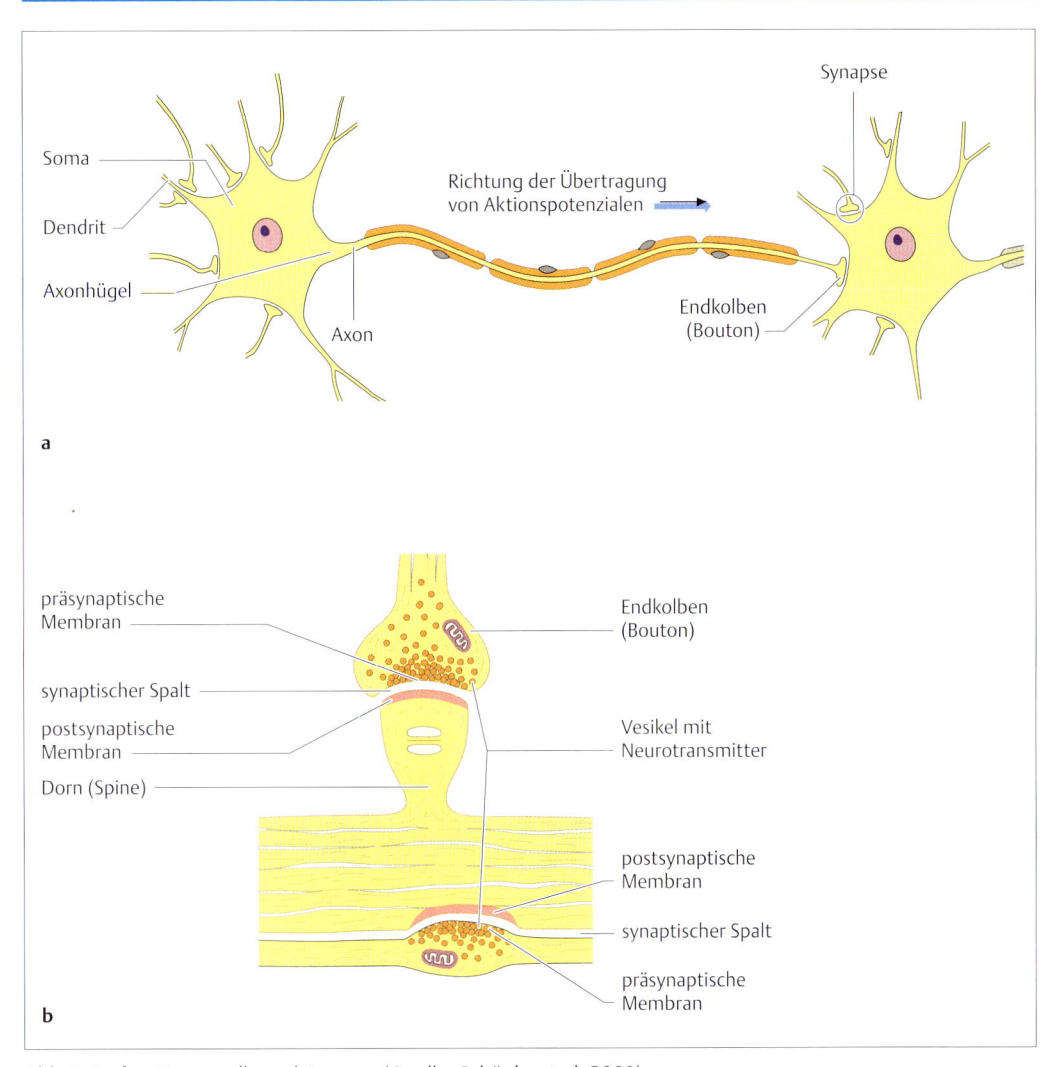

Abb. 3.1 a, b Nervenzelle und Synapse (Quelle: Schünke et al. 2009).

Das Profimusikergehirn – Modell für Plastizität

Das Gehirn von Musikern verdeutlicht die plastische, d. h. materielle und gleichzeitig funktionelle, Veränderung des Gehirns. Es ist geradezu ein Modell für Plastizität, wie z. B. Münte u. Mitarb. (2002) („The musician's brain as a model of neuroplasticity") mit elektrophysiologischen Methoden und auch Gaser und Schlaug (2003) mit voxelbasierter MR-Morphometrie zeigten. Letztere demonstrierten eine charakteristische Volumenzunahme in Hirnregionen für motorische, auditorische und visuell-räumliche Funktionen. Dazu korrespondierend fanden sie, dass im Kleinhirn von Musikern genau die Areale vergrößert sind, die mit diesen in Verbindung stehen. Darüber hinaus wurde in dieser Studie eine quantitative Beziehung zwischen der entsprechenden Volumenzunahme sowie der Dauer und der Intensität des Übens dokumentiert. Professionelle Musiker weisen ausgeprägtere Veränderungen als Amateur- und diese nachweisbare Veränderungen gegenüber Nichtmusikern auf.

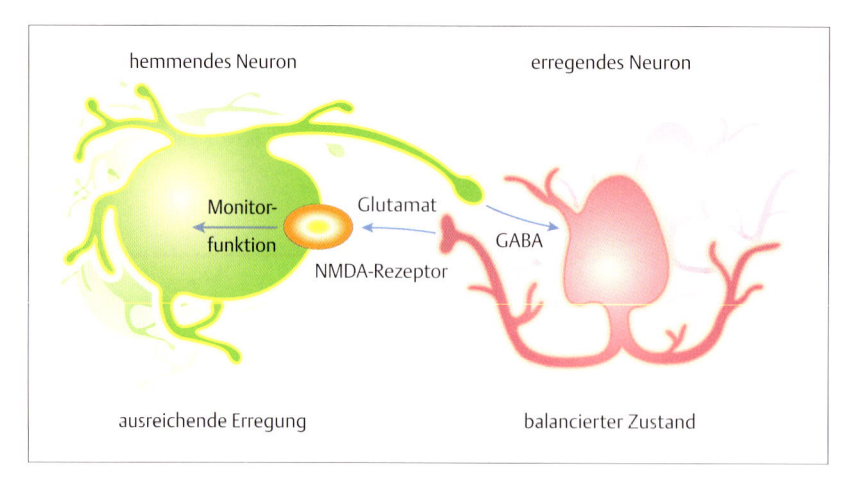

Abb. 3.2 Hemmende und erregende Neuronen (nach Belforte et al. 2010).

3.2 Zusammenspiel zwischen lokalen Spezialisten und global integrierenden Arealen

Über ein geordnetes, dynamisch balanciertes Zusammenspiel unterschiedlicher neuronaler Funktionseinheiten, z. B. hemmender und erregender Neuronen oder lokaler Spezialisten mit global integrierenden Hirnarealen, kommt Hirnfunktion zustande. Die Spezialisten stehen dabei in enger Verbindung zu den histomorphologisch weniger differenzierten Neuronen(-populationen), welche die Informationen der lokalen Spezialisten dynamisch und variabel modulieren und integrieren bzw. auf einer höheren Ebene zu einem Gesamtbild vernetzen. Zu den multi- bzw. heteromodalen Assoziationsarealen gehören z. B. die im Stirn-, Schläfen- oder Scheitelbereich gelegenen Assoziationskortizes, die einzelne Modalitäten, wie z. B. Sehen, Fühlen, Riechen oder Hören, miteinander verknüpfen. Diese weniger differenzierten Neuronen und ihre Verbindungen unterliegen einer höheren morphologischen Veränderbarkeit; sie können sich rasch, z. B. während einer Fortbildungsveranstaltung, einer therapeutischen Intervention oder beim Üben eines Klavierstücks, innerhalb von Minuten modifizieren. Die global integrierenden Areale melden das, was sie im inneren Monolog über selbstorganisierte Prozesse bearbeitet haben, wieder zurück an lokale Spezialisten. Dieser Weg von hoch spezialisierten Arealen (z. B. Sehrinde – Wahrnehmen) über wenig differenzierte integrierende Assoziationsareale wieder zurück zu hoch spezialisierten (z. B. Motorik – Reagieren) scheint ein weiteres Grundprinzip der Gehirnfunktion zu sein (Tab. 3.1).

3.3 Neuroplastizität

Der Hals-Nasen-Ohren-Arzt und Hirnforscher Michael Merzenich hat schon in den 1970er-Jahren am akustischen Kortex beobachtet, dass das erwachsene Gehirn durchaus zur Veränderung fähig und eben nicht „fest verdrahtet" ist. In einem seiner Vorträge hat er den Satz geprägt: „Our brain is a

Tabelle 3.1 Lokale Spezialisten und global integrierende Hirnregionen.

Geordnetes, dynamisch balanciertes Zusammenspiel	
lokale Spezialisierung („statisch, stabil"): Neuronenpopulationen, die rasch und erfolgreich hoch spezialisierte Aufgaben durchführen, z. B. motorische Rinde, Sehrinde, Sprachregion	**globale Integration („dynamisch, variabel"):** Hirnregionen, die im inneren Monolog über selbstorganisierte Prozesse Informationen verarbeiten, z. B. multimodale Assoziationsareale, präfrontale Rinde

functionally self-organizing machine." Unser Gehirn ist also eine Art „Lernapparat", der nach eigenen Organisationsprinzipien funktioniert.

■ Neuroplastizität ist die Fähigkeit des Gehirns, sich an die Erfordernisse der Umwelt anzupassen, sich nach dem Input zu richten, kleine Defizite auszugleichen und vorhandene Funktionen zu reorganisieren bzw. zu überlernen. Der Mensch kommt mit einer sich verändernden Welt zurecht, weil sein Gehirn und sein Körper sich anpassen und dazulernen. ■

Die biologischen Prozesse der Neuroplastizität sind abhängig vom Input und lebenslang vorhanden. Auch das Gehirn von Hochbetagten verändert sich noch plastisch, wenn auch langsamer. Neuroplastizität geht u. a. mit Veränderungen der Biochemie der Synapsen und konsekutiv mit Veränderungen der Morphologie des Gehirns einher. Neuroplastizität beruht (zumindest teilweise) auf einem „Dialog" zwischen Synapsen und Genen.

Neuroplastizität verändert kortikale und subkortikale elektrische, biochemische und Funktionslandkarten, und zwar in jede Richtung. Jeder epileptische Anfall erhöht die Wahrscheinlichkeit eines weiteren, jede depressive Episode die Wahrscheinlichkeit einer nächsten und jede akustische Halluzination sensibilisiert das Netzwerk der Halluzination. Vergleichbare neuronale Mechanismen finden auch statt, wenn jemand eine Fremdsprache lernt, Stabhochsprung oder Rachmaninow übt bzw. chronische Schmerzen hat.

An der Ausprägung von Gedächtnisspuren und der Plastizität des Gehirns ist auch die Neuroneogenese (Neubildung von Neuronen) beteiligt. Nach heutiger Erkenntnis gibt es im Gehirn mindestens 2 Areale, in denen ständig neue Neuronen entstehen: im Hippokampus und im Bulbus olfactorius, also in 2 sehr alten Hirnregionen. Die hippokampalen Precursor-Zellen, die neue Nervenzellen generieren, stellen – möglicherweise unterstützt von Transposonen (s. Genetik, S. 64) – eine Art „neurogene" Reserve dar: Die Fähigkeit, auf komplexe und neue Situationen im Kontext der Umwelt lebenslang zu reagieren, wird dadurch lange erhalten. Störungen der Neuroneogenese führen zu Schwierigkeiten im räumlichen Gedächtnis, bei der Anpassung an neue komplexe Herausforderungen der Umwelt und beim Lernen neuer Inhalte (Kempermann 2008), zu Schwierigkeiten also, die typischerweise bei Demenzen, aber auch im Rahmen schwerer Depressionen gefunden werden.

3.4 Gliazellen – weit mehr als nur Stützgewebe für Neuronen

Neben seinen etwa 100 Mrd. Neuronen enthält das ca. 1,4 kg schwere adulte Gehirn etwa 1 Bio. Gliazellen. Neuronen und Gliazellen bilden ein innig verwobenes, dichtes Netzwerk (Neuropil). Doch die zerebrale Glia ist weit mehr als nur Stützgewebe für die Neuronen, die im Astrogliafilz hängen; Gliazellen haben wichtige weitere Funktionen für das zentrale Nervensystem. Als „Butler" der Neuronen erfüllen sie Funktionen, um die sich die Neuronen nicht selbst kümmern. Im Gegensatz zu den meisten Neuronen unterliegen Gliazellen der ständigen Zellerneuerung. Deswegen sind hirneigene Tumoren meist glialen Ursprungs, wie z.B. das Astrozytom, das Oligodendrozytom und das Glioblastom.

Die Gliazellen (griech. „glia": Leim) sind differenziert zu betrachten: Astrozyten, Oligodendrozyten und Ependymzellen sind neuroektodermalen Ursprungs, während die Mikroglia (residente Immunzellen) aus dem Mesoderm abstammt und wichtige Aufgaben für die Abwehrfunktion übernimmt (Abb. 3.**3**). Die Oligodendroglia bildet das Myelin um die Nervenzellen und ist daher in die Pathogenese der multiplen Sklerose involviert. Die fibrillären und protoplasmatischen Astrozyten sind für die Neuropsychiatrie hoch relevant, denn sie unterhalten offenbar ein eigenes Kommunikationsnetzwerk, das mit dem neuronalen Netz innig verwoben ist. Diese Gliazellen bringen außerdem wichtige Neurotransmitter, wie Glutamat und GABA, über den Glutaminkreislauf zu den Synapsen, sind an der Blut-Hirn-Schranke beteiligt, bilden Wachstumsfaktoren und halten das Ionengleichgewicht aufrecht.

Im Nervensystem befindet sich also nicht nur die Kommunikationsstruktur des neuronalen Gewebes, sondern auch die des Gliagewebes, und beide Strukturen kommunizieren miteinander. Gleichzeitig unterhalten die glialen Strukturen eine Verbindung zum Blutkreislauf und zum Hormonsystem. Die Glia hat somit eine enorme Bedeutung sowohl für die Neurotransmission als auch für Abwehrfunktionen.

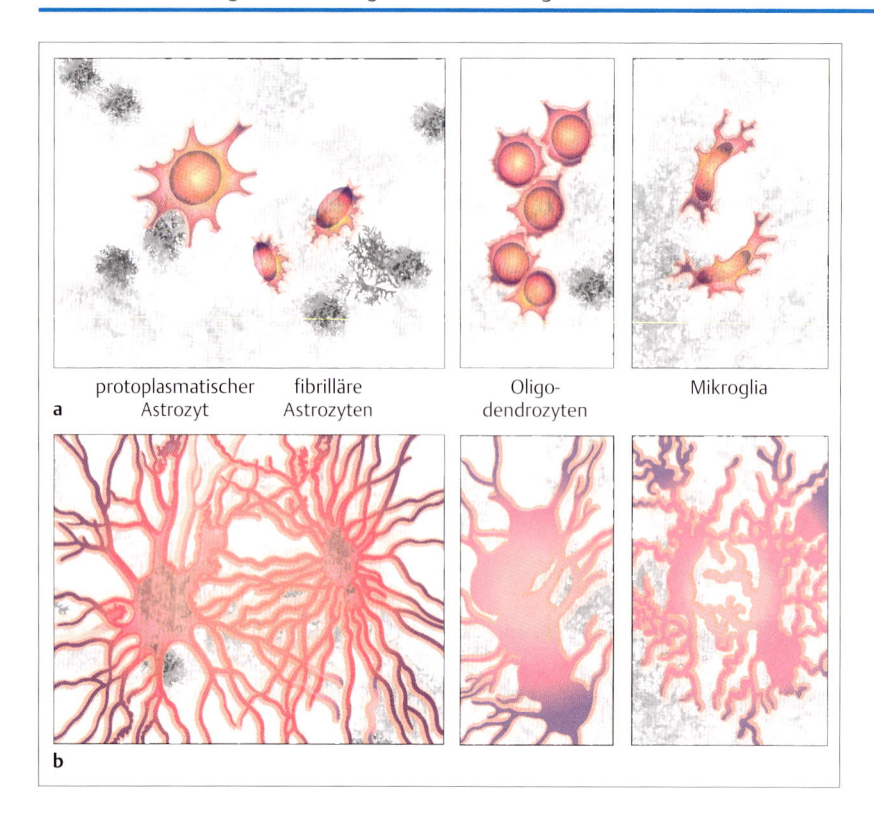

Abb. 3.**3a,b**
Gliazellen.
a Verschiedene Zellformen.
b Netzwerke.

protoplasmatischer Astrozyt   fibrilläre Astrozyten   Oligodendrozyten   Mikroglia

3.5 Grundmodule neuronaler Plastizität

Die Entdeckung der Grundmodule der neuronalen Plastizität spiegelt die Neurowissenschaft der letzten 50 Jahre wider. Noch in den 1960er-Jahren galt die Lehrmeinung, das Gehirn sei ein „elektrisches Organ". Arvid Carlsson hatte Mitte der 1960er-Jahre wesentlichen Einfluss auf den Paradigmenwechsel durch seine Entdeckung, dass es auch im Gehirn Neurotransmitter (z. B. Serotonin, Dopamin) gibt, die für seine Funktion eine grundlegende Bedeutung haben (Carlsson 2001). In den 1970er-Jahren wurde Stickstoffmonoxid als Signalmolekül entdeckt, das nicht nur für die Modulation der Herzkranzgefäße, sondern auch als Modulator der Neurotransmission für die Hirnfunktion bedeutsam ist (Nobelpreis für Medizin 1998). Mitte der 1970er-Jahre forderte Eric Kandel, man müsse die grundlegenden Mechanismen der Nervenzellfunktion zunächst an einfachen Organismen verstehen lernen, und wählte als Tiermodell die kalifornische Nacktschnecke. Was aber hat diese Nacktschnecke mit dem Menschen zu tun? Kandel wurde anfangs belächelt und bekam später zusammen mit Arvid Carlsson und Paul Greengard 2000 den Nobelpreis in Medizin für die Entdeckungen der Signalübertragung und Plastizität im Nervensystem. Und dass sich innerhalb von Neuronen die Desoxyribonukleinsäure (DNA) bzw. die Genexpression verändern könne, war noch in den 1980er-Jahren undenkbar; heute gilt auch diese grundlegende Einsicht als gesichert (Tab. 3.**2**).

■ Aktionspotenzial und Neurotransmission

Das Aktionspotenzial ist eine von Kalium- und Natriumionen gebildete Spannung, die über Schnürringe zur saltatorischen Weiterleitung eines Impulses bis zur Synapse führt. Jede Nervenzelle hat etwa 10 000 synaptische Verbindungen. Am synaptischen Spalt übernehmen die Neurotransmitter die Impulsweiterleitung. Sie gelangen über den synaptischen Spalt zur nachgeschalteten Zelle und binden dort an Rezeptoren. Spezielle Zelladhäsions-

3.5 Grundmodule neuronaler Plastizität

Tabelle 3.2 Grundmodule neuronaler Plastizität.

- Aktionspotenzial: „Elektrik"
- langsame und schnelle Neurotransmission: „Biochemie" (mit Proteinphosphorylierung, Neuromodulation z. B. über Stickstoffmonoxid und Regulation des Neurotransmittermetabolismus)
- „Unmasking" unterschiedlicher neuronaler Aktivierungsmuster
- Long-Term Potentiation und Long-Term Depression
- synaptische Reorganisation, Regulation des Rezeptorprofils
- Verankerung auf der DNA-Ebene über Transkriptionsfaktoren, Genexpression
- epigenetische Prozesse: Modulation der Gen-Umwelt-Interaktion über Histonmethylierung (genomische Plastizität)

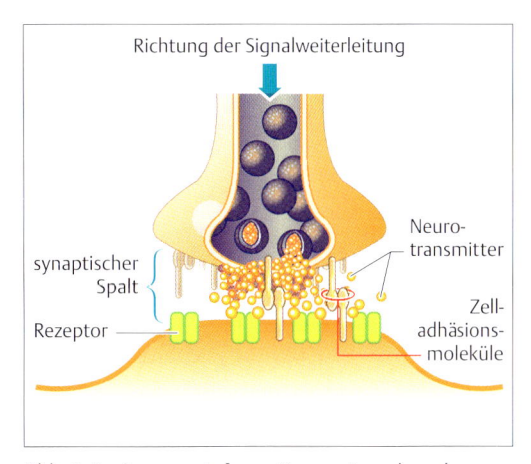

Abb. 3.4 Synapse: Informationsaustausch und Grundlage für Langzeitgedächtnis.

moleküle verknüpfen die beiden Nervenzellen über den Spalt hinweg (Abb. 3.4). Die Produktion der Zelladhäsionsmoleküle, die auch für das Langzeitgedächtnis wichtig sind, wird durch Stress beeinflusst. Für die Neuropsychiatrie besonders wichtige Neurotransmitter sind Serotonin, Dopamin, (Nor-)Epinephrin, Azetylcholin, GABA und Glutamat. In der Regel hat eine Nervenzelle einen Hauptneurotransmitter (langsame Neurotransmission im Sekunden- bis Minutenbereich) – es gibt also z. B. dopaminerge und serotonerge Nervenzellen – und erhält zusätzlich über die Astroglia Glutamat und GABA (schnelle Neurotransmission, $< 1/100\ s^{-1}$). Neurotransmissionssysteme bzw. Neuronensysteme, die denselben Transmitter nutzen, kooperieren schnell und individuell adressiert. So ist z. B. das dopaminerge ventrale Tegmentum im Hirnstamm u. a. fest mit dem Nucleus accumbens im Bereich der Basalganglien, der Amygdala (Angst- und Aggressionsgenerator) oder des Hippokampus („Tor zum Gedächtnis") liiert.

Ein wesentliches Element der Ökonomie des Nervensystems ist das Recycling der Neurotransmitter – Stichwort „Reuptake" –, das über spezielle präsynaptische Rezeptoren (z. B. Serotonintransporter) und den axonalen Transport abläuft. Ohne diese ständige Wiederaufbereitung der Neurotransmitter würde die Hirnfunktion unermessliche Energieressourcen beanspruchen, und schon die einfachste Aufmerksamkeitsleistung ließe sich nur mit kontinuierlicher Glukoseinfusion bewältigen.

■ Neurotransmitter und Neuromodulatoren

Von den o. g. Neurotransmittern mit ihrer schnellen, gezielten Aktion zu unterscheiden sind die Neuromodulatoren, wie Stickstoffmonoxid, die Neuropeptide Oxytozin und Vasopressin (Mutter-Kind- bzw. Paarbindung, Vertrauen, Angst, Aggression; Neumann 2009), die Endorphine (Schmerzinhibition, Euphorie) oder das Corticoid-releasing-Hormon (Stress). Sie wirken in einem offenen System und adressieren ganze Neuronenpopulationen. Neuromodulatoren bringen andere Systeme (Neuronen, Glia, Transmitter) sozusagen „in Stimmung". Durch Neuromodulatoren werden Systeme kooperationsadressiert. Mit einem kurzen Hinweisreiz – so kurz, dass er bewusst gar nicht wahrgenommen wird – lässt sich beispielsweise die motorische Reaktionszeit signifikant reduzieren, weil das neuronale System bereits angestoßen ist. Gelänge es, solche Hinweisreize einem Autofahrer im Straßenverkehr zu geben, könnten möglicherweise zahlreiche schwere Autounfälle vermieden werden, weshalb Autohersteller eine Entwicklung an dieser Schnittstelle zwischen Mensch und Maschine konkret verfolgen.

■ Endocannabinoidsystem: „neuronale Notbremse"

Funktion des Endocannabinoidsystems

Neben den Neurotransmittern und Neuromodulatoren verfügt das Gehirn noch über die Endocannabinoide (körpereigene Cannabinoide). Das Endocannabinoidsystem spielt eine zentrale systemstabilisierende Rolle als eine Art „neuronale Notbremse". Das ist aber noch nicht alles, denn das Endocannabinoidsystem moduliert auch die Hirnentwicklung, das Immunsystem und die am Knochenumbau beteiligten Zellen (Bone Remodeling). Es stellt eine der Schnittstellen zwischen dem Immun- und dem Nervensystem dar: Der Cannabinoid-2-Rezeptor wirkt auf das Immun-, der Cannabinoid-1-Rezeptor auf das Nervensystem.

Die systemstabilisierende Wirkung im Nervensystem stellt man sich wie folgt vor: Endocannabinoide, wie z.B. Anandamid (Ethanolaminderivat der Arachidonsäure), werden aus der postsynaptischen Membran in den synaptischen Spalt freigesetzt, binden am Cannabinoid-1-Rezeptor des präsynaptischen Neurons und modulieren dadurch die Freisetzung der jeweiligen Transmitter. Dies wird u. a. durch Verminderung der Aktivität präsynaptischer Kalziumkanäle, durch Steigerung der Aktivität postsynaptischer Kalziumkanäle sowie durch Hemmung der Adenylatzyklase und Verminderung der Aktivität der Proteinkinase A erreicht.

Wirkung von Cannabis

Zwischen den Substanzen, die das Endocannabinoidsystem bilden, und den Inhaltsstoffen von Cannabis (Hanf, Haschisch) muss unterschieden werden: Cannabis enthält neben vielen weiteren Substanzen δ-9-Tetrahydrocannabinol und Cannabidiol. δ-9-Tetrahydrocannabinol ist eine starke psychotrope Substanz, während Cannabidiol (ein Cannabinoid) kaum psychotrope Wirkungen hat. δ-9-Tetrahydrocannabinol bewirkt eine Dauerstimulation und damit eine Blockade des Cannabinoid-1-Rezeptors über mehrere Stunden und schaltet die systemstabilisierende Wirkung des Endokannbinoidsystems aus. Die natürliche Pflanze enthält 3–5% Tetrahydrocannabinol und ca. 90% Cannabinoide.

Aus der genannten Wirkung lässt sich ableiten, wieso Haschischgebrauch bei Jugendlichen eine Psychose auslösen kann. Ist nämlich der Systemstabilisator ausgeschaltet, kann ein (z.B. genetisch bedingt) vulnerables Dopaminsystem mit verstärkter bzw. dysfunktionaler Dopaminfunktion (s. S. 121) leichter in die Psychose führen – und früher. Veen u. Mitarb. (2004) befragten 133 Schizophreniepatienten nach dem Einsetzen ihrer Erkrankung und fanden, dass die männlichen Cannabiskonsumenten im Schnitt 6,9 Jahre früher eine Negativsymptomatik entwickelt hatten als die männlichen Patienten ohne Cannabiskonsum. Ajdacic-Gross u. Mitarb. (2007) berichteten, dass sich in den 15 Jahren seit der Legalisierung des privaten Cannabiskonsums in der Schweiz die Aufnahmerate für ersterkrankte Schizophreniepatienten verdoppelt hat. Beklagenswert in diesem Zusammenhang ist, dass das durchschnittliche Eintrittsalter in Deutschland für den Cannabiskonsum weiter gesunken ist und jetzt bei etwa 16 Jahren – also mitten in der Pubertät – liegt, in einer Phase, in der das Frontalhirn und das dopaminerge System besonders vulnerabel sind.

Jugendliche mit einer Prädisposition zur Psychose – etwa mit einer Methionin-Methionin-Variante der Katechol-O-Methyltransferase (COMT; s. auch S. 61) und dadurch verringertem Dopaminabbau – sind durch Cannabiskonsum signifikant stärker gefährdet als Jugendliche ohne diese Prädisposition (Murray et al. 2007).

Funktionelle Untersuchungen zeigen, dass Cannabisgebrauch sich sowohl auf den globalen als auch besonders auf den präfrontalen Metabolismus auswirkt (Martín-Santos et al. 2009). Außerdem verändert Cannabis im Tiermodell auch die elektrische Grundoszillation des Hippokampus grundlegend, was auf eine gestörte Funktionalität der für Lernen und Gedächtnisbildung zuständigen neuronalen Ensembles hinweist (Robbe et al. 2006). Beim Menschen hat langjähriger Cannabiskonsum, wie Yucel u. Mitarb. (2008) zeigten, fatale Folgen für den Hippokampus: Je größer der kumulative Cannabiskonsum über 10 Jahre war, desto stärker büßte der Hippokampus an Volumen ein. Insgesamt lag das mittlere Volumen des Hippokampus langjähriger Cannabisanwender bei 2800 mm^2, das der Nichtanwender bei 3200 mm^2. Cannabiskonsum reiht sich damit unter Faktoren wie chronische Insomnie, Diabetes und Hypertonie ein, die das Hippokampusvolumen reduzieren. Eine Volumenreduktion im Hippokampus wiederum ist assoziiert mit einem schlechteren Gedächtnis und einer höheren Vulnerabilität für Angsterkrankung und Depression. Im Übrigen verstärkt die Komorbidität von Cannabiskonsum und Schizophrenie die kortikale Entwicklungsstörung noch weiter (Rais et al. 2008).

■ Cannabiskonsum (Hauptwirkstoff: δ-9-Tetrahydrocannabinol) hat einen erheblichen Einfluss auf die neuronale Systemstabilisierung, die Hippokampus- und die Amygdalafunktion sowie in Abhängigkeit von der Vulnerabilität auf die Konversionsrate für Psychosen. ■

Bei der Diskussion um die Kriminalisierung oder Freigabe des Cannabiskonsums werden oft wichtige Aspekte zu wenig beachtet: Neben der Qualität des erhältlichen Cannabis (Haschisch), die das gesundheitliche Risiko beträchtlich erhöht, und der Exposition während der Schwangerschaft ist das Einstiegsalter in den Cannabiskonsum ein ganz relevanter Aspekt. Suchterkrankung mit ihren schon angedeuteten Folgen (u.a. verminderte kognitive Leistungsfähigkeit, erhöhtes Psychoserisiko) wird in erster Linie beim heranwachsenden Gehirn angelegt. Erstmaliger Cannabiskonsum bei einem Mann über 35 Jahren ist anders zu beurteilen als bei einem Jugendlichen mit 15 Jahren. Dass der Konsum vor Abschluss der Hirnreifung und während der Hirnentwicklung im Mutterleib besonders problematisch ist, müssen natürlich auch schwangere Frauen berücksichtigen. Für die Prävention des Cannabiskonsums bei Jugendlichen ist die Erkenntnis von Kendler u. Mitarb. (2008) nützlich, dass der frühe Konsum stark von Umweltfaktoren (z.B. der Peer Group) beeinflusst wird. Dort muss auch die Prävention ansetzen.

Therapeutisches Potenzial des Endocannabinoidsystems

Das Endocannabinoidsystem bzw. die potenzielle pharmakologische Manipulation am Cannabinoid-1-Rezeptor mit seinen vielfältigen systemstabilisierenden Effekten stellt aber auch ein interessantes neues Angriffsziel für präventive und therapeutische Optionen dar (Monory et al. 2006, Bambico et al. 2007; Tab. 3.**3**).

Dass ein therapeutischer Eingriff in das Endocannabinoidsystem bzw. in die Systemstabilisierung über den Cannabinoid-1-Rezeptor nicht ohne Folgen bleibt (Christensen et al. 2008), hat die Abnehmsubstanz Rimonabant gezeigt, die zwischenzeitlich vom Markt genommen wurde. Bedenkt man, dass Rimonabant als kompetitiver Antagonist

Tabelle 3.**3** Therapeutisches Potenzial im Endocannabinoidsystem.

- Kontrolle epileptogener Prozesse
- Behandlung von Depression und Angst über Amygdalakontrolle
- Behandlung chronischer Schmerzen
- Systemstabilisierung bei Psychose
- Systemstabilisierung bei Parkinson-Syndrom
- Adipositasbehandlung
- Behandlung immunologischer Erkrankungen

endogene Cannabinoide aus ihrer Bindung am Cannabinoid-1-Rezeptor verdrängt und gleichzeitig als inverser Agonist die konstitutive Aktivität des Cannabinoid-1-Rezeptors in Abwesenheit eines Endocannabinoids hemmt, so wird unschwer deutlich, wie nachhaltig diese Substanz in das fein regulierte Endocannabinoidsystem eingreift und damit im Langzeitgebrauch nicht nur Auswirkungen auf das Essverhalten, sondern auch auf Stimmung, Schlaf, Angstsymptome und Irritabilität haben muss, zumal Adipositas besonders bei Frauen häufig ohnehin mit Depression als Komorbidität assoziiert ist. Bei zukünftigen Studien zu weiteren, spezifischeren Cannabinoid-1-Antagonisten sollten psychiatrische Komplikationen deshalb sorgfältig beachtet werden.

■ Long-Term Potentiation (LTP) und Long-Term Depression (LTD)

Nur mit den flüchtigen Mechanismen des Aktionspotenzials, der Neurotransmission, der Systemstabilisierung und der Neuromodulation lässt sich aber noch keine Neuroplastizität erreichen, und damit auch kein dauerhafter Lernerfolg. Das Konzept der Long-Term Potentiation bzw. Long-Term Depression (Langzeitverstärkung bzw. -abschwächung) geht einen Schritt weiter in Richtung anhaltender Wirkung. Im Alltag könnte das etwa so aussehen: Der Patient betritt das Behandlungszimmer und sieht das freundlich zugewandte Gesicht seines Arztes. Neben einem Wust an Aktionspotenzialen wird bei dem Patienten gleichzeitig Stickstoffmonoxid freigesetzt und damit ein ganzes Netzwerk aus Aufmerksamkeit, Emotion, Erinnerungen usw. kooperationsadressiert. Nun kann die therapeutische Intervention beginnen. Die sympathische Ausstrahlung und Zuwendung zum Patienten eröffnet die Chance, dass zunächst eine Kurzzeitverstärkung bzw. -abschwächung in diesem neuronalen Netz des Patienten eintritt. Schon nach wenigen Sekunden kann diese Kurzzeitwirkung in eine Langzeitverstärkung bzw. -abschwächung übergehen, welche dann innerhalb von 12 h entweder verschwindet oder zusammen mit den schon erwähnten Zelladhäsionsmolekülen eine bleibende Gedächtnisspur hinterlässt. Die Psychotherapie soll bei dem Patienten Letztgenanntes bewirken, indem durch Long-Term Potentiation und Long-Term Depression der Dialog zwischen Synapsen und Genen intensiviert wird und eine bleibende strukturelle Veränderung eintritt. Als Ergebnis dieses Dialogs bilden sich dann nämlich neue Synapsen, Zelladhäsionsmoleküle und neue Rezeptoren.

■ Biologie des Lernens – dopaminerge Stimulation

Der Mechanismus der Langzeitverstärkung wird u.a. durch Serotonin und durch Dopamin moduliert. Letztlich handelt es sich bei der Langzeitverstärkung und -abschwächung um einen grundlegenden Lernmechanismus. Biogene Amine, wie Dopamin und Serotonin, verstärken und unterstützen das Lernen. Da überraschende Ereignisse mit einer dopaminergen Stimulation einhergehen, fördern sie das Lernen und sollten daher auch in die Psychotherapie integriert werden („Ich entdecke mich neu!").

Waelti u. Mitarb. (2001) haben das Verhältnis zwischen Überraschung, Belohnung, Dopaminstimulation und Lernen auf interessante Weise näher charakterisiert: Wenn bei Primaten eine *erwartete* Belohnung eintritt, fanden sie, bleibt die dopaminerge Stimulation aus. Hat das Gehirn die Ereignisse richtig vorausgesehen, gibt es nichts Neues zu lernen. Erst wenn eine Belohnung oder Bestrafung *unerwartet* eintritt oder ausbleibt, kommt eine dopaminerge Stimulation oder Inhibition zustande. Lernen im Gehirn geschieht entsprechend diesem Resultat dann, wenn dopaminerge Neuronen einen Vorhersageirrtum hinsichtlich eines erwarteten Ereignisses registrieren. Daraus folgt auch, dass Teile des Archizerebrums dem bewussten Verstand in der Großhirnrinde immer etwas voraus sind. Das Gehirn scheint ständig die nächsten 100–300 ms im Voraus zu berechnen und kann so die bewusste Wahrnehmung schon mit einem Erwartungsbild vergleichen. Tritt das Erwartete ein, passiert nichts, es muss nichts Neues gelernt werden. Ist eine Abweichung erkennbar (postive oder negative Überraschung!), werden dopaminerge Neuronen im ventralen Tegmentum im Hirnstamm aktiv, die Sig-

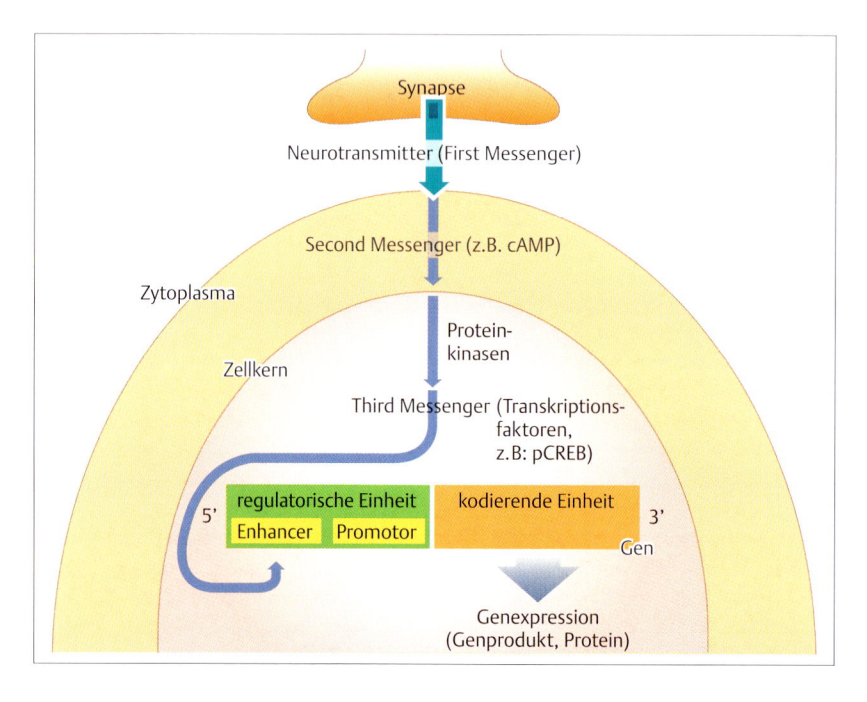

Abb. 3.5 Signaltransduktion und Genexpression (cAMP = zyklisches Adenosinmonophosphat, pCREB = cAMP Response Element-binding Protein).

nale zum Belohnungs- oder zum Angstsystem senden – Lernen und Verändern wird möglich.

■ Synaptische Reorganisation – Verankerung auf der DNA-Ebene

Stimulation führt zur Long-Term Potentiation oder Long-Term Depression, einer lang anhaltenden Veränderung des Membranpotenzialniveaus sowie einer Stabilisation der Synapsen durch Zelladhäsionsmoleküle. Bereits nach Minuten entstehen wohl über den angestoßenen Dialog von Genen und Synapsen in histomorphologisch wenig differenzierten Hirnregionen, wie z. B. dem menschlichen Frontalhirn, neue stabile, semistabile oder transiente Synapsen mit weiteren Zelladhäsionsmolekülen und Rezeptoren. Hirntätigkeit mit Spaßfaktor, Ergotherapie, Rehabilitation, Psycho- und Soziotherapie, Musik hören und Musik machen, all dies führt schließlich zu Long-Term Potentiation oder Long-Term Depression sowie zu neuer synaptischer Struktur und Genexpression.

■ Funktion verändert Struktur, und Struktur verändert Funktion. ■

Der Prozess der plastischen synaptischen Reorganisation beruht letztlich auf einer Kommunikation zwischen Synapsen und Genen. Dieser Austausch verläuft schematisch folgendermaßen (Abb. 3.**5**): Im synaptischen Spalt befindet sich ein Neurotransmitter, z. B. Serotonin. Dieser Neurotransmitter aktiviert als 1. Botenstoff (First Messenger) im Zytoplasma einen 2. Botenstoff (Second Messenger, z. B. zyklisches Adenosinmonophosphat = cAMP). Dieser gelangt in den Zellkern und beeinflusst dort über Proteinkinasen Transkriptionsfaktoren, wie z. B. das cAMP Response Element-binding Protein (CREB), die als Third Messenger die Genexpression steuern. Die Transkriptionsfaktoren aktivieren den Enhancer, dieser den Promotor und dieser schließlich die codierende Einheit für das Genprodukt. Die Bildung neuer Synapsen wird z. B. durch das Genprodukt BDNF angeregt (Abb. 3.**6**).

Der Dialog zwischen Synapsen und Genen ist auch durch Medikamente beeinflussbar. Psychopharmaka, wie z. B. Antidepressiva, Antiepileptika und Antipsychotika, wirken in erster Linie über die Transduktion und Genexpression und nicht nur an der Synapse, wie früher vermutet. Daher verändern

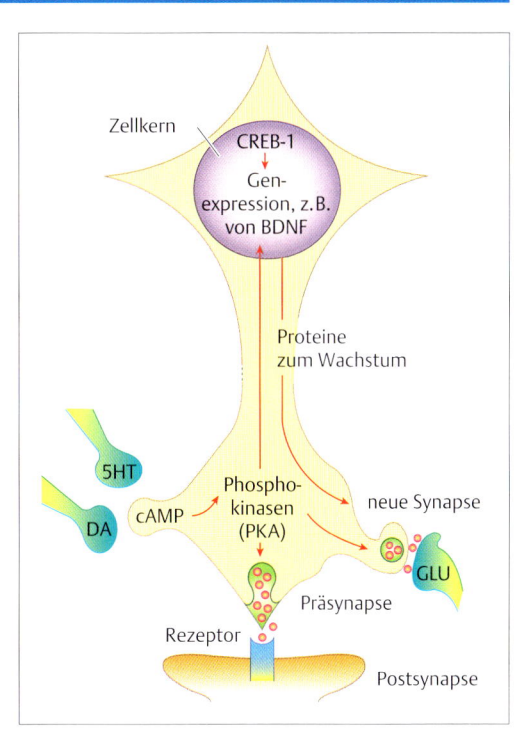

Abb. 3.**6** Dialog zwischen Synapsen und Genen und die Rolle von BDNF: wesentliches Element neuronaler Plastizität, von Lernen und Veränderung. Durch Stimulation der Nervenzellen wird, vermittelt über Phosphokinasen (z. B. Phosphokinase A [PKA]), ein Dialog zwischen Synapsen und Genen im Zellkern angestoßen. Über Transkriptionsfraktoren (z. B. CREB-1) kommt es dort zur Genexpression von beispielsweise BDNF. Das dabei translatierte Protein führt zur Bildung neuer Synapsen (sog. synaptische Plastizität). Diese (stark vereinfacht dargestellten) Reaktionen stehen auch in enger Beziehung zur Long Term Potentiation. Chronischer Stress mit erhöhtem Glukokortikoidspiegel ebenso wie Mangel an biogenen Aminen (z. B. Serotonin [5HT]), BDNF oder Glutamat (Glu) stören diese Prozesse (DA = Dopamin).

nicht nur menschliche Zuwendung, freundschaftliche Gespräche, Psycho- und Ergotherapie, sondern in gleicher Weise auch Psychopharmaka neuronale Plastizität und damit Netzwerke nachhaltig.

■ Funktionen von Synapsen

Synapsen leiten elektrische Signale weiter, Zelladhäsionsmoleküle verstärken die Bindung, und über die Rezeptoren wird im Dialog mit den Genen

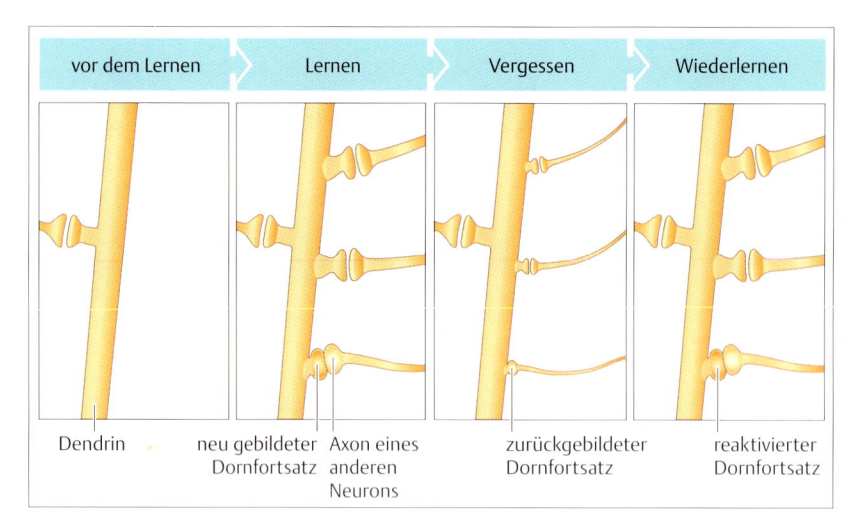

Abb. 3.7 Synaptische Plastizität, Lernen und Vergessen: Keine Erfahrung im Gehirn bleibt ohne Spur.

die Genexpression reguliert. Eine weitere Aufgabe der Synapsen besteht in der Unterstützung der Synchronisation der Gehirnaktivität über größere Entfernungen. Die synchrone Tätigkeit von Hirnarealen wird auch durch die Auswahlregel „Wire together if you fire together" erreicht. Sobald Neuronen gemeinsam feuern, gehen sie eine maßgeblich von den Synapsen gestaltete Verbindung ein und verstärken ihr neuronales Netz. Synapsen unterstützen damit die Ausdifferenzierung und die Synchronisation der Gehirntätigkeit in größeren Netzen – eine wesentliche Voraussetzung für das Funktionieren der spezifischen, über mehrere Hirnregionen verteilten Netzwerke und für das Lernen.

Jede Erfahrung (auch Schmerzerfahrung oder Zurückweisung) hinterlässt eine bleibende synaptische Spur im Gehirn, die nur in der Pubertät einer grundlegenden Reorganisation unterliegt („Pruning", s. S. 19). Somit dienen Synapsen auch als Langzeitinformationsspeicher, um sich im späteren Leben ähnlichen Umwelterfahrungen rascher und wirksamer anpassen zu können (Hofer et al. 2009). Nach der Pubertät noch vorhandene Synapsen in lokalen Spezialisten bleiben bis zum Absterben der Neuronen meist vorhanden. Subjektiv vermeintlich Vergessenes, z.B. die in der Schule gelernte Integralrechnung, kann reaktiviert werden. Im Gehirn ist nichts gelöscht; es kann jedoch umgelernt werden (Abb. 3.7).

3.6 Mutation in der Promotorregion des BDNF-Gens stört Neuroplastizität – Vulnerabilitätsgen (3. Beispiel)

BDNF ist ein entscheidender Faktor für die neuronale Plastizität. Egan u. Mitarb. (2003) untersuchten die Auswirkungen der Substitution von Valin (sog. Wildtyp) durch Methionin in der 5'-Promotorregion des BDNF-Gens beim Menschen. Diese sog. Valin-Methionin-Mutation geht bei Ratten und Affen mit einer veränderten neuronalen Plastizität im Bereich der Amygdala und des Hippokampus einher und spielt eine Rolle bei angstassoziiertem Verhalten. Die Hypothese war daher, dass sie auch beim Menschen Auswirkungen hat und eine Störung in der für das Gedächtnis wichtigen Hippokampusformation bzw. in der für Angst relevanten Amygdala auslöst. In einem 1. Schritt konnten Egan u. Mitarb. auf mehreren Ebenen belegen, dass die Methioninvariante mit einer Minderung des episodischen Gedächtnisses auf neuropsychologischer Ebene einhergeht sowie eine gestörte Hippokampusaktivität im fMRT und eine geringere hippokampale N-Azetylaspartat-Konzentration in der MRS aufweist. Damit war die Kette geschlossen: Der Methionin-Methionin-Genotyp (das Ergebnis der Valin-Methionin-Mutation) geht mit einer veränderten Gedächtnisfunktion beim Tier und beim gesunden Menschen einher. Auf den 3 Ebenen der Molekularbiologie, der Bildgebung und der Neuropsychologie wurde damit ein (vermutlich) wesentlicher genetischer Vulnerabilitätsfaktor für die Neuroplastizität und damit u. a. für das Gedächtnis charakterisiert. In weiteren Untersuchungen zeigte sich dazu passend auch, dass dieser Genpolymorphismus auch die Konnektivität zwischen Hippokampus und Frontalhirn ungünstig beeinflusst (Thomason et al. 2009), was Auswirkungen auf die Depressions- und Angstneigung haben kann. Außerdem wurde nachgewiesen, dass diese Variante in Übereinstimmung mit Tierdaten auch mit verminderter Angstextinktion assoziiert ist, was mit einer gestörten Konnektivität des ventromedialen präfrontalen Kortex auf die Amygdala erklärbar ist (Soliman et al. 2010).

Bei aller Euphorie über solche Befunde ist immer Vorsicht geboten, denn dass die Auswirkungen von Allelvarianten alles andere als trivial sind, zeigt die Untersuchung von Pezawas u. Mitarb. (2008): Treffen bei einem Menschen 2 eigentlich ungünstige Genvarianten zusammen, wie die S-Variante des Serotonintransportergens und die erwähnte Methioninvariante des BDNF-Gens, schützt das eigentlich ungünstige BDNF-Gen vor den nachteiligen Folgen der ungünstigen S-Variante. Wahrscheinlich ist dies auch der Grund, warum solche seltenen ungünstigen Genvarianten im Laufe der Evolution bei einem kleinen Anteil der Menschen erhalten blieben.

3.7 Genregulation und psychiatrische Erkrankungen

Die Entdeckung des Dialogs zwischen Synapsen und Genen sowie dessen Auswirkungen auf die Neuroplastizität einerseits und die Charakterisierung von genetischen Vulnerabilitätsfaktoren andererseits haben ein neues Licht auf die Bedeutung von genetischen Ursachen für psychiatrische Erkrankungen geworfen. Neben den primär genetischen Erkrankungen, wie z. B. der Chorea Huntington, bei denen infolge einer veränderten Genstruktur (Mutation) in der codierenden Einheit ein pathogenes Protein gebildet wird (Tost et al. 2004), tritt nun bei erworbenen psychischen Erkrankungen die veränderte Genregulation aufgrund von Einzelnukleotid-Polymorphismen in der regulatorischen Einheit, von veränderten Haplotypen oder von Strukturvarianten im Genom in den Vordergrund (Näheres zur Genetik s. S. 60). Es ist zwar schon lange bekannt, dass eine veränderte Genregulation ein wesentlicher Vulnerabilitätsfaktor für polygenetische Erkrankungen ist, doch erst die aufwendige Charakterisierung von Vulnerabilitätsgenen oder Strukturvarianten hat gezeigt, wie durch veränderte Genexpression langfristige Veränderungen in neuronalen Systemen entstehen, die sich auf Erleben und Verhalten auswirken. An den Polymorphismen des Serotonintransportergens (kurzes Allel und belastende Lebensereignisse, s. S. 33) und des Monoaminoxidase-A-Gens (frühe Misshandlung und Dissozialität, s. S. 20) wurde auch die herausragende Bedeutung der Interaktion der Genausstattung mit der Umwelt bzw. der Biografie deutlich.

3.8 Tiermodelle für Plastizität und Lernen

Tiermodelle waren und sind in der Neurowissenschaft eine wesentliche Erkenntnisquelle. Wolf Singers Argument (Singer 1998) wiegt schwer: „Bei der Betrachtung der Evolution des Gehirns fasziniert die ungeheure Beständigkeit, mit der früh entwickelte Werkzeuge (z. B. Dopamin und Lernen [der Autor]) über Jahrmillionen konserviert werden. Etwa 90 % der Gene, die in menschlichen Nervenzellen exprimiert sind, finden sich schon bei der Schnecke." Mensch und Menschenaffe unterscheiden sich nur in etwa 1 % der etwa 25 000 Gene, ein Mensch vom anderen nur in 0,1 % der Gene. Damit ist es unwahrscheinlich, dass die Einzigartigkeit jedes Menschen nur im nummerischen Unterschied von 0,1 % der Gene liegt; die Thematik der genetischen Vielfalt ist sicher sehr viel komplizierter (mehr dazu in Kapitel 4.1, s. S. 60). Unabhängig davon lohnt es sich aber, eine kleine Auswahl von Tiermodellen zu betrachten und ihre Übertragbarkeit auf die Verhältnisse beim Menschen zu prüfen.

■ Kalifornische Nacktschnecke

Aplysia californica, die kalifornische Nacktschnecke, war eines der ersten neurowissenschaftlichen Lernmodelle. Die neuronale Steuerung ihrer Kiemenkontraktion ließ sich bis zum letzten Rezeptor herunterbrechen und gab den ersten Einblick in grundlegende Mechanismen der neuronalen Plastizität. An diesem Modell wurde beispielsweise nachgewiesen, dass die simultane Aktivität multimodaler Stimulationen tatsächlich synaptische Netze – hier die Verbindung zwischen den sensorischen Neuronen und dem motorischen Neuron – verstärkt.

■ Languste

Mithilfe der Languste (Crawfish) konnten Yeh u. Mitarb. (1996) die wesentliche Erkenntnis publizieren, dass die Funktion eines bedeutenden Neurotransmissionssystems, des Serotoninsystems, allein schon von der Umwelt und dem sozialen Status beeinflusst wird. Bei untergeordneten Tieren moduliert Serotonin die Fluchtreaktion; als äußeres Zeichen senken die Langusten ihren Schwanz. Bei dominanten Langusten wird über das gleiche System Kampfbereitschaft mit gehobenem Schwanz signalisiert. Der Einfluss von Umwelt und sozialer Stellung auf Neurotransmissionssysteme wurde später auch bei weiteren Tierarten und beim Menschen beobachtet.

■ Maus/Ratte

Im Maus- oder Rattenmodell ließen sich grundlegende Mechanismen der Long-Term Potentiation und der Bedeutung von Glutamat aufklären, z.B. mithilfe einer unter der Wasserfläche verborgenen Rettungsinsel in einem kleinen Schwimmbecken. Die Tiere paddelten zunächst lange im Becken herum, lernten aber nach einigen Versuchen, die rettende Insel ohne große Suchbewegung anzusteuern. Dieser Lernvorgang ging einher mit einer Long-Term Potentiation, die durch Messung des Membranpotenzials mit transkraniellen Mikroelektroden nachgewiesen wurde.

Bereits in den 1980er-Jahren wurde im Rattenmodell einer der immer noch gültigen Grundsätze der Plastizität erarbeitet: Umgebung und soziale Interaktion beeinflussen nachhaltig die synaptische Plastizität. Genetisch gleiche Ratten wurden in unterschiedlich stimulierenden Umgebungen gehalten: allein, in kleiner Gruppe oder in einem großen, mit Spielzeug angereicherten Käfig mit vielen anderen Tieren zusammen. Die allein lebenden Tiere wiesen einen Abbau von Synapsen auf. Bei den Tieren der Kleingruppe waren nur geringe Veränderungen zu beobachten. Bei den stark stimulierten Tieren aus der vielköpfigen Gruppe bildeten sich zahlreiche neue Synapsen, zum Teil mit sekundären Aufzweigungen, und vermehrt BDNF (Abb. 3.8): Umwelt und soziale Interaktion strukturieren bis hin zum Dialog zwischen Synapsen und Genen das Gehirn.

■ Affe

Später zeigten Jenkins u. Mitarb. (1990) im Affenmodell die plastische Veränderung von funktionellen Landkarten im Gehirn: Den Affen wurden in der Trainingsphase 3 Finger abgeklebt, sodass sie nur die Fingerspitzen benutzen konnten, um eine Drehscheibe zu drehen, aus der z.B. Bananenscheiben fielen. Die Affen führten dieses Training 1 h pro Tag 3 Monate lang durch. Am Ende hatte sich die

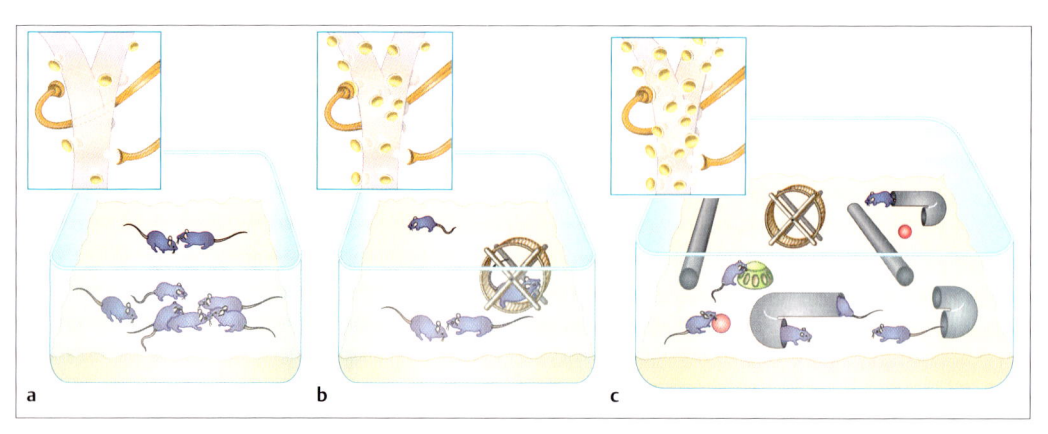

Abb. 3.**8 a–c** Grundsatz der Plastizität (nach van Praag et al. 2000): Bewegung und „Enriched Environment" (**c**) beeinflussen die synaptische und genetische Plastizität (Kontrollen: **a**) mehr als Bewegung allein (**b**).

Repräsentation der Sensomotorik in Area 3b im Gehirn der Affen nachhaltig verändert. Elektrophysiologisch wurde eine erweiterte funktionelle Landkarte im sensomotorischen Areal demonstriert.

Die Auswirkung von Unterordnung und Dominanz auf das dopaminerge System und auf die Anfälligkeit für Drogen untersuchte Kuhar (2002): Affen derselben Art, die zuvor individuell in einzelnen Käfigen gewohnt hatten, wurden zu einer „Wohngemeinschaft" zusammengefasst. Zu Beginn war das mit PET untersuchte dopaminerge System der einzelnen Tiere noch sehr ähnlich. Nach 3 Monaten aber gab es dominante Tiere, Mitläufer und untergeordnete Tiere. Das Zusammenleben hatte auch zu Veränderungen des dopaminergen Systems geführt: Die dominanten Tiere hatten ihre dopaminerge Neurotransmission adaptiert bzw. ihre D2-/D3-Rezeptorverfügbarkeit erhöhen können. Bei den untergeordneten Affen dagegen hatte sich die Rezeptorverfügbarkeit vermindert. Nun wurden Kokainpumpen installiert, aus denen die Affen sich selbst versorgen konnten. Die dominanten Tiere nahmen kaum Kokain in Anspruch, während die subordinierten die Droge reichlich konsumierten. Demnach gibt es – bei Affen – eine klare, auf biologischer Grundlage stehende Verbindung zwischen der Umgebung, dem sozialen Rang, Impulsivität, einer dopaminergen Hyperreaktivität und der Anfälligkeit für Drogen. Diese Effekte wurden zwischenzeitlich auch bei Menschen nachgewiesen. Erhöhte D2-/D3-Rezeptorverfügbarkeit korrelierte auch dort mit höherem sozialem Status und geringerer Impulsivität (Martinez et al. 2010). Kriminelle Psychopathen hingegen zeigten eine Hyperreaktivität des dopaminergen Reward-Systems auf Verstärker bei gleichzeitiger Hyporeaktivität der Angstkonditionierung sowie der Detektion von Emotionen bei anderen (Buckholtz et al. 2010).

Im Affenmodell ging Suomi (1991) der auch für den Menschen hoch interessanten Frage nach, ob früh traumatisierte Rhesusaffenkinder von der Betreuung durch besonders fürsorgliche, in sich ruhende Affenmütter in ihrer weiteren Entwicklung gefördert würden. Dies war tatsächlich der Fall: Die Affenkinder hatten von dieser Betreuung einen sozialen Vorteil, ihre Vulnerabilität ging zurück und ihr emotionales Gedächtnis verstärkte sich. Auf den Menschen übertragen, wären die Kinder spätestens mit 2 Jahren aus schwer gestörten Familienverhältnissen entlassen und in eine entsprechende Pflegefamilie gegeben worden. Vergleichbare Effekte der kognitiven und emotionalen Erholung bei früh schwerst traumatisierten Kindern wurden im Rahmen der Bukarest-Frühinterventionsstudie untersucht. Auch hierbei zeigte sich, dass eine soziale Intervention in einer frühen sensiblen Phase der Hirnentwicklung des emotionalen Apparats erfolgversprechend ist (Nelson et al. 2007, Bos et al. 2009).

> **Platzneuronen**
>
> Bei Orientierungsleistungen, wie dem schnellen Auffinden der verborgenen Rettungsinsel im Mäuseschwimmbecken, sind, wie Kentros u. Mitarb. schon 1998 zeigten (Kentros et al. 1998), spezielle Neuronen im Hippocampus behilflich. Im Tierexperiment wurden diese sog. Platzneuronen (Place Cells) bereits durch Ableitung der Einzelzellaktivität nachgewiesen; beim Menschen steht dieser Nachweis noch aus. Die Aktivität der einzelnen Platzneuronen korreliert mit einem bestimmten Bereich der Außenwelt. Sie feuern genau dann, wenn das Versuchstier diesen Bereich betritt. Diese hoch spezialisierten Zellen des Hippocampus ermöglichen und unterstützen die räumliche Orientierung, indem sie die Außenwelt innerlich abbilden und ähnliche Situationen abspeichern (Colgin et al. 2008). Ihre Aktivität beruht natürlich auf einem Lernvorgang. Ähnlich wie bei den Spiegelneuronen (s. Abschnitt „Frontalhirn", S. 23) handelt es sich um hoch spezialisierte Zellen, die nach Abgleich eines Musters aktiv werden. Die Aktivität der Platzneuronen ließ sich durch pharmakologische Blockade des NMDA-Rezeptors unterbinden, was auf die Bedeutung der glutamatergen Transmission für diesen spezifischen Lernvorgang hinweist.

3.9 Stress, Immunsystem und Neuroplastizität

Aus neurowissenschaftlicher Sicht ist die Hypothalamus-Hypophysen-Nebennieren-Achse mit ihren Hormonen und Neuromodulatoren involviert, wenn es um eine Stressreaktion geht. Diese Region gehört zum psychiatrischen „Dreiländereck" und steht damit in enger Beziehung zum Belohnungs-

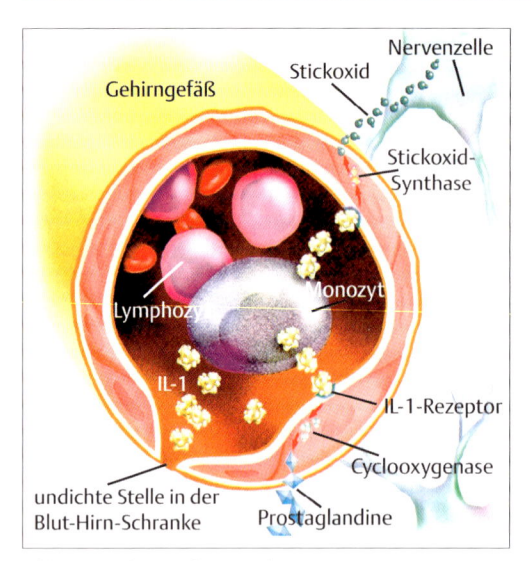

Abb. 3.9 Chemische Signale vom Immunsystem an das Gehirn und umgekehrt: „Kommunikation zwischen Psyche und Abwehrsystem" (IL = Interleukin).

system, zu Hippokampus und Amygdala. Von großer Bedeutung ist auch die Verbindung dieser Achse und damit des Nervensystems insgesamt zum Immunsystem. Nerven- und Immunsystem stammen entwicklungsgeschichtlich aus der gleichen Ursprungszellpopulation. Beide Systeme beeinflussen sich innig und haben einen vergleichbaren Komplexitätsgrad. Die Mechanismen der Kommunikation zwischen Immunsystem und Gehirn, das Forschungsgebiet der Psychosomatik, werden derzeit nach und nach aufgeklärt. Neuromodulatoren, wie Stickstoffmonoxid, das Corticoid-releasing Hormon und Interleukine spielen dabei als Mittler zwischen Blutgefäß bzw. Blutkreislauf, Hormonsystem und Nervenzelle eine tragende Rolle (Abb. 3.9).

Rosenkranz u. Mitarb. (2003) haben zur Interaktion zwischen Gehirn und Immunsystem einen bemerkenswerten Beitrag geleistet. Sie fanden, dass das Ausmaß der Immunantwort nach Grippeimpfung, also wie viele schützende Antikörper gebildet werden, von der Einstellung der Geimpften zur Impfung abhing. Je positiver sie gestimmt waren, desto mehr Antikörper bildeten sie. In der Konsequenz bedeutet dies: Wer zu einer depressiv-pessimistischen Grundhaltung neigt, hat ein höheres Risiko, trotz Grippeimpfung an Grippe zu erkranken. Die Hirnfunktion beeinflusst die Schutzwirkung einer Impfung.

Zurück zum Stress: Stressvolle Lebensereignisse wirken sich in Abhängigkeit von der Hirnentwicklungsphase unterschiedlich auf Hirnareale und damit auf die Hirnfunktionen aus. In den ersten beiden Lebensjahren sind die Amygdala und der Hippokampus besonders stresssensibel, in der Pubertät ist es der präfrontale Kortex und ab dem 35. Lebensjahr wieder der Hippokampus mit Auswirkungen auf das Kurzzeitgedächtnis. Ab dem 50. Lebensjahr ist der präfrontale Kortex mit Auswirkungen auf exekutive Funktionen, wie Flexibilität, und nach dem 60. Lebensjahr die Amygdala besonders betroffen (Lupien et al. 2009).

In Tab. 3.4 sind die abgestuften Auswirkungen von Stress auf die Gehirnfunktion, die neuronale Plastizität und das Nervengewebe wiedergegeben. Je nach Stressintensität und Einwirkungsdauer reichen sie von leichten Einflüssen auf Motivation, Stimmungslage und innere Anspannung bis hin zum Gewebeuntergang. Auf jeden Fall ist zu differenzieren: Chronischer Dysstress bzw. schwere

Tabelle 3.4 Auswirkungen von Stress.

Stressausmaß	Auswirkungen
vorübergehender, leichter Stress	Auswirkungen auf Motivation, innere Anspannung und Emotion
länger anhaltender, mäßiger Stress	Wirkung auf Long-Term Potentiation und Long-Term Depression sowie Zelladhäsionsmoleküle; erste ungünstige Veränderungen der synaptischen Plastizität
dauerhafter, starker Stress	morphologische Veränderungen, z. B. dendritische Verästelungen; Größe der Zellkörper nimmt ab
permanenter, starker, chronischer Stress	Neurotoxizität

> **Plastizität von Influenzaviren und Ignoranz – Wissenschaft in den Medien**
>
> Im Frühjahr 2009 kam es in Mexiko zu Todesfällen im Zusammenhang mit einer neuen H1N1-Virusvariante, die speziesübergreifend virulent war und in den Medien bald als „Schweinegrippe" bezeichnet wurde. Die WHO nahm diesen hoch virulenten Virus mit Recht ernst, da jedem Mikrobiologen klar ist, dass Erkrankungen mit neuen, noch unerforschten Viren eine ernste Gefahr für die Menschheit darstellen können. Die Forschungsanstrengungen, um epidemiologische Daten über 6 Monate zur Verbreitung des Virus auf der Südhalbkugel zu gewinnen und auszuwerten, begannen sofort auf Hochtouren. In den führenden Virenforschungslabors bemühte man sich intensiv darum zu verstehen, wie dieses Virus zu Todesfällen bei bislang gesunden jungen Menschen führt und wie es ihm gelingt, von einer Wirtsspezies zur anderen zu „springen". Bis zum Jahreswechsel 2009/2010 konnten diese Fragen zum „Virus des Jahres 2009", so das Fachjournal „Science" in einer Dezemberausgabe, noch nicht geklärt werden. Parallel zu der komplexen Forschung, die Zeit braucht, mussten die Gesundheitsbehörden auf der Nordhalbkugel bereits ab Frühjahr 2009 entscheiden, ob und wie viel Impfstoff sie benötigen würden. Sicher war zu diesem Zeitpunkt nur: Wenn überhaupt etwas helfen kann, die Bevölkerung und die Volkswirtschaft vor diesem Virus zu schützen, dann dürfte es ein wirksamer Impfstoff sein, der jedoch eine Entwicklungsphase von 6–8 Monaten benötigt. Zum Jahresende 2009 sind in Deutschland – dank Impfung, mehr Hygiene und dem offenbar nicht ganz so gefährlichen Virus – nur ca. 250 000 dokumentierte Infektionen und 120 Tote zu beklagen. Das ist insgesamt eigentlich ein Beispiel für ein ordentliches Krisenmangement und eine gelungene internationale Kooperation, auch wenn die o. g. Fragen zum Virus noch nicht beantwortet sind und somit niemand zuverlässig weiß, was noch passieren wird. In der deutschen Medienlandschaft wird nun aber ab Neujahr 2010 über die „Posse Schweinegrippe" berichtet; die Häme über den vermeintlich unnötigen Kauf der Impfstoffe durch die Regierungen und die „Macht der Pharmalobby", der Politik und Öffentlichkeit auf den Leim gegangen seien, ist groß. Hier stellt sich nun die Frage, ob das Schüren öffentlicher Empörung über die forschende Pharmaindustrie und die vermeintliche Dummheit der Politik bei gleichzeitiger Stigmatisierung von Impfungen vor allem als Ausdruck der Ignoranz über die Komplexität der Forschung zu verstehen ist, deren Ergebnisse man nicht so leicht konsumieren kann wie eine Boulevard-Zeitung oder einen Magazinbeitrag. Ist hier am Ende das auflagenträchtige Propagieren von wohlfeilen Vorurteilen mit dem Inkaufnehmen eines kollektiven Nozeboeffekts wichtiger gewesen als der sorgfältige journalistische Umgang mit diesem ernsten Thema?

stressvolle Lebensereignisse wirken zwar auf die Plastizität ungünstig, etwas Stress aber ist auch notwendig für plastische Veränderungen im Gehirn. Daher gehört ein wenig Stress, wie in der Schule oder beim Musizieren, auch zu den Wirkvariablen der Psychotherapie. Kleine Stressoren im Sinne von Herausforderungen in die Therapie einzubauen, kann ähnlich nützlich sein wie freundliche, erhellende Überraschungen und ein Grundoptimismus.

Dauerhafter starker chronischer Dysstress ist für die Plastizität des Gehirns ungünstig. Es kommt zu Funktionsstörungen im medialen präfrontalen Kortex und in der Amygdala, was bleibende synaptische Veränderungen auslöst (Joëls u. Baram 2009). Es kann zu Volumenreduktion und zur Störung der Neuroneogenese im Hippocampus kommen. Dies hat Dysstress im Übrigen mit dem Rauchen gemeinsam, wie Abrous u. Mitarb. (2002) zeigten. Schon bei geringem Nikotingebrauch pro Tag fand sich im Hippocampus ein höherer Anteil von geschädigten, pyknotischen Nervenzellen als beim Nichtraucher. Bei stärkeren Rauchern ist auch die Neuroneogenese vermindert.

4 Grundlagenforschung für die Psychiatrie des 21. Jahrhunderts

„Für jedes menschliche Problem gibt es immer eine einfache Lösung – klar, einleuchtend und falsch."
H. L. Mencken

Die psychiatrische Ausbildung hat sich in den letzten beiden Jahrzehnten grundlegend verändert. Während geisteswissenschaftliche Fragen, die Epidemiologie, die Operationalisierung psychischer Phänomene und die sozialpsychiatrische Rehabilitation inklusive gemeindepsychiatrischer Konzepte das Fach bis in die 1980er-Jahre dominierten, infiltrierte zum Ende des 20. Jahrhunderts die Biologie geistiger Prozesse – und damit die klinischen Neurowissenschaften mit ihren immer differenzierteren Werkzeugen – zunehmend die Psychiatrie und auch die akademische Psychotherapie. Heute beschäftigen Genetik, Tiermodelle, experimentelle Neuropsychologie, Fragen zum Social Brain, zur Ich-Einheit und zu den Mechanismen von Entscheidungsfindung und Erwartungshaltung interdisziplinäre Forschergruppen aus der Grundlagenforschung und bereichern mit ihren Fragen und Antworten die Psychiatrie. Wie unterscheiden sich beispielsweise das männliche und das weibliche Gehirn und was hat die Gender-Frage möglicherweise für Auswirkungen auf die Psychiatrie? Welchen Einfluss haben zirkadiane und soziale Rhythmen und damit auch Ernährung und Schlaf auf die Hirn(-dys-)funktion? Solche grundlegenden Fragen sollten im Alltag der klinischen Psychiatrie eine Rolle spielen. Im folgenden Kapitel soll ohne Anspruch auf Vollständigkeit ein kleiner Einblick in diese für das Verständnis der Psychiatrie des 21. Jahrhunderts relevanten Grundlagen vermittelt und das Interesse an der Vertiefung dieses Einblicks geweckt werden.

4.1 Genetik

■ Grundlagen

Genetik bildet eine wesentliche Grundlage des in Kapitel 1 (s. S. 9) erläuterten Modells psychiatrischer Erkrankungen. Daher erscheint es sinnvoll, sich etwas intensiver damit zu beschäftigen. Das menschliche Genom zählt ca. 25 000 Gene. Die gesamte DNA ist aus ca. 3,2 Mio. Basenpaaren zusammengesetzt, die jeweils aus einer Purin- (dem Nukleotid Guanin oder Adenin) und einer Pyrimidinbase (dem Nukleotid Zytosin oder Thymin) bestehen.

Auf 1000 Basenpaaren in der Textur der DNA ist etwa 1 „Tippfehler" zu finden. Solche „Tippfehler" werden als „Einzelnukleotid-Polymorphismen" (SNP) bezeichnet. Varianten im genetischen Code kommen auch in Clustern, sog. Haplotypen, vor. Ein Haplotyp ist als eine charakteristische Folge von unabhängigen DNA-Markern auf demselben DNA-Strang (Chromosom) definiert.

Einzelnukleotid-Polymorphismen oder Haplotypen im Genom müssen für Gene nicht unbedingt funktionell bedeutsam sein. Hat ein spezifisches Gen aber verschiedene Varianten, die funktionell von Bedeutung sind, so werden diese als Allele oder Allelvarianten bezeichnet. Sie können sich qualitativ auf das Genprodukt auswirken; dabei kann z. B. ein funktionell weniger aktives oder aktiveres Protein (z. B. ein Rezeptor oder Enzym) entstehen.

Ein Gen hat einen komplexen Aufbau mit einer Kontrollregion und einer codierenden Region (Abb. 4.1). Die Kontrollregion besteht grob vereinfacht aus einer regulatorischen Einheit und dem Promotor. Innerhalb der codierenden Region gibt es Introns und Exons. Nur Teile dieser Region, der

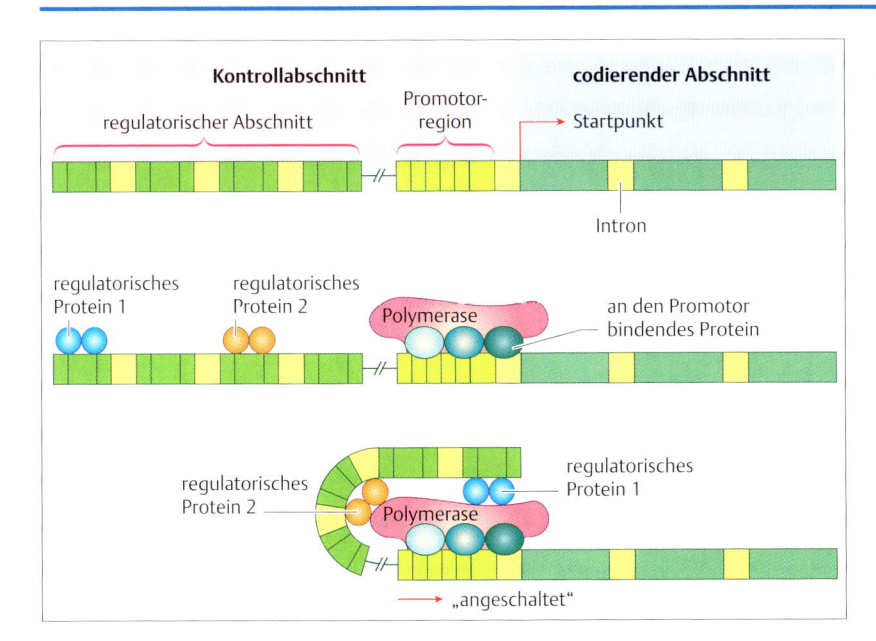

Abb. 4.1 Aufbau eines Gens sowie Regulation der Genaktivität.

sog. Open Reading Frame, codieren letztendlich für den Aufbau des Genprodukts.

■ Familien- und Zwillingsforschung, Human Genome Project

Die genetische Forschung in der Psychiatrie begann in den 1970er-Jahren mit Familien- und Zwillingsuntersuchungen. Dabei zeigte sich, dass die großen psychiatrischen Erkrankungen, wie die Gruppe der Schizophrenien, die Depressionsneigung, ADHS oder die Suchtneigung, einen genetischen Hintergrund haben. Zur Verfeinerung dieser Erkenntnis erfolgten Linkage-Analysen über das gemeinsame Auftreten von Genmarkern und die Erkrankung innerhalb von Familien. In Assoziationsstudien zwischen verschiedenen Familien mit Erkrankten (z. B. an Schizophrenie) wurde versucht, die gemeinsamen Genmarker zu ermitteln, die bei den erkrankten Familienmitgliedern auftraten. Diese relativ groben Instrumente der Linkage- und Assoziationsstudien werden zunehmend durch Gesamtgenomuntersuchungen abgelöst, seit das Humane Genome Project (fast) alle Buchstaben der Genbibliothek des Menschen identifiziert hat.

■ Genetik für den praktischen Alltag des Psychiaters und Psychotherapeuten bedeutet eine sorgfältige Familienanamnese, insbesondere bei affektiven Störungen, Alkohol- und Drogenabhängigkeit und Psychosen (Milne et al. 2009). Bei einer psychischen Neuerkrankung ist es prognostisch und für den Ressourceneinsatz wichtig zu wissen, ob es in der direkten Verwandschaft manifeste psychische Erkrankungen gab bzw. gibt, da bei familiärer Belastung mit einer aufwendigeren Therapie zu rechnen ist und auch der Psychoedukation eine besondere Bedeutung zukommt. ■

■ Gene, Hirnfunktion und Kognition bzw. Emotion (4. Beispiel)

Zu den am besten untersuchten Allelvarianten in der Psychiatrie gehört das COMT-Gen. Die COMT ist ein Enzym im synaptischen Spalt, das biogene Amine abbaut. Eine der Varianten des COMT-Gens, der sog. Valin-Methionin-Polymorphismus, kommt nur beim Menschen vor (Humanvariante). Der Einzelnukleotid-Polymorphismus mit dem veränderten Basenpaar liegt an Position 158 in der codierenden Region und führt dazu, dass im Genprodukt die Aminosäure Valin gegen die Aminosäure Methionin ausgetauscht wird. Die veränderte Aminosäurenstruktur der COMT, der humane Methionintyp, geht mit geringerer Enzymaktivität und damit mehr Dopamin im synaptischen Spalt (z. B. im präfrontalen Kortex) einher. Auf der Ebene des Verhaltens und Erlebens ist dieser Zustand assoziiert mit erhöhter Inflexibilität, verstärkter Schmerzsensitivität, schlechterer Stimmung und vermehrter Feindseligkeit, allerdings auch mit einem besseren Arbeitsgedächtnis. Auf der Systemebene beeinflusst das Gen das Signal-Rausch-Verhältnis und damit die Effizienz des dorsolateralen präfrontalen Kortex (Goldberg u. Weinberger 2004). Smolka u. Mitarb. (2005) zeigten außerdem, dass die humane Methioninvariante des COMT-Gens die Amygdalafunktion auf negative emotionale Stimuli hin verstärkt.

Dieser Genotyp beeinflusst also nicht nur die Funktion des Gehirns beim Arbeitsgedächtnis, sondern auch die Reaktion auf spezifische emotionale Reize. Da aber 1 Gen nicht allein wirksam wird, wurde weiter untersucht, wie dieser Genotyp mit anderen Genotypen auf der Ebene der Gehirnfunktion und des Verhaltens interagiert. Dreher u. Mitarb. (2009) stellten dabei fest, dass sich aus der Kombination des humanen Methionintyps (Methyl-COMT) mit einem weiteren Genotyp des dopaminergen Systems, der 10-Repeat- (10R-)Variante des Dopamintransporters (DAT-10R), nicht nur ein additiver Effekt auf die Reagibilität des Reward-Systems, sondern auch ein epistatischer Effekt ergibt. „Epistatisch" bedeutet, dass ein Gen den Phänotyp eines *anderen* nicht-linear beeinflusst. Die Kombination aus der Methionin-COMT und der DAT-10R-Variante hat gleichzeitig auf die Funktion des anterioren Zingulums und des präfrontalen Kortex einen additiven Effekt. In weiteren Untersuchungen wurde gezeigt, dass sowohl Genkombinationen mit geringer als auch mit hoher Dopaminverfügbarkeit auf der Verhaltensebene zu ausgeprägter Neugier und Sensationslust (kalte und heiße „Sensation Seeker") führen (Yacubian et al. 2007).

Die Wirkung von Geninteraktionen auf das Verhalten bzw. die klinische Symptomatik ist vielfältig; sie lässt sich nicht einfach durch Addition und Subtraktion ermitteln und wird durch Gen-Umwelt-Interaktionen noch komplizierter. Viele weitere Forschungsanstrengungen sind notwendig, um diese Komplexität vollständig zu verstehen; der eingeschlagene Weg ist jedoch erfolgversprechend.

■ Arzneimittelwirkungen und -nebenwirkungen

Genvarianten beeinflussen auch Wirkungen und Nebenwirkungen von Medikamenten; umgekehrt können Medikamente (und Psychotherapie) Auswirkungen auf die Genexpression und auf Persönlichkeitsmerkmale haben (Silva et al. 2010). Die S-Variante des Serotonintransportergens geht nicht nur mit einem verstärkten Neurotizismus und einer erhöhten Angst- und Depressionsneigung einher, sondern nach Hu u. Mitarb. (2007) auch mit mehr Nebenwirkungen nach Einnahme des Serotonin-Wiederaufnahmehemmers Citalopram. Ein Patient mit wenigen Nebenwirkungen auf Citalopram hat wahrscheinlicher die L-Version dieses Gens. Allerdings ist diese günstige Genvariante nicht mit einer besseren Wirkung des Serotonin-Wiederaufnahmehemmers assoziiert. Andererseits wirken sich Serotonin-Wiederaufnahmehemmer im Gegensatz zu Plazebo und Psychotherapie unabhängig von ihrer Depressionswirkung günstig auf das Persönlichkeitsmerkmal Neurotizismus aus (Tang et al. 2009). Eine individiualisierte Pharmakotherapie wird in Zukunft kaum ohne Genotypisierung auskommen.

Ein wichtiges Gen für die Pharmakogenetik ist auch das Arzneimitteltransportergen ABCB1 (ATP-binding Cassette Sub-family B Member 1), der auch als P-Glykoprotein bezeichnet wird. Bei bestimmten Medikamenten, wie z. B. Antiepileptika oder Antidepressiva, ist ABCB1 wesentlich für die aktive Ausschleusung des Arzneimittels aus den Zielzellen im Nervensystem. Vom ABCB1-Gen sind verschiedene Allelvarianten bekannt, die zu einer stärkeren oder schwächeren Transportleistung führen. Bei Patienten mit homozygoter Zytosinvariante wird das Medikament (z. B. ein Serotonin-Wiederaufnahmehemmer) schnell aus den Zellen entfernt, bei Patienten mit Tyrosinvariante („T-Carrier") nur langsam. Ein T-Carrier mit 1 oder 2 Tyrosinallelen hat daher laut Uhr u. Mitarb. (2008) eine Wahrscheinlichkeit von 70 %, innerhalb von 6 Wochen auf ein Antidepressivum aus der Gruppe der Serotonin-Wiederaufnahmehemmer zu reagieren, ein homozygoter Zytosinträger nur eine Wahrscheinlichkeit von 40 %. Bei Mirtazapin, dessen Kinetik nicht vom ABCB1 abhängt, wirken sich diese Allelvarianten nicht auf die Responder-Rate aus, die für alle genannten Genotypen bei 50 % liegt. Würde der verordnende Arzt den Genotyp seiner Patienten kennen, würde er homozygoten Zytosinträgern primär keinen Serotonin-Wiederaufnahmehemmer oder ein duales Antidepressivum geben.

■ Komplexe genetische Strukturvariationen

Die Einzigartigkeit eines Individuums beruht aber nicht nur auf Einzelnukleotid-Polymorphismen und Haplotypen. Gene sind außerdem noch redundant; dasselbe Gen kommt mehrfach im Genom vor und bildet mit anderen Genen zusammen unterschiedliche strukturelle Konstellationen. So hat *ein* Mensch beispielsweise die Gene ABC (Referenz in dieser Reihenfolge) auf einem Chromosom, ein *anderer* an dieser Stelle aber in der Reihenfolge CBA (Inversion). Ein *weiterer* Mensch hat noch das Gen D dazwischen (ADBC; Insertion). Beim *nächsten* fehlt ein Gen an dieser Stelle (AC; Deletion), doch er hat an anderer Stelle die Strukturvariante ABCCCC (Genzahlvariante). Jeder hat die Gene A, B und C in seinem Genom, aber mehrfach in unterschiedlicher genetischer Struktur, die wiederum Auswirkungen auf die Funktion der Gene bzw. die Vulnerabilität des Trägers für Krankheiten haben kann (Pennisi 2007; Tab. 4.1).

Dass bestimmte Strukturvarianten in etwa 10 Genomregionen das Risiko der Entstehung eines Typ-2-Diabetes erhöhen, ist seit einiger Zeit bekannt. Dabei korreliert die Summe der Strukturvarianten mit der Vulnerabilität; wer keine Varianten aufweist, hat ein niedriges normales, wer 3 hat, ein leicht erhöhtes (um 5–10%), und wer alle hat, ein stark erhöhtes Risiko (um 30–50%). Ähnliches gilt auch für andere polygenetische Krankheiten, wie etwa Hypertonie oder koronare Herzerkrankung. Hier ist kein einzelnes Gen für die Pathogenese verantwortlich, aber Strukturvarianten und spezifische Haplotypen steigern die Vulnerabilität.

Auch bei Patienten mit Schizophrenie kommen bestimmte seltene Strukturvarianten überproportional häufig vor. Walsh u. Mitarb. (2008) fanden Gendeletionen und -duplikationen bei 5% der gesunden Kontrollen, aber bei 15% der Patienten mit Schizophrenie und sogar bei 20% der Patienten mit frühem Krankheitsbeginn. Die bekannten genetischen Strukturvarianten beim schizophrenen Spektrum betreffen überwiegend die Bereiche Hirnentwicklung (Neuroregulin), Plastizität und Neurotransmission (u. a. dopaminerges und glutamaterges System; s. auch S. 103).

■ Gene Imprinting und Epigenetik

Gene Imprinting

Neben den Einzelnukleotid-Polymorphismen, den Suszeptibilitätsallelen und den Strukturvarianten spielen auch der intrauterine Geschlechterkampf (Gene Imprinting) und besonders die Epigenetik eine wesentliche Rolle für die Vulnerabilität eines Individuums. Gene Imprinting ist die Lösung des Problems, dass nach der Vereinigung von Eizelle und Spermium für jedes Gen 2 Allele vorliegen: Welches der beiden, das mütterliche oder väterliche, soll beim Kind exprimiert werden? Zur Klärung dieser Frage findet interauterin eine Art „Tauziehen der Geschlechter" statt (Badcock u. Crespi 2008). Abhängig von verschiedenen Faktoren, zu denen auch Umweltvariablen, wie Infekte, Ernährung usw., gehören, wird bei der einen Schwangerschaft das männliche Gen exprimiert (auch bei einem Mädchen) und bei der anderen das weibliche (auch bei einem Jungen). Gen Imprinting wird z. B. als Pathomechanismus beim Autismusspektrum diskutiert.

Epigenetik

Von weit größerer Bedeutung für die Psychiatrie ist jedoch wohl die Epigenetik. Sie beschreibt die Interaktion von Genen und Umweltfaktoren. Bei einem angeschalteten DNA-Abschnitt erleichtern Azetylgruppen an den Histonproteinen das Ablesen und Abschreiben der DNA und somit die Genexpression. Methylgruppen auf der DNA hingegen schalten den DNA-Abschnitt stumm (Abb. 4.2). Bei frühem Stress in den ersten Lebensjahren werden Gene durch

Tabelle 4.1 Beträchtliche individuelle genetische Variabilität durch Strukturvariation (nach Pennisi).

Strukturvariante	Anordnung der Gene A, B und C
normal	A–B – C
Inversion	C – B – A
Insertion	A–D – B–C
Deletion	A–C
Genzahlvariante	A–B – C – C – C – C

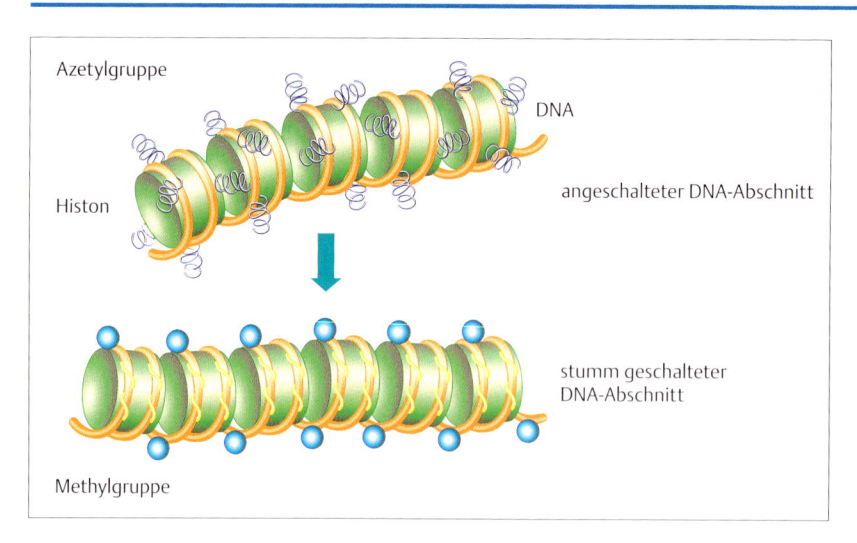

Abb. 4.2 Methylierung und Epigenetik.

DNA-Methylierung mithilfe der DNA-Methyltransferase ausgeschaltet. Chronischer Stress bei Erwachsenen führt zur Histonmethylierung via Histonmethyltransferase. Durch Umweltereignisse, wie mangelnde Fürsorge, Dysstress, Verkehrsunfall, Mangelernährung, sexuellen Missbrauch usw., werden Gene in ihrer Funktion so aus- oder angeschaltet bzw. auf- oder abreguliert. Die epigenetisch über individuelle Umweltvariablen veränderte Transkription beeinflusst in sensiblen Phasen der Hirnentwicklung auch die Vulnerabilität für psychische Erkrankungen (Krishnan u. Nestler 2008).

McGowan u. Mitarb. (2008) untersuchten das Ausmaß der Methylierung im Hippokampus von Suizidtoten und einer Kontrollgruppe mit anderen Todesursachen. Die Suizidtoten hatten im Hippokampus weit mehr methylierte, also ausgeschaltete, Gene als die übrigen Verstorbenen und damit auch eine veränderte Hippokampusfunktion. Dies aber kann bedeuten, dass sich die Amygdala als „funktionelle Gegenspielerin" des Hippokampus (Canli et al. 2006) in ihrer Funktion als Angst- und Aggressionsgenerator ebenfalls verändert. Angst und Autoaggression aber gehören zum Suizid.

In Nachfolgeuntersuchungen (McGowan et al. 2009) wurde gezeigt, dass – in exakter Übereinstimmung mit früh misshandelten Nagern – beim Menschen ein spezifisches Gen im Hippokampus methyliert ist, das Glukokortikoidrezeptorgen NR3C1, was die enge Beziehung zum Stresssystem verdeutlicht. Unabhängig davon wurde gezeigt, dass früher Lebensstress auch morphologische Veränderungen in stresssensiblen Hirnarealen von Primaten bewirkt (Spinelli et al. 2009).

Diese Untersuchungen lieferten damit Hinweise, dass eine epigenetische Modulation der Transkription in der Pathophysiologie des Suizids eine Rolle spielen könnte und dass frühe Stresserfahrung auf unterschiedlichen Ebenen (Gene, Morphologie, Emotion) bleibende Veränderungen im Gehirn und im Organismus hinterlässt, die sich auf die Pathophysiologie von affektiven Störungen auswirken. Daher wurde versucht, diesen epigenetischen Prozess zu hemmen oder umzukehren (Ganesan et al. 2009). Für die affektiven Störungen werden derzeit Histondeazetylaseinhibitoren als potenzielles neues Antidepressivum getestet (Covington et al. 2009).

■ Transposonen: Mobile DNA-Elemente machen jedes Gehirn einzigartig

Als weiterer Mechanismus für die Einzigartigkeit eines Gehirns wurden „springende Gene" entdeckt. Diese Transposonen sind DNA-Abschnitte, die sich selbstständig an eine andere Stelle des Genoms einbauen können und zu Veränderungen von Genen bzw. spontanen Mutationen führen. Transposonen spielen so eine in der Evolution wichtige Rolle, insbesondere, wenn sie in Spermien und Eizellen aktiv werden. Sowohl an genetisch veränderten Mäusen (Muotri et al. 2007 u. 2009) als auch in humanen neuralen Vorläuferzellen aus dem Hippokampus (Yeo et al. 2007) und in Gewebeproben Verstorbener (Coufal et al. 2009) konnten mit speziellen Methoden mobile Gene nachgewiesen werden. Es wird vermutet, dass Transposonen durch Umweltfaktoren modifiziert werden, an der neuronalen Plastizität beteiligt sind und zur Einzigartigkeit unserer Individualität beitragen. Neben den o.g. Mechanismen machen Transposonen besonders deutlich, dass die Genetik nicht statisch, sondern höchst plastisch ist und ungeahnte Potenziale zum Verständnis normaler und pathologischer Zustände in sich birgt.

■ Genetische Reprogrammierung: Primärprävention psychischer Störungen?

Im Zusammenhang mit der Genetik soll noch auf ein weiteres aktuelles Thema der Grundlagenforschung hingewiesen werden: die genetische Reprogrammierung von Zellen (Dimos et al. 2008), die zukünftig möglicherweise auch Auswirkungen auf die Psychiatrie haben kann. Dabei wird versucht, die „Uhr" der Zell- und Gehirnentwicklung zurückzudrehen, indem bereits intrauterin über Vektoren andere Genvarianten eingeschleust werden. Dies könnte für früh angelegte Erkrankungen, wie die amyotrophe Lateralsklerose, den Morbus Parkinson, Subgruppen der Schizophrenie oder das ADHS, relevant sein, die sich erst später manifestieren, aber schon intrauterin eingeleitet werden. Die Methoden, wie Gene in den Entwicklungsprozess eingebracht werden können, sind inzwischen erarbeitet. Die Untersuchung der Reprogrammierung, zunächst im Tiermodell, kann zu neuen pathogenetischen Erkenntnissen führen, die irgendwann für die Prävention und Therapie nutzbar werden.

■ Ausblick

Momentan bilden Ansätze zur personalisierten Behandlung und die Genetik des Verhaltens (Holden 2008) weltweite Forschungsschwerpunkte: Welche genetische Ausstattung ist verantwortlich für Nebenwirkungen oder das Ansprechen von Behandlungsverfahren? Welche Konstellationen führen zu Aggressivität, besonderer Bindungsfähigkeit, herausragenden mathematischen Fähigkeiten, Ängstlichkeit, Neurotizismus, Introversion, Sensationslust, erhöhtem Suchtpotenzial usw.? Heute ist klar, dass solche Persönlichkeitszüge nicht auf ein einziges Gen zurückgehen und dass Persönlichkeit kein stabiles Konstrukt, sondern ebenso wie Intelligenz veränderbar ist. Wie viele Gen- oder Strukturvarianten aber machen die Persönlichkeitszüge eines Menschen letztlich aus? Und welchen Beitrag leisten dazu Transposonen und die Epigenetik? Da der Mensch nur etwa 25 000 Gene besitzt, muss es sich letztendlich um eine überschaubare Anzahl von Faktoren handeln, die aber eine beträchtliche Zahl von individuellen Konstellationen erzeugen.

In Deutschland herrscht momentan noch größere Zurückhaltung als in den USA, wenn es um Gene und diagnostische Gentestung geht, besonders in der Psychiatrie. Dies hat mit der deutschen Geschichte und mit tief in der Bevölkerung und der Politik verankerten Weltbildern zu tun. Aber auch international polarisieren Gentests für psychiatrisches Risiko Forscher und Ärzte (Couzin 2008), auch wenn im Grunde Einigkeit darin besteht, dass die wünschenswerte personalisierte Therapie – ebenso wie in anderen medizinischen Disziplinen – ohne Genetik nicht möglich sein wird. Um selbst ein Gefühl für die Komplexität des Themas, aber auch für die damit zusammenhängenden Chancen zu entwickeln, sollte eine möglichst unmanipulierte Informationsbasis genutzt werden, wie sie nur die wissenschaftliche Primärliteratur aus hochrangigen Zeitschriften bietet. Patienten sind in der Regel damit überfordert, den Nutzen und die Reichweite von Gentests zu beurteilen, und benötigen eine professionelle und verständliche Aufklärung. Dafür aber muss der Arzt selbst wissen, worum es geht, und sich seiner eigenen Weltbilder und Vorurteile bewusst sein.

4.2 Bedeutung von Tiermodellen für die Psychiatrie

Im Zusammenhang mit Plastizität und Lernen wurden schon wichtige Tiermodelle vorgestellt (s. S. 55). Tiermodelle sind aber auch für die Erforschung psychopathologischer Phänomene und die Entwicklung neuer Therapieverfahren unabdingbar (u.a. Reviews von Arguello u. Gogos [2006] und von Krishnan u. Mitarb. [2008]). Tierstudien können als klassische Verhaltensexperimente durchgeführt werden, wie z.B. Arbeitsgedächtnisexperimente, in denen Schimpansen mit Menschen verglichen werden (Inoue u. Matsuzawa 2007). Auch für die Maus und die Ratte wurden zahlreiche Tiermodelle entwickelt, die das Testen kognitiver Funktionen wie Kurz- oder Langzeitgedächtnis und exekutive Funktionen erlauben. Darüber hinaus gibt es beispielsweise Mausmutanten zur Erforschung von Zwangsphänomenen (Welch et al. 2007) oder das Federschwanzspitzhörnchen als Tiermodell für die erfolgreiche Adaption an Alkohol (Wiens et al. 2008).

Maus

Tiermodelle sind auch für emotionale Prozesse, wie Angst und Panikverhalten, verfügbar. Die Maus eignet sich sogar als Tiermodell für Empathie. Langford u. Mitarb. (2006) wiesen nach, dass die Schmerzempfindlichkeit einer Maus in Anwesenheit einer vertrauten Maus signifikant unterschiedlich zur Schmerzempfindlichkeit ohne diese Begleitung ist. Sie schlossen daraus, dass eine vertraute Maus „Empathie" für ihre Nachbarmaus ausstrahlt. Demnach kann die Maus auch als ein Modell für die soziale Modulation von Gefühlen und Empfindungen herangezogen werden.

Zebrafisch

Der Zebrafisch ist ein wunderbares Tiermodell für das Screening von Psychopharmaka (Rihel et al. 2010) ebenso wie für die frühe Hirnentwicklung und die Schlafforschung. So konnten Rawashdeh u. Mitarb. (2007) am Zebrafisch eine negative Korrelation zwischen der Melatoninkonzentration und der Gedächtnisbildung zeigen. Keller u. Mitarb. (2008) gelang es, die frühe Embryonalentwicklung des Zebrafischs inklusive Hirnentwicklung minutiös zu rekonstruieren. Sie zeichneten zunächst mit spezieller Mikroskoptechnik (Scanned Light Sheet Microscopy) auf, was in den ersten 100 min der Entwicklung (von 2 auf 64 Zellen) abläuft. Dann codierten sie diese 64 Ausgangszellen farblich, sodass das Programm die weitere Entwicklung jeder einzelnen Zelle verfolgen und farblich separiert darstellen konnte, welche Strukturen jeweils daraus entstanden. Die Aufzeichnung der folgenden 900 min zeigte, dass die ersten 1000 min des individuellen Lebens ein hoch dynamischer Prozess sind, der sehr geordnet und strukturiert abläuft. Mit dieser Methode gelang es erstmalig, diese frühe Phase des Lebens, die beim Menschen prinzipiell ähnlich abläuft, minutiös zu beobachten. Auf der Basis dieser Methodik sind als nächste Schritte im Tiermodell Manipulationen der Entwicklung an bestimmten Stellen und zu bestimmten Zeitpunkten möglich, die Erkenntnisse über die Bedeutung von Entwicklungsschritten und Strukturen für Erkrankungen liefern können.

Seeigel

Ein weiteres Tiermodell ist der Seeigel, der ähnlich viele Gene (ca. 23 000) wie der Mensch hat. Fast ⅓ der Seeigelgene sind homolog zu denen des Menschen. Er wird u. a. als Tiermodell für den Morbus Huntington benutzt (Sodergren et al. 2006).

Fruchtfliege

Die Fruchtfliege Drosophila ist ein universelles Tiermodell sowohl für das Nervensystem (z. B. Aufmerksamkeit und Gedächtnis, einschließlich ADHS; Van Swinderen u. Brembs 2010) als auch für das dem Nervensystem verwandte Immunsystem. Proteine, welche die Embryonalentwicklung und die Infektabwehr von Drosophila steuern, sind in ähnlicher Form auch beim Menschen zu finden. Diese Toll-like Rezeptoren können zur Entwicklung neuer immunstimulierender Medikamente führen (Siegmund-Schultze 2007).

■ Tiermodelle, die einen Erkenntnisgewinn in der Psychiatrie versprechen, betreffen demnach eine Reihe von Spezies von der Fruchtfliege bis zum Schimpansen und eignen sich zur Untersuchung unterschiedlichster Fragestellungen von der Hirnentwicklung bis zu komplexen Gefühlen, wie Empathie, oder Sozialverhalten. ■

4.3 Was treibt uns bei Entscheidungen an?

Für eine erste Antwort auf diese Frage eignet sich die aus der Antike abgeleitete Metapher vom großen roten Elefanten und dem kleinen weißen Pony (Lehrer 2006): Das Ich im Hier und Jetzt mit seinen Hirnwerkzeugen (u. a. Motorik, Sensorik, Sprache) ist dabei ein römischer Kampfwagen, der von einem kleinen weißen Pony und einem großen roten Elefanten gezogen wird (Abb. 4.3). Das kleine

4.3 Was treibt uns bei Entscheidungen an?

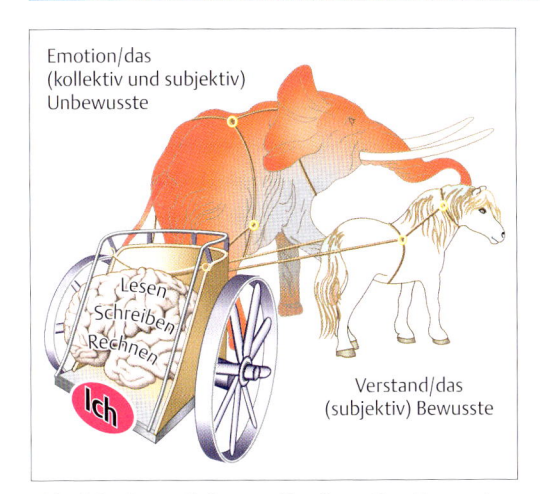

Abb. 4.3 Roter Elefant, weißes Pony: Emotion und Verstand leiten das „Ich im Hier und Jetzt".

weiße Pony vertritt den Verstand und das subjektiv Bewusste, der große rote Elefant steht für die Emotion und das kollektiv und subjektiv Unbewusste, für Angst und Lust, Crime and Sex. Betrachtet man die zugehörige Informationsverarbeitung, so kann der Verstand über kortikale Areale 4–7 Aspekte gleichzeitig bearbeiten (entsprechend 50 Bit/s). Die Emotion dagegen schafft bis zu 64 Aspekte gleichzeitig (über 5 Mio. Bit/s).

■ Unbewusste Prozesse und „freie" Entscheidung

Das große Thema des Unbewussten wurde in den letzten Jahren unter dem Aspekt der freien Entscheidung kontrovers diskutiert: Sind subjektiv „freie" Entscheidungen bereits durch eine vorausgehende unbewusste Hirnaktivität determiniert? Befunde aus der Hirnforschung sprechen dafür, wobei der Begriff der Freiheit und des freien Willens in einem größeren Zusammenhang diskutiert werden müsste: Schon 2–3 s vor einer motorischen Handlung lässt sich im Gehirn ein elektrophysiologisches Korrelat dafür aufzeichnen. Soon u. Mitarb. (2008) gelang es nun mit verfeinerter Bildgebungstechnik, die zerebrale Aktivität, die das Ergebnis einer (subjektiv freien) Entscheidung codierte, im präfrontalen und parietalen Kortex schon bis zu 10 s vor dem Bewusstwerden der Entscheidung nachzuweisen. Im Gehirn laufen also Prozesse weit vor der subjektiven Bewusstwerdung ab. Aber es geht noch weiter: Aus den Mikromustern dieser vorausgehenden Aktivität im Frontalhirn lässt sich eine Entscheidung (z. B. ein Knopfdruck in einem Experiment) bereits vorhersagen, die dem Probanden erst einige Sekunden später kurz vor der motorischen Ausführung bewusst wird. Somit bereitet – im Bild der oben eingeführten Metapher gesprochen – der „rote Elefant" Entscheidungen vor, die der später entwickelte Kortex und damit der bewusste Verstand moduliert und möglicherweise auch nur zur Kenntnis nimmt.

■ Wie gelangt man zu einer befriedigenden Entscheidung?

Gelingt dies eher durch einen einfachen oder eher durch einen komplexen Prozess der Entscheidungsfindung? Dijksterhuis u. Mitarb. (2006) untersuchten diese sehr praktische Fragestellung anhand zweier unterschiedlicher Strategien beim Kauf einer neuen Küche. Die eine Gruppe regelte diese komplexe Kaufentscheidung, die 12 verschiedene Aspekte betraf, an 1 Tag, die andere Gruppe besuchte vor der Entscheidung 3 Monate lang zahlreiche Küchenhäuser. Verglichen wurde die Zufriedenheit mit der Kaufentscheidung nach 6 Monaten. Das Ergebnis wurde übrigens nicht durch verschiedene Vorgehensweisen infolge unterschiedlicher Persönlichkeiten beeinflusst; diese Variable wurde durch die Gruppenzusammensetzung ausgeglichen.

Im Endeffekt waren die Menschen, die diese komplexen Entscheidungen mehr oder minder intuitiv und ohne Anstrengung erledigten – sie gingen am Samstag zu einem Küchenhändler, nannten ihre Eckpunkte (z. B. Preis bis 5000 €, Küchenfläche 20 m^2, Pastelltöne, keine Profiansprüche an die Küchenfunktionen) und entschieden spontan nach der Stimmigkeit des Angebots und der Freundlichkeit der Beratung –, nach 6 Monaten in mehr als 60 % der Fälle mit ihrer Entscheidung zufrieden. Dagegen waren die Probanden, die 3 Monate lang jeden Samstag Küchenhäuser besuchten und sich die komplexe Thematik der Schubfächer, Außenfronten, Elektrogeräte usw. minutiös erarbeiteten, um dann erst über ihre Küche zu entscheiden, nach 6 Monaten nur in 20 % der Fälle mit ihrer Entscheidung zufrieden.

In einer weiteren Untersuchung der Autoren zum Kauf von Zahnpasta, einer Entscheidung mit nur 4 Aspekten (Preis, Farbe, Geschmack, Verpa-

> **Achtsamkeit und Entschleunigung**
>
> In seiner Weihnachtsansprache 2009 sprach der damalige Bundespräsident Köhler von der Notwendigkeit zu mehr Achtsamkeit in der Gesellschaft. In Management-Seminaren wünschen sich die Leistungsträger Entschleunigung, um sich bei ihren wichtigen Entscheidungen im Alltag die „notwendige Zeit nehmen zu können". Zur Vorbeugung eines Burn-outs möchten sie außerdem „raus aus dem Laufrad". Was bedeutet dies konkret? Dazu gibt es viele Theorien und Ansätze; hier sei nur kurz eine praktische Möglichkeit angedeutet: Widmen Sie sich ganz der einen Sache des Augenblicks und vermeiden Sie möglichst das Multitasking. Ophir u. Mitarb. (2009) wiesen in einer Studie nach, dass Multitasker stärker ablenkbar sind und eine schlechtere Arbeitsspeicherleistung haben. Wenn ich zuhöre, widme ich mich ganz meinem Partner und dem Gesprächsthema. Wenn ich gehe, gehe ich. Wenn ich laufe, laufe ich. Wenn ich esse, esse ich ganz bewusst. Wenn ich schreibe, schreibe ich und erlaube meinen Gedanken und Ideen freien Auslauf. Wenn ich E-Mails beantworte, gehe ich nicht ans Telefon. Achtsamkeit beginnt bei uns selbst; Entschleunigung entsteht im Erleben des Augenblicks, im Hier und Jetzt.

ckung), waren dagegen mit 55 % zu 40 % diejenigen Käufer zufriedener, die sich ihre Entscheidung bewusst erarbeitet hatten. Komplexe Entscheidungen sollte man demnach eher dem roten Elefanten überlassen, während bei einfachen Entscheidungen Bewusstsein und praktische Vernunft hilfreich sein können (manchmal gibt es unten im Regal die gleichen Inhalte zum halben Preis …).

■ Entschlossene und unentschlossene Wähler

Vor Wahlen werden entschlossene Wähler mit stabiler Parteienbindung von unentschlossenen unterschieden. Galdi u. Mitarb. (2008) untersuchten in einem komplexen Experiment die Entscheidungsfindung von Wählern mit folgenden Ergebnissen: Ein entschlossener Wähler kann 14 Tage vor seiner Wahlentscheidung klar seine Meinung zu politischen Fragen und den zur Wahl stehenden personellen Alternativen ausdrücken und diese auch begründen. Die Wahrscheinlichkeit, dass er sich bei der Wahl an diese Aussagen hält, ist mit 85 % ziemlich hoch. Wer 14 Tage vor einer Entscheidung weiß, warum er etwas tut, bleibt seiner Überzeugung mit hoher Wahrscheinlichkeit trotz medialen Manipulationsversuchen treu.

Unentschlossene Wähler sind sich ihrer Entscheidung 14 Tage vor einer Wahl noch nicht bewusst. Die Analyse unbewusster Assoziationen und bewusster Meinungsäußerungen dieser Wähler lässt aber eine Vorhersage ihrer zukünftigen Wahlentscheidung zu. Dies bedeutet zweierlei:

1. Da die Unentschlossenen sich ihrer unbewussten Assoziationen nicht bewusst sind, sind sie kurzfristig durch Wahlpropaganda beeinflussbar. So kann es geschehen, dass sie Gründe für ihre (noch unbewussten) Vorlieben konfabulieren, die sie im Rahmen der Wahlpropaganda „aufgeschnappt" haben.
2. Entscheidungen sind oft schon unbewusst gefallen, wenn die Betreffenden sich noch als „unentschlossen" bezeichnen. Dies ist einer der Gründe, warum Wahlprognosen bei einem großen Anteil unentschlossener Wähler schwierig sind.

■ Denken hilft zwar, nützt aber häufig nichts

Aspekte des Unbewussten tragen maßgeblich zu Entscheidungsprozessen bei. Die Amygdala, der Angst- und Aggressionsgenerator, ist ein wesentliches neuronales Korrelat dieser unbewussten Aspekte. Das verdeutlicht auch die Arbeit von De Martino u. Mitarb. (2006), in der sich Probanden nach einer der folgenden beiden Ansagen für oder gegen ein Spiel entscheiden sollten:

- *1. Aussage:* „Hier haben Sie 50 €; behalten Sie 20 € oder spielen Sie um 50 €."
- *2. Aussage:* „Hier haben Sie 50 €; verlieren Sie 30 € oder spielen Sie um 50 €."

Das finanzielle Ergebnis für die Probanden, die während des Experiments mit fMRT untersucht wurden, war letztlich dasselbe. Dennoch entschieden sich weniger Probanden, die das Wort „behalten" hörten, zum Spielen, während das Wort „verlieren" eher dazu animierte.

Dieser Effekt des Rahmens (Frame), in dem Alternativen angeboten werden, auf die Entscheidungsfindung spiegelt sich in einer unterschiedlichen Aktivität der Amygdala wider. Wird Gewinn signalisiert („behalten"), steigt die Amygdalaaktivität und unterstützt den Entschluss, kein Risiko einzugehen und den Gewinn festzuhalten. Im Verlust-Frame dagegen gibt die Amygdala das Signal zum Spielen.

Die Amygdala nimmt wahrscheinlich eine Schlüsselrolle in dem emotionalen System ein, das Entscheidungen beeinflusst. Im Modell der menschlichen Entscheidungsfindung sind emotionale Prozesse jedenfalls bedeutender als kognitive. Sie beeinflussen auch Kaufentscheidungen. Kaufen und Verkaufen sind im Prinzip ähnliche Entscheidungen; in beiden Fällen wird etwas hergegeben, beim Kaufen Geld und beim Verkaufen z. B. Ware. Das Gehirn beurteilt die beiden Vorgänge aber ziemlich unterschiedlich: Nach Weber u. Mitarb. (2007) wird die Amygdala nur bei Verkaufsentscheidungen aktiviert, nicht aber bei Kaufentscheidungen. So ist z. B. erklärbar, warum sich gekaufte Ware ansammelt, für die es keine vernünftige Verwendung gibt (z. B. 20 Paar Schuhe, von denen nur 3 Paar regelmäßig benutzt werden). Beim Kaufen passiert nichts, aber wenn die Schuhe an einen Second-Hand-Laden verkauft werden sollen, springt der „Angstgenerator" an.

Sonderangebote erhöhen die emotionale Bereitschaft zum Kaufen, weil das Gehirn nur „relativ" und nicht „absolut" kennt. Der Schnäppchenkauf bzw. der günstigere Kauf im Vergleich zu einem höheren Referenzpreis aktiviert im Rahmen der Nachfreude den orbitofrontalen Kortex als Teil des Reward- oder Lustsystems, was beim Kauf zum Referenzpreis nicht geschieht.

Die Vision von einem überwiegend vernunftgesteuerten Homo economicus muss also durch das Bild eines referenzabhängigen Teilnehmers am Wirtschaftsgeschehen ersetzt werden, dessen Entscheidungen durch das Angst- und das Lustsystem nachhaltig und häufig unbemerkt beeinflusst werden. „Referenzabhängig" heißt, dass nur der relative Preis zählt: Kauft der Nachbar (noch) günstiger oder ist der Preis für die im Sonderangebot erstandenen Schuhe 1 Woche später noch niedriger, macht sich Dysphorie breit.

Kuhnen und Knutson (2005) zeigten, dass auch größere finanzielle Entscheidungen durch ähnliche Mechanismen beeinflusst werden und auch Großinvestoren vom Pfad der Rationalität abweichen. Mittels fMRT gelang es, 2 Arten der Abweichung von der optimalen Investitionsstrategie zu charakterisieren: Zum einen entstanden Fehler durch Risikovermeidung (Risk-Aversion Mistakes); in diesem Fall war das Angstsystem vor der Entscheidung zu stark aktiviert. Zum anderen entstanden sie durch das Eingehen eines zu hohen Risikos (Risk-seeking Mistakes); in diesem Fall „funkte" das Lustsystem (u. a. der Nucleus accumbens) vor der Entscheidung zu stark. Diese experimentellen Befunde weisen darauf hin, dass objektive Fehler bei weit reichenden Finanzentscheidungen durch eine zu hohe Aktivität des Angst- oder Lustgenerators entstehen können. Die hauptsächlich daran beteiligten Hirnregionen sind die Hippokampus-Amygdala-Formation, der Nucleus accumbens und der Hypothalamus mit der Stressachse.

■ **Lassen sich Angst und Lust bei Entscheidungen beeinflussen?**

Seit Richard Ohnefurcht und James Bond ist klar, dass das Angstsystem durch eine Top-down-Regulation beeinflussbar ist. Sonst könnte der Geheimagent 007 seine furchtlosen Bemühungen um die Rettung der Welt gar nicht vollbringen. Zur Frage, ob das Lustsystem ebenfalls durch Top-down-Regulation beeinflussbar ist, hat James Bond allerdings bisher keinen Beitrag geleistet.

Angstsystem

Zunächst zum Angstsystem: Sah und Westbrook (2008) suchten im Netzwerk des Angstsystems nach den Ursachen dafür, warum es so schwierig ist, eine (irrationale) Angst zu überwinden, und fanden die folgenden Zusammenhänge: Für die Angstkonditionierung spielt ein aktiver Prozess zwischen den basalen und zentralen Kernen der Amygdala eine entscheidende Rolle. Inhibitorisch auf diesen Prozess wirken sich der mediale präfrontale Kortex und das rostrale anteriore Zingulum aus. Unter dem Einfluss des medialen präfrontalen Kortex werden auf zellulärer Ebene inhibitorische Neuronen eingebaut, die den Angstprozess hemmen. Schaltet sich aber der Hippokampus, durch einen relevanten Umweltreiz getriggert, erneut ein, kann die inhibierte Konditionierung wieder enthemmt werden. Der Begriff der „Angstlöschung" ist somit semantisch nicht korrekt, da Angst auf einer gut identifizierten neuronalen Verschaltung beruht, die durch ein Umweltereignis wieder enthemmt werden kann. Für die Inhibition von Angst ist somit der präfrontale Kortex essenziell, für die Desinhibition nach konditionierter Angstreaktion der Hippokampus.

Lustsystem

Dass auch positive Emotionen über kognitive Strategien reguliert werden können, zeigt sich im Alltag an vielen Beispielen: So ist es z. B. möglich, von einer sehr leckeren Torte nicht 3 Stücke zu essen, wie es vom Appetit und vom Mageninhalt her möglich wäre, sondern sich aus vernünftigen Gründen mit nur einem zu begnügen. Delgado u. Mitarb. (2008a) konnten inzwischen auch die Hypothese dazu, wie eine solche Top-down-Modulation der Lust stattfindet, bestätigen. Die Strategie läuft über den lateralen präfrontalen Kortex, der durch psychosozialen Stress inhibiert wird. Der präfrontale Kortex reguliert also nicht nur das Angstsystem über mediale Areale, sondern auch das Belohnungssystem über laterale Regionen. Da es sich in beiden Fällen um sehr kraftvolle neuronale Systeme handelt, ist immer nur eine relative Inhibition möglich. Immerhin: Der „rote Elefant" mit seiner unbändigen Kraft lässt sich bis zu einem bestimmten Grad durch den präfrontalen Kortex (das „Pony") bremsen, eine wichtige Information für Psychoedukation.

4.4 Die Biologie des Menschlichen – Mensch und Social Brain

Die Grundlage des evolutionären Erfolgs der menschlichen Spezies liegt in der Biologie des Menschlichen, d. h. in biologischen Faktoren, die den Menschen von anderen Spezies unterscheiden. Im Eingangskapitel wurde schon darauf hingewiesen, dass der Mensch als Gattung in besonderer Weise durch das Netzwerk des Social Brain (s. S. 2) geprägt ist. Dieses Thema soll hier ein Stück weiter verfolgt werden.

■ Kooperation als Evolutionsvorteil

Hat der Mensch tatsächlich ein intrinsisches Kooperationsbedürfnis und bringt ihn diese Strategie evolutionär weiter? Die Untersuchung von Nowak u. Mitarb. (2004) spricht dafür, dass kooperatives, altruistisches Handeln mit einer freundlichen „Tit-for-Tat-Strategie" sich im Laufe von ca. 15 Generationen gegenüber einer egoistischen Strategie durchsetzt: Kooperative Menschen hatten mehr Erfolg und vor allem mehr Nachkommen als Egoisten. Die Erfolgsmaxime besteht dabei nicht in reinem Altruismus, dass man sein letztes Hemd verschenkt und nichts dafür erwartet, sie lautet vielmehr: „Ich gebe dir zuerst etwas und du gibst mir später etwas zurück, wenn ich es brauche. Wenn ich dir etwas gebe und nichts von dir erhalte, wenn ich es benötige, höre ich auf, mit dir zu kooperieren." Daraus entsteht ein Evolutionsvorteil, der nicht nur beim Menschen, sondern bei vielen weiteren Spezies nachweisbar ist (Pennisi 2009) und möglicherweise sogar unabhängig vom Nervensystem – denn auch Hefezellen zeigen ein koordiniertes, kooperatives „Verhalten" – als ein Prinzip von Leben gelten kann.

Auch Schimpansen zeigen ein solches Verhalten (Melis et al. 2006): Werden einem Schimpansen 2 neue Partner (A und B) vorgestellt, die für eine gemeinsame Aufgabenlösung infrage kommen, wählt er zunächst gleich häufig Partner A oder B. Gelingt mit dem ausgewählten Partner die Aufgabenlösung nicht, wechselt er bei der nächsten Aufgabe in 80% der Fälle zum anderen Schimpansen. Gelingt dagegen die Aufgabenlösung, kooperiert er bei der nächsten Aufgabe in 80% der Fälle wieder mit dem gleichen. Der Schimpanse sucht sich also den mutmaßlich besten Kollaborator aus und tauscht ihn ganz konsequent aus, wenn die Aufgabenlösung mit ihm nicht gelingt.

■ Soziale Evaluation und Interaktion – hohe Kompetenz schon des Kleinkinds

Kindergartenkinder sind mit Schimpansen und Orang-Utans in vielen kognitiven und körperlichen Domänen vergleichbar. Herrmann u. Mitarb. (2007) zeigten aber, dass schon 2½-jährige Kinder in sozialen Domänen Vorteile gegenüber den diesbezüglich ebenfalls begabten Schimpansen und Orang-Utans haben. Sprachlich ist der Unterschied gering; 2½-jährige Kinder haben etwa die Sprachfähigkeit eines ausgewachsenen Schimpansen. In den Disziplinen soziales Lernen (Social Learning) und Theory of Mind, also im Hineinfühlen in andere, ist das Kleinkind dem Schimpansen aber bereits weit überlegen. Innerhalb der Primaten ist demnach ein Sprung vom Schimpansen zum Menschen im Hinblick auf soziale Kognition und soziale Em-

Klimakonferenzen und Naturerleben

Klima und Gehirn haben gemeinsam, dass niemand weder das eine noch das andere aufgrund der Komplexität wirklich versteht, auch wenn manch ein „Experte" diesen Eindruck zu erwecken vermag. Klima unterliegt kurz- und langfristigen dynamischen und auch chaotischen Prozessen bzw. zahllosen Einflussvariablen, wie Meeresströmungen, Passatwinden, der Polkappen- und Ozonschichtdicke, den Kohlendioxid- und Methankonzentrationen der Atmosphäre, dem Einfluss der Planeten und der Sonne mit ihren Sonnenstürmen und vielen mehr. Die Wahrscheinlichkeit, dass ein linearer, monokausaler Zusammenhang zwischen dem Kohlendioxidausstoß und der globalen Erderwärmung sowie der Versäuerung der Meere besteht, ist eher gering, auch wenn eine starke Korrelation zwischen diesen Phänomenen zu beobachten ist.

Doch auch in der Hirnforschung ist eine Korrelation nicht gleichbedeutend mit Kausalität. Die Erderwärmung ist ein globales Thema, dessen Bewältigung Koordination und Kooperation erfordert. Regelmäßig werden deshalb unter multimedialem Trommelwirbel Klimakonferenzen abgehalten, die von Weltbildern, regionalen Partialinteressen, Lobbyisten, militanten Dogmatikern und Wissenschaftlern geprägt werden. Der Einsatz für weniger Abgase und saubere Ozeane ist unabhängig von Korrelation und Kausalität richtig. Die globale Kooperation bei unterschiedlichen Interessen ist indessen ein langwieriger Verhandlungsprozess. Die oft als „bescheiden" bezeichneten Ergebnisse solcher Klimakonferenzen führen dazu, dass Tausende mit Flugzeug, Bahn und Auto angereiste Aktivisten die Konferenzstädte enttäuscht verlassen, nachdem die Staatsmänner sich nur auf formelhafte Minimalkompromisse verständigen konnten.

Was könnte man besser machen? Will man fremde Menschen, mit denen man – wie bei den Klimakonferenzen – immer wieder zu tun hat, trotz unterschiedlicher Interessen zur Zusammenarbeit bringen, ist man wohl nach den Untersuchungen von Rand u. Mitarb. (2009) erfolgreicher, wenn man stärker auf positive als auf negative Interaktion setzt: Nicht unter medialem Getöse mit dem Finger auf die vermeintlichen Klimasünder zeigen, sondern ihre Anstrengungen für Klima und Umweltschutz seit der letzten Konferenz loben. Bestehende Kenntnisse (z. B. wie man Plastik vermeiden und trotzdem gut leben kann) verbreiten und andere darin bestärken, dass es sich lohnen könnte, diesen Weg weiter zu gehen. Allerdings sollten parallel dazu nicht eingehaltene, gemeinsame Absprachen durch spürbare Strafen und Sanktionen geahndet werden.

Einen 2. Ansatz liefern Weinstein und Kollegen (2009), die zeigten, dass Menschen, wenn sie richtig in die Natur eintauchen, sich stärker für das Gemeinwohl einsetzen als für ihre Partialinteressen. Es könnte also Sinn machen, Klimakonferenzen fernab von Flughäfen und Städten abzuhalten, z. B. in einer Saharaoase oder im tropischen Regenwald. Die Staatschefs würden in Zelten oder Hütten zusammensitzen und über Klima und Umweltschutz entscheiden, nachdem sie vorher auf Kamelen oder in Booten auf dem Weg zum Konferenzort die Natur wirklich erlebt haben. Dies hätte auch den Vorteil, dass weniger Menschen zu Klimakonferenzen reisen und das Klima belasten, um dort ihrer Lobby- oder Medienarbeit nachzugehen. Wäre das nicht eine schöne Vorstellung von zukünftigen Klimakonferenzen?

---

pathie festzustellen. Der Hauptunterschied besteht nicht in einer höheren allgemeinen Intelligenz, sondern in ausgeprägteren Fähigkeiten der Menschenkinder im Umgang mit der sozialen Welt.

Hamlin u. Mitarb. (2007) führten ein aufschlussreiches Experiment mit 6 oder 10 Monate alten Kindern durch. Die Kinder sahen unkommentiert das folgende kleine Umweltereignis: Ein roter Ball will einen steilen Berg hinauf rollen. Das ist schwer. Dann kommt ein gelbes Dreieck und schiebt ihn den Berg hoch. Danach kommt der rote Ball noch einmal ins Bild und möchte wieder auf den Berg. Nun aber kommt von oben ein blaues Viereck und schiebt ihn wieder herunter. Im Anschluss an diese Vorstellung wird dem Kind Spielzeug angeboten: gelbe Dreiecke, blaue Vierecke, grüne Sechsecke usw. Wenn es nur gelbe Dreiecke oder blaue Vierecke zur Auswahl hat, wählt das 6 Monate alte Kind zu 99 % ein gelbes Dreieck. Wenn es zwischen 2 an der Geschichte unbeteiligten Spielzeugen wählen soll, ist der Unterschied nicht statistisch signifikant. Erhält es blaue Vierecke und neutrale grüne Sechsecke, wählt es zu über 80% ein neutrales Sechseck zum Spielen. Zehn Monate alte Kinder verhalten sich ganz ähnlich. Die soziale Evaluation, die Einschätzung von Individuen auf der Basis ihres Verhaltens gegenüber anderen, ist demnach sehr früh verankert und hat schon eine deutliche Auswirkung auf das Verhalten des Säuglings. Eine soziale Evaluation, die so früh vorhanden ist, kann als erfolgreiche biologische Adaption verstanden werden.

Zwischen 10 und 12 Monate alte Kinder zeigen beim Hütchenspiel eine Eigenart, die Topal u. Mitarb. (2008) näher untersucht haben: Wurde der Gegenstand mehrmals unter demselben Hütchen versteckt, deuten Kleinkinder auch dann noch auf dieses Hütchen, wenn sie gesehen haben, dass der Gegenstand darunter entfernt wurde. Man hat diesen Perseverationsirrtum bisher so interpretiert, dass das Frontalhirn des Kindes noch zu unflexibel ist, eine zuvor erfolgreiche Antwort zu inhibieren. Topal u. Mitarb. stellten nun aber fest, dass die Häufigkeit dieses Irrtums auf die Hälfte reduziert wurde, wenn der Experimentator (Hütchenspieler) den Gegenstand ohne ostentative Interaktion versteckte. Die Autoren vermuten, dass ein solcher Perseverationsfehler dem Kind beim Lernen hilft: Hat es nämlich bei der Mutter 4-mal das Gleiche erlebt und die Mutter weicht beim 5. Mal davon ab, bleibt das Kind erst einmal bei dem, was es schon weiß. Diese pragmatische Missinterpretation ist vermutlich ein Ausdruck biologischer Vorgänge im Gehirn beim Lernen, die sich als sozial vorteilhaft erwiesen haben. Das Kleinkind „ahnt" schon: Auch Eltern sind nicht immer perfekt!

Ein Experiment von Warneken und Tomasello (2006) demonstriert die hohe soziale Kompetenz von 18 Monate alten Kindern. Ein solches Kleinkind ist mit seiner Mutter und dem Untersucher zusammen in einem Raum. Es wird nicht geredet, und das Kind hat den Untersucher vorher nicht gekannt. Dieser hat offenbar ein Problem, das er nicht allein lösen kann (z. B. fällt ihm etwas auf den Boden, das er selbst nicht aufheben kann). In einer solchen Situation zeigen 80% der 18 Monate alten Kinder ein außerordentlich kooperatives Verhalten, indem sie dem Untersucher ohne Worte zuhilfe kommen. Dieses Experiment wurde in mehreren unterschiedlichen Situationen jeweils mit Kontrollbedingung und stets gleichem Ergebnis durchgeführt: Kleinkinder zeigen Verständnis für die Ziele anderer und eine altruistische Motivation zur Hilfeleistung. Junge Schimpansen zeigten dieses Verhalten auch, und bei männlichen und weiblichen erwachsenen, wild lebenden Schimpasen wurde sogar die Adoption von fremden Schimpasenkindern, ein sehr „kostenintensives" altruistisches Verhalten, gefunden (Boesch et al. 2010).

■ Menschen haben demnach sehr früh und wahrscheinlich intrinsisch (d.h. biologisch angelegt) eine soziale Evaluation, eine soziale Interaktionsbereitschaft und ein kooperatives Verhalten. ■

■ **Sozialer Ausgleich**

Inwieweit gelingt es Kindern im Alter von 3–4, 5–6 oder 7–8 Jahren, mit anderen Kindern zu teilen und eine Art von Gleichheit herzustellen, wenn der eine mehr als der andere hat? Fehr und Bernhard (2008) untersuchten diese Frage in einer großen Studie mit verschiedenen Gruppen von fremden und vertrauten Jungen und Mädchen. Etwa 22% der 3- bis 4-Jährigen (Gesamtgruppe) verhielten sich sehr besitzergreifend und behielten alles für sich allein. Dieser Anteil blieb bei den 5- bis 6-Jährigen gleich und verringerte sich erst (auf 14%) bei den 7- bis 8-Jährigen. Etwa 78% der 3–4 Jahre alten Kinder und ein ähnlicher Anteil der 5- bis 6-Jährigen verhielten sich demnach mehr oder weniger großzügig oder ausgleichend. Bei den 7- bis 8-Jährigen waren schon 30% der Meinung, dass genau geteilt werden sollte (bei den 3- bis 4-Jährigen nur 4% und bei den 5- bis 6-Jährigen 14%). Im Grunde aber ist eine große Mehrheit der Kinder im Alter von 3–8 Jahren mehr oder weniger dazu bereit zu teilen.

Allerdings verhielten sich Jungen und Mädchen in dieser Studie recht unterschiedlich. Die Jungen waren weit eher zum Teilen mit den vertrauten als mit den fremden Jungen bereit. Dieser Unterschied war im Alter von 5–6 Jahren am größten. Bei den Mädchen war dieser Unterschied mit 5–6 Jahren nur noch gering und mit 7–8 Jahren völlig verschwunden (Abb. 4.**4**). Fehr und Bernhard schlossen aus ihren Ergebnissen, dass zum evolutionären Prozess (d.h. zur Biologie des Menschlichen) sowohl der Altruismus als auch der Gruppenegoismus bzw. die „Kirchtumspolitik" gehören.

Erwachsene befürworten grundsätzlich auch den Ausgleich sozialer Unterschiede und wünschen, dass die Reichen weniger reich und die Armen weniger arm sein sollen. Dawes u. Mitarb.

4.4 Die Biologie des Menschlichen – Mensch und Social Brain

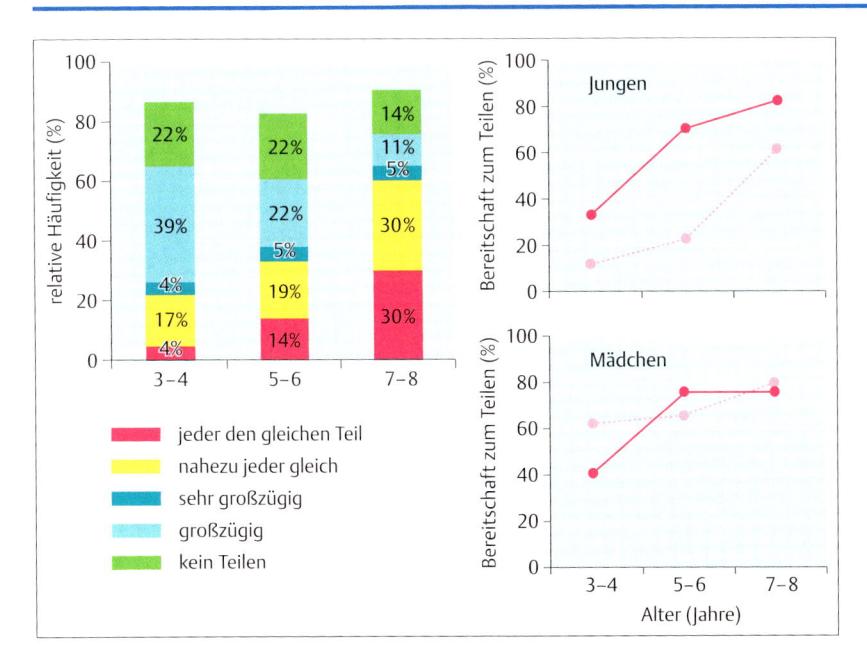

Abb. 4.4 Bereitschaft zum Teilen gegenüber vertrauten (durchgezogene Linie) oder nicht vertrauten Jungen oder Mädchen (gestrichelte Linie; Quelle: Fehr u. Bernhard 2008).

(2007) untersuchten, welche egalitäre Motivation dahinter steckt. Geht es dabei nur um die Herstellung besserer Kooperationsbedingungen in einer Gemeinschaft oder gibt es auch emotionale Gründe, wie z. B. Gerechtigkeitsgefühl oder Neid? Das Experiment zeigte, dass die Teilnehmer bereit waren, einen eigenen Einsatz für den Ausgleich zu bringen, auch ohne sich davon unmittelbar eine verbesserte Kooperation zu versprechen. Je größer die Unterschiede waren, desto negativer waren die Gefühle gegenüber den Superreichen und desto höher war die Bereitschaft, selbst etwas für den Ausgleich zu leisten. Die Teilnehmer mit den stärksten negativen Gefühlen waren zum höchsten Einsatz bereit. Dies lässt den Schluss zu, dass egalitäre Motive tatsächlich die Reziprozität („Tit-for-Tat-Strategie") und damit die Kooperation unter Menschen fördern.

Eine Politik und ein mit ihr verbandelter Journalismus, die diesen sittlichen Gefühlsanteil der Bürger nicht wahrnehmen und den Interessen von egoistischen Einzelnen oder eigenen ideologischen Weltbildern und Machtinteressen dienen, führen nach Bowles (2008) dazu, dass egoistische, partikularistische Elemente in einer Gesellschaft überhand nehmen. Mehrere Experimenten zeigten: Geldwerte Zuwendungen (das können auch soziale Wohltaten oder Wahlgeschenke an die eigene Klientel sein) sind dann kontraproduktiv, wenn sie mit der Zeit eine rein egozentrische Motivation fördern. Anreize für den kurzfristigen individuellen Erfolg, wie z. B. Bonuszahlungen an einzelne Investmentbanker oder auflagenorientiert an Journalisten, die nicht auf die langfristige Stabilisierung der Werteordnung der Gruppe oder des Systems abzielen, unterminieren zuletzt das Gefühl der Eigenverantwortung, Selbstbestimmung und Würde. Dies kann zu Misstrauen, Angst und mangelndem Respekt führen. Die bei den Bürgern – neben dem materiellen Gewinnstreben – tief verankerten Gefühle von Würde, Selbstbestimmung und Moral müssen von Politik und Journalismus berücksichtigt werden, da sonst das Gemeinwesen Schaden nimmt. Doch nicht nur Politikern, Journalisten und Richtern kommt hier eine besondere persönliche Verantwortung zu; auch mächtige Organisationen, Parteien, Firmen und Institutionen sollten stärker auf diese moralischen Gefühle Rücksicht nehmen und neben ihren materiellen Interessen auch soziale Ziele und das Erhalten von Werten verfolgen.

Hinter dem altruistischen Verhalten und den „moralischen Emotionen" steckt das frontomesolimbische Netzwerk. Auch für diese Bereiche der sozialen Entscheidungsfindung hat der mediale präfrontale Kortex, der zu diesem Netzwerk gehört, eine große Bedeutung. Patienten mit einem keilförmigen Substanzdefekt im medialen präfrontalen Kortex nach einem Schädel-Hirn-Trauma haben

> **Vom Geschmack zur Moral**
>
> Für das Überleben ist es wichtig, gute und schlechte Nahrungsmittel zu unterscheiden. Deshalb verfügen Lebewesen von der Seeanemone über Nager und Primaten bis hin zum Menschen über Sensoren für Bitterstoffe. Bei Kindern sind diese stärker ausgeprägt, weswegen Blattspinat, Chicoree oder Spargel bei den Kleinen wenig beliebt sind. Werden Bitterstoffe detektiert, kommt es zu einer charakteristischen Mimik, die von den Mitmenschen universell verstanden wird. Die gleiche Mimik wird induziert, wenn unerwartet unsittliche Geschichten, z. B. über Folter oder Inzest, berichtet werden. Im übertragenen Sinne haben sie einen bitteren bzw. unangenehmen Nachgeschmack (Chapman et al. 2009). Aus dem Geschmack hat sich wohl das Wahrnehmen von „Mores", guten Sitten, entwickelt, die uns Antworten auf die persönliche Frage geben, wie wir uns verhalten sollen.

das altruistische Verhalten und Gefühle des Bedauerns in der Regel verloren, während Verhaltensmuster mit Impulsivität, Aggressivität usw. in den Vordergrund treten. Miller (2008) charakterisierte die Hirnareale, die mit moralischen Emotionen und moralischer Kognition zu tun haben, näher: Unterbrechungen in der rechten temporoparietalen Verbindung, die am Verstehen von Intentionen anderer (Theory of Mind) beteiligt ist, oder im ventromedialen präfrontalen Kortex, der in die Regulation von Emotionen einbezogen ist, können „moralische Urteile" beeinflussen. Aktivität im anterioren Zingulum signalisiert einen Konflikt zwischen (moralischen) Emotionen und (moralischer) Kognition.

■ Geld ausgeben für andere macht glücklicher

Mit dem Belohnungssystem verbundene Hirnareale, die bei jedem unerwartet erhaltenen Geschenk anspringen, sind nach Harbaugh u. Mitarb. (2007) auch aktiv, wenn unfreiwillige Abgaben (Steuern) für einen ersichtlich guten Zweck eingesetzt werden. Bei freiwilligen Abgaben (Spenden) für Menschen in Not oder hungernde Kinder in der Welt sind sie aber noch weit aktiver.

■ Wenn der Mensch einen guten Zweck erkennt, ist er gern bereit, Geld zu schenken. Er hat dafür vernunftmäßige und unbewusste emotionale Motive, die langfristig einen stabilisierenden Effekt auf die Gruppe haben. Im Gehirn wird das gleiche System beim Schenken und Beschenktwerden aktiviert. ■

Dunn u. Mitarb. (2008) brachten den Zusammenhang auf die Formel: „Geld ausgeben für andere macht glücklicher." Wer anderen etwas schenkt, hat möglicherweise eine größere, längere und komplexere „neuronale" Freude als der Beschenkte. Vermutlich gilt diese These auch im gesellschaftlichen und politischen Rahmen: Auch Politiker, Vorstände oder Betriebsräte verschenken gern Wohltaten an (vermeintlich) Schwächere, und es ist ernsthaft zu fragen, wer dabei die meisten Glücksgefühle hat.

Eine weitere Folgerung aus der These von Dunn u. Mitarb. lautet: Die Art und Weise, wie jemand sein Geld ausgibt, kann für das persönliche Glück bedeutender sein als die Höhe des Einkommens. Offenbar sind diejenigen Menschen besonders glücklich, die einen beträchtlichen Teil ihres nicht selbst benötigten Geldes für andere Menschen ausgeben. Diese Hypothese konnte laut Dunn u. Mitarb. in mehreren Studienansätzen (landesweite repräsentative Studie, Feldstudie zu zweckgerichteten Spenden, randomisierte Studie mit Ausgaben für andere oder für sich selbst) bestätigt werden.

■ „Wären Sie glücklicher, wenn Sie reicher wären?"

Die alte Frage, ob Geld glücklich macht, beleuchteten Kahneman u. Mitarb. (2006) unter korrelativem Aspekt: „Wären Sie glücklicher, wenn Sie reicher wären?" Viele Menschen nehmen an, dass andere Leute glücklicher sind, weil sie mehr Geld haben, oder unglücklicher, weil sie weniger haben. Der angenommene Unterschied im Gemütszustand zwischen Arm und Reich ist aber zu großen Teilen illusorisch. So nahmen 57 % der Befragten an, dass Personen in Haushalten mit einem Jahreseinkommen unter 20 000 $ unglücklich seien, in Wirklichkeit waren es aber nur 32 %. Der diesbezügliche Unterschied zwischen Arm und Reich war insgesamt nicht besonders groß. Die Wohlhabenden waren zwar oft mit ihrem Leben im Großen und Ganzen zufrieden, hatten aber z. B. weniger Zeit für Aktivitäten, die ihnen Freude machten. Auch scheint der Einfluss des hohen Einkommens auf die Lebenszufriedenheit eher vorübergehend zu sein; wichtiger für das Lebensglück sind offenbar Aufstiegsmöglichkeiten und erfüllte Beziehungen. Sogar die Annahme, dass Personen ohne angemessene soziale Absicherung weit häufiger unglücklich sein müssten als Personen mit guter sozialer Absicherung, bestätigte sich nicht. Der angenommene Unterschied im Glückszustand zwischen Arm und Reich erwies sich weitgehend als „Focussing Illusion".

Diese Ergebnisse passen gut zur Aussage der Arbeit von Burgoyne und Lea (2006), in der die für die Selbstentfaltung wesentlichen Lebensumstände, wie Gemeinschaft (Familie, Freundschaft), Selbstakzeptanz, Spiritualität, Gefühl der Sicherheit, körperliche Gesundheit, Popularität, Konformität, Hedonismus und finanzieller Erfolg, in einem Koordinatensystem der äußeren und inneren Existenz verortet wurden. Dabei ergab sich, dass die Gemeinschaftswerte (Familie, Freundschaft) und der finanzielle Erfolg in einem diametralen Gegensatz stehen. Die Studie verdeutlichte auch, dass das Denken an Geld und finanziellen Gewinn Auswirkungen auf das Lebensgefühl und das Verhalten hat. Wer (ständig) an Geld denkt, so das Ergebnis, ist weniger hilfsbereit und bittet auch andere Menschen seltener und später um Hilfe. Geld macht also auf Dauer nicht glücklich(-er), aber weniger kooperativ und einsamer.

Dass das Gehirn nur „relativ" und nicht „absolut" kennt, wirkt sich auch auf den für das Wohlbefinden wesentlichen Bereich des sozialen Vergleichs zwischen Menschen aus. Wer unerwartet 1000 € im Lotto gewinnt, freut sich. Im Gehirn wird das Belohungssystem aktiv. Wer aber 1000 € im Lotto gewonnen hat und gleich darauf erfährt, dass der Nachbar 50 000 € eingesackt hat, ist mutmaßlich unglücklich. Das Gehirn reagiert nämlich auf beide Vorgänge exorbitant verschieden. Fliessbach u. Mitarb. (2007) demonstrierten, dass der soziale Vergleich das Sozialverhalten stark beeinflusst, indem sie im fMRT zeigten, dass die unterschiedliche Belohnung von 2 Teilnehmern für einfache, gleichzeitig ausgeführte Aufgaben, von der der jeweils andere erfuhr, zu unterschiedlichen Aktivitäten im ventralen Striatum führte, also das Belohnungssystem direkt modulierte. Nach diesem Ergebnis beeinflusst der soziale Vergleich die Reward-Verarbeitung erheblich.

Ein Problem in diesem Zusammenhang ist die rasche Adaption des Dopaminsystems, was wahrscheinlich auch für das oft nur vorübergehende Glücksgefühl über finanziellen Erfolg verantwortlich ist. Jedenfalls konnte ein Jahresbonus von 90 Mio. €, den ein Investmentbanker vor der Finanzkrise 2008 durchaus erreichen konnte, dann zur persönlichen Unlust führen, wenn der Kollege am benachbarten Computerterminal einen Bonus von 120 Mio. € einstrich. Trotz sagenhaften Reichtums sind traurige Weihnachten vorprogrammiert, und der „rote Elefant" arbeitet insgeheim über den Jahreswechsel an dem (wie sich dann herausstellen sollte, für die Weltwirtschaft ruinösen) Plan, im nächsten Jahr noch mehr Bonus erzielen zu wollen.

Auktionen sind ein ausgezeichnetes Studienobjekt für biologische Vorgänge dieser Art. Delgado u. Mitarb. (2008 b) erklärten den Vorgang des Überbietens mithilfe der Biologie des Belohnungssystems. Wenn 2 Menschen um dasselbe konkurrieren und der eine den Zuschlag erhält, springt sein Belohnungssystem aktiv an. Wird jemand aber während einer Aktion überboten, geht die Aktivität in seinem Belohnungssystem sehr deutlich zurück. Zum befürchteten Verlust des Objekts kommt in dieser Situation, wie die fMRT-Untersuchung von Delgado u. Mitarb. zeigte, noch der Effekt des sozialen Wettbewerbs hinzu. Je deutlicher aber die Aktivität im Belohnungssystem zurückgeht, desto wahrscheinlicher ist die Entscheidung, den Kontrahenten selbst noch einmal zu überbieten. Auf diese Weise können bei Auktionen Preise erzielt werden, die im entsprechenden Fachhandel nicht gezahlt würden. Für den Effekt des Überbietens bei Auktionen sind nach dieser Untersuchung Verlusterwägungen in einem sozialen Kontext verantwortlich. Wie bei den beiden Investmentbankern, die sich im direkten Vergleich sehen, spielen auch in dieser Situation Aspekte der Einordnung in soziale Hierarchien eine wesentliche Rolle (Zink et al. 2008).

■ Soziale Strafen, Neid und Ausgrenzung

Neben Altruismus, Koordination und Kooperation sowie sozialem Ausgleich sind aber auch Regelverletzung, Neid und Ausgrenzung von Fremden zu beachten, wenn man die Biologie des Menschlichen verstehen will. In diesem Kontext stellt sich auch die Frage nach der Bedeutung von Sanktionen in einer erfolgreichen Gesellschaft. Die Annahme, dass Gruppenmitglieder, die nicht zu den Leistun-

> **Amoklauf – eine seltenes, zeit- und kulturunabhängiges Reaktionsmuster des Social Brain**
>
> Seit den Tragödien in der Colombine Highschool, Erfurt, in Emsdetten, Winnenden, St. Augustin usw. beschäftigt der Amoklauf in Schulen (sog. School Shooting) die Öffentlichkeit und die Medien. Fast alle deutschen Schulen sind inzwischen für die Thematik sensibilisiert, haben Notfallpläne erstellt und den Probealarm geübt. Der Begriff „Amok" stammt aus dem malaiischen Kulturraum und beschreibt eine rituelle Handlung, die einem ausgegrenzten, ehrlosen Krieger die Möglichkeit der Wiederherstellung der eigenen Ehre gab. Der Amok endet für den Täter meist tödlich im Sinne eines einmaligen, endgültigen Aufbäumens des vermeintlich Schwachen gegen die Übermacht der anderen mit erweitertem Suizid. Mit einer Prävalenz von 1:8,5 Mio. ist Amoklauf selten und hat in den letzten 2 Jahrzehnten entgegen der gefühlten Wahrnehmung in Deutschland nicht zugenommen.
>
> Dieses weltweite, zeit- und kulturunabhängige, wohl Jahrtausende alte Reaktionsmuster des Menschen stellt eine äußerst seltene Kehrseite des Social Brain dar. Amok hat mit geplanter Aggressivität im Sinne von Bestrafung ohne Opferempathie zu tun. Früh erlebte Ausgrenzung bei autistisch-psychopathischen Persönlichkeitszügen, schwere, chronische psychosoziale Konflikte, subjektiv erlebtes Mobbing, sozialer Rückzug und intensive Beschäftigung mit Größe und Macht sowie das Gefühl der Sinnlosigkeit des eigenen Lebens finden häufig im Vorfeld statt. Überlebende Amokläufer zeigten oft eine Amnesie für das Ereignis sowie Depersonalisations- und Derealisationserleben. Die Biologie des Amoklaufs ist schlecht untersucht; ein Serotoninmangelsyndrom wird diskutiert. Jeder Amoklauf mahnt uns, dass eine Gesellschaft ohne Respekt und Rücksicht Gewalt nach sich ziehen wird, dass wir die Opfer (auch Angehörige und Helfer) nicht aus dem Blick verlieren dürfen und dass die Stärkeren immer wieder eingeladen sind, sich die Frage zu stellen, wie sie mit den Schwächeren in der Familie, der Nachbarschaft, der Schule oder am Arbeitsplatz umgehen.

gen der übrigen Mitglieder beitragen, aber davon profitieren, schließlich den Zusammenbruch der Kooperation bewirken (können), wurde auch in der Untersuchung von Henrich (2006) bestätigt. Gruppen, die solche „Trittbrettfahrer" sanktionieren, stabilisieren dadurch das kooperative Verhalten in der Gruppe und gewinnen den Wettbewerb mit Gruppen, die dies nicht tun.

Nach der Untersuchung von Gächter u. Mitarb. (2008) wirkt sich Bestrafung auf kurze Sicht nur wenig auf das Wohl einer Gemeinschaft aus. Auf lange Sicht aber, über Jahre und Jahrzehnte, erweisen sich Gemeinschaften, die Bestrafung erlauben, als signifikant erfolgreicher gegenüber Gemeinschaften ohne Sanktionsmöglichkeit. Strafen haben demnach einen Lang-, aber keinen Kurzzeiterfolg.

Für den Erfolg von sozialen Gruppen ist, wie auch Rockenbach und Milinski (2006) in ihrer Arbeit unterstrichen, beides notwendig: Strafen und Sanktionen ebenso wie Anerkennung und Ansehen in der Gruppe (Reputation). Wenn Ansehen (z.B. von Alten oder Schwangeren) und Anerkennung (z.B. für besondere Leistung oder Übernahme von Verantwortung) als wichtiger, gruppenprägender Faktor wirken, sind Sanktionen seltener erforderlich und können auf Härtefälle beschränkt werden. Zwischen beidem besteht eine indirekte Reziprozität. Reputation und Aufstiegschancen können als der für die Gesellschaft weniger kostspielige Weg gelten, die interne Kooperation zu fördern.

4.5 Prosozialität und Religion

Zur Entwicklung bzw. zur empirischen Evidenz der religiösen Prosozialität aus biologischer Sicht stellten Norenzayan und Shariff (2008) fest, dass Religiosität vor allem dadurch prosozial wirkt, dass sie die Reputation in einer überschaubaren Gesellschaft erhöht. Dies ist, wie oben ausgeführt, für erfolgreiche Gesellschaften wesentlich. Experimentell ließ sich zeigen, dass gemeinsames religiöses Gedankengut mit seinen Symbolen und Ritualen das Vertrauen und den Altruismus unter Fremden fördert. Die kulturelle Präsenz an der Moral orientierter Gottesvorstellungen erlaubt auf diese Weise eine größere Gruppengröße und bewirkt, dass innerhalb der Gruppe weniger Betrug stattfindet. Dies wirkt sich letztendlich positiv auf das Überleben der Gemeinschaft aus: Sosis und Alcorta (2003) verglichen die Dauerhaftigkeit von religiösen und säkularen (weltlichen) Gemeinschaften im Amerika des 19. Jahrhunderts und wiesen eine signifikant höhere Überlebenswahrscheinlichkeit der religiösen Gemeinschaften nach.

Prosozialität und Religion sind für das Überleben einer Gemeinschaft wichtig. Die Großzügigkeit und die Hilfsbereitschaft (der Altruismus) einer religiös geprägten Gemeinschaft erstrecken sich aber weit eher auf ihre Mitglieder als auf Nichtmitglieder oder Fremde. Eine religiöse Gemeinschaft ist demnach nicht nur durch Reputationssteigerung, sondern auch durch Ausgrenzung gekennzeichnet. Die Geschichte des barmherzigen Samariters aus der Bibel illustriert dies:

> ■ Ein Mann ging von Jerusalem nach Jericho und wurde von Räubern überfallen. Sie plünderten ihn aus und schlugen ihn nieder; dann gingen sie weg und ließen ihn halb tot liegen. Zufällig kam ein *Priester* denselben Weg; er sah ihn und ging weiter. Auch ein *Levit* kam zu der Stelle; er sah ihn und ging weiter. Dann kam ein *Mann aus Samarien*, der auf der Reise war. Als er ihn sah, hatte er Mitleid, ging zu ihm hin, goss Öl und Wein auf seine Wunden und verband sie. Dann hob er ihn auf sein Reittier, brachte ihn zu einer Herberge und sorgte für ihn. Am anderen Morgen gab er dem Wirt 2 Denare und sagte: „Sorge für ihn, und wenn du mehr für ihn brauchst, werde ich es dir bezahlen, wenn ich wiederkomme." ■

Die beiden Mitglieder einer Glaubensgemeinschaft, der Priester und der Levit, halfen dem unglücklichen Fremden nicht, der kein Mitglied ihrer Gemeinschaft war. Erst der Mann aus Samarien, der keiner Glaubensgemeinschaft angehörte, half ihm. Den engstirnigen (parochialen, provinzlerischen) Altruismus, der nicht nur, aber auch in religiösen Gemeinschaften zu finden ist, untersuchten Bernhard u. Mitarb. (2006) in 7 verschiedenen Kulturen mit folgenden Ergebnissen: Die Bestrafung unsozialen Verhaltens bei Mitgliedern der eigenen (ethnischen, religiösen, sprachlichen) Gemeinschaft und bei Nichtmitgliedern wird von der Gemeinschaft – immer in Abhängigkeit von der Schwere des Verstoßes – unterschiedlich eingeschätzt. Verhält sich ein Mitglied unsozial gegenüber einem anderen Mitglied, ist die Gemeinschaft zu hohen Strafen gegenüber dem Mitglied bereit. Verhält sich ein Mitglied der Gemeinschaft aber unsozial gegenüber einem Fremden, ist die Gemeinschaft weit weniger an einer Bestrafung interessiert. Diese Gleichgültigkeit gegenüber Fremden lässt sich in 7 Kulturen in ähnlicher Form nachweisen. Diese Tendenz zur Stärkung der eigenen Gruppe und zur Schwächung von Fremden ist wahrscheinlich ein Relikt aus der Evolution. Interessanterweise wird dieser provinzlerische Altruismus mit defensiver Aggression gegenüber Fremden auch mit über Oxytozin vermittelt, wie eine neuere Studie zeigte (De Dreu et al. 2010).

Bildung, Reflexion, offene Kommunikation und klare Regeln in der Gemeinschaft können die Bedeutung dieses Mechanismus relativieren, aber ihn nicht aus der Welt schaffen.

4.6 Ich-Erleben und Ich-Einheit

Mehrere neue Untersuchungen zeigen, dass die Einheit des Ichs und das Ich-Erleben im Hier und Jetzt auch ohne psychische Erkrankung nicht so eindeutig sind, wie dies von den meisten Menschen subjektiv empfunden wird. Bei den sog. Rubber-Hand-Experimenten etwa (u. a. Ehrsson et al. 2004) sieht ein Mensch vor sich seine eigene linke Hand und statt seiner eigenen rechten eine Plastikhand auf dem Tisch liegen (Abb. 4.5). Mit einer solchen Anordnung lässt sich prüfen, welche Hirnregion für die Tatsache, dass jemand seine Hand als seine Hand erlebt, erforderlich ist. Die Experimente ergaben, dass das Erleben und Erkennen der Ich-Einheit des Körpers sehr stark an der Funktion des prämotorischen Kortex hängt. Ein verändertes Erleben der Ownership haben z. B. Neglect-Patienten nach einem Schlaganfall oder Schizophreniepatienten mit Depersonalisationserleben.

Bei den Plastikhandexperimenten gelang es, die Probanden so weit zu manipulieren, dass sie in gewisser Weise die Plastikhand zu ihrer „eigenen Hand" machten (Ehrsson et al. 2007). Liegt die Plastikhand dort, wo nach der visuellen Information die eigene Hand liegen müsste, und nähert sich der Untersucher der Plastikhand mit einer Nadel, laufen im Gehirn dieselben Aktivitäten ab, wie wenn die eigene Hand attackiert würde. Die Bedrohung löst zunächst eine Aktivität in der Insel und im anterioren Zingulum aus, die für Angst, Schmerzempfinden und eine erhöhte Aufmerksamkeit vor einer erforderlichen Reaktion (Interzeption) typisch ist. Die nahende Interzeption, das geplante Wegziehen der Hand, wird durch Aktivität

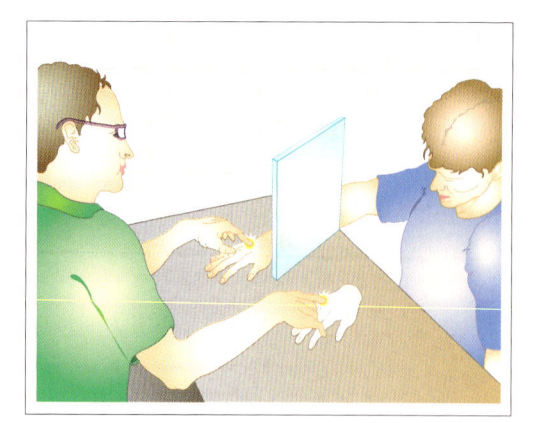

Abb. 4.5 Rubber-Hand-Experimente.

in multisensorischen Arealen vorbereitet. Zuletzt zeigt Aktivität im präsupplementären motorischen Areal an, dass der Proband einen konkreten Drang fühlt, die Hand zurückzuziehen. Er bekommt Angst um die Plastikhand, die er als seine eigene empfindet. Durch die visuelle Manipulation mit der Plastikhand ist das Erleben der körperlichen Ich-Einheit im Grunde aufgelöst und die Plastikhand weitgehend in den Körper integriert.

Unter dem Motto „video ergo sum" und unter Beteiligung des Philosophen Thomas Metzinger führten Lenggenhager u. Mitarb. (2007) das Experiment mit der Ich-Einheit noch ein Stück weiter: Die Probanden wurden in eine virtuelle Realität gestellt und erhielten widersprüchliche visuelle und somatosensorische Informationen, welche die räumliche Einheit zwischen ihrer Person und ihrem Körper auflösen sollten. Dieser multisensorische Konflikt brachte die Probanden dazu, einen virtuellen Körper, den sie vor sich sahen, als ihren eigenen zu empfinden. Sie misslokalisierten sich temporär in diesen virtuellen Körper und damit in eine Position außerhalb der Grenzen ihres eigenen Körpers.

Die räumliche Einheit und das Bewusstsein vom eigenen körperlichen Selbst lassen sich somit experimentell durch einen multisensorischen Konflikt manipulieren und letztlich aufheben. Ein Proband kann auf diese Weise ohne physikalischen Reiz beispielsweise dazu veranlasst werden zu spüren, wie ihm jemand in den Rücken stößt. Er ist sich subjektiv sicher, dass dies geschieht, ohne dass physikalisch etwas passiert. Die Selbstgewissheit „Dies ist mein Fuß und meine Hand, ich stehe genau hier und mein Rücken wird berührt oder nicht berührt." lässt sich durch die widersprüchliche Information so manipulieren, dass eine ganz andere Sicht auf die Welt entsteht. Galt die Ich-Einheit noch vor wenigen Jahren als stabiles Element, so konnte sie inzwischen mit diesen Experimenten als relativ fragil charakterisiert werden.

In Fortführung dieser Experimente veranlassten Petkova und Ehrsson (2008) Versuchspersonen unter dem Motto „if I were you" ebenfalls mit divergierenden visuellen und multisensorischen Informationen dazu, sich temporär in einen anderen Körper zu versetzen. Durch derart manipulierte Informationen wurden 2 Menschen dazu gebracht, beim Händeschütteln die Hand und den Körper des anderen als ihre eigene Hand und ihren eigenen Körper wahrzunehmen. Auch diese Untersuchung bestätigte, dass es mit verhältnismäßig kleinen Manipulationen gelingt, dem Menschen eine vollkommen andere Wirklichkeit seiner Ich-Einheit bzw. eine Dissoziation von Körper und Selbst zu suggerieren. Die Manipulierbarkeit des Ich-Erlebens ist aber nur die eine Seite dieser Experimente, die vor allem auch den Wahrnehmungsprozess aufgezeigt haben, der das Gefühl von Besitz (Ownership) des eigenen Körpers herstellt.

Dass illusorische Wahrnehmungen des eigenen Körpers, wie Out-of-Body-Erfahrungen oder Schattenpersonen, bei jedem Menschen induzierbar sind, ist seit den Untersuchungen von Blanke u. Mitarb. (2002) bekannt. Durch Stimulierung der temporoparietalen Junction rechts oder durch Wegnahme der präfrontalen Inhibition (denn diese temporoparietale Region unterliegt der Top-down-Regulation durch den präfrontalen Kortex) lassen sich Out-of-Body-Erfahrungen oder Körperteilillusionen induzieren. Bei einer Hypnose etwa wird das Frontalhirn massiv inhibiert, ohne dass der Hypnotisierte bewusstlos ist. Dadurch wird wohl der heteromodale Assoziationskortex (temporoparietale Junction) relativ aktiviert, wodurch Out-of-Body-Erlebnisse möglich sind. Der Hypnotisierte, der dabei ruhig liegen bleibt, erlebt beispielsweise, dass er seinen Körper verlässt und von der Zimmerdecke aus betrachtet.

Klassische psychopathologische Phänomene, wie Depersonalisation oder Derealisationserscheinungen, lassen sich heute bestimmten Hirnarealen zuordnen und durch veränderte Aktivitäten in Netzwerken erklären. Die Stimulation der temporoparietalen Junction rechts führt, wie gesagt, zu Out-of-Body-Erfahrungen, während die Stimulation der temporoparietalen Junction links nach Arzy u. Mitarb. (2006) eine illusorische Schattenperson erzeugt bzw. das Gefühl, dass jemand hinter einem steht, der immer das Gleiche tut wie man selbst. Dieses Symptom findet sich gelegentlich bei Epilepsien und Psychosen und auch bei Gesunden. Arzy u. Mitarb. induzierten es bei einem Epilepsiepatienten, der sich zur präoperativen Untersuchung einfand. Dabei wurde ein Elektrodenraster über den vermuteten epileptischen Fokus gelegt, um ihn durch lokalisierte Stimulierungen exakt einzugrenzen. Solche Untersuchungen erlauben es heute auch, betroffene Patienten näher über die Natur solcher beunruhigenden Phänomene aufzuklären und zur Entstigmatisierung des „Verrücktseins" beizutragen.

4.7 Bindung, Entspannung und Plazeboeffekt als mögliche Grundlagen von Therapieerfolg

■ Bindung

Drei evolutionär entstandene Grundbedürfnisse treiben uns an:
- Leistung
- Selbstbestimmung
- sozialer Anschluss

Für sozialen Anschluss ist Bindung notwendig, ein wesentlicher Faktor der Entwicklung und des menschlichen Zusammenlebens wie auch ein bedeutender Wirkfaktor von Therapie.

Wirkungsweise der Neuropeptide Oxytozin und Vasopressin

Zum Thema Bindung sind zunächst die beiden Neuropeptide Oxytozin und Vasopressin zu beachten. Nach Donaldson und Young (2008) lassen sich Oxytozin- und Vasopressinhomologe bei den unterschiedlichsten Spezies finden, u. a. bei Würmern, Libellen, Fischen, Vögeln und Primaten. Diese alten Neuropeptide mit ihrer ausgeprägten Konservierung der Genstruktur und -expression im Laufe der Evolution sind für das Sozialverhalten essenziell und daher überwiegend bei Spezies zu finden, die in Gruppen vorkommen. Gegenüber der genetischen Stabilität dieser Neuropeptide ist die hohe Diversität der genetischen Regulation der Oxytozin- und Vasopressinrezeptoren sowohl innerhalb als auch zwischen den Arten bemerkenswert. Sie ist zudem mit unterschiedlichem Sozialverhalten assoziiert.

Dies gilt auch für Polymorphismen des Vasopressingens. Sowohl bei der Maus als auch beim Menschen führen diese Polymorphismen, die z. B. Kurz- oder Langvarianten des Vasopressins ergeben, zu unterschiedlichen Hirnaktivitäten und Verhaltensweisen. So bewirken diese Genvarianten eine höhere oder geringere Sensibilität der Amygdala und damit eine mehr oder minder starke Angstreaktion.

Die beiden Neuropeptide für Bindung unterscheiden sich in ihrer Funktion. Seit einiger Zeit ist schon bekannt, dass Oxytozin die Amygdala inhibiert (s. u.), während Vasopressin Angst und Aggression fördert und die Konnektivität der kortikalen Emotionsregulation zur Amygdala inhibiert (Zink et al. 2010). Bosch und Neumann (2008) konnten außerdem zeigen, dass bei der Ratte Vasopressin die mütterliche Betreuung der Nachkommen, und zwar unabhängig von der individuellen Ausprägung des Merkmals Ängstlichkeit des Muttertiers, günstig beeinflusst. Die Natur hat über diesen 2. Mechanismus neben dem Oxytozin, das bei Männern die Ängstlichkeit inhibiert und die Bindung verbessert, sichergestellt, dass auch eine überängstliche Mutter die Bindung zu ihren Nachkommen mit über Vasopressin aufrecht erhält. Die Ausschaltung des Vasopressinrezeptors bei den Ratten durch Antisense-Oligodesoxynukleotide oder zentrale Vasopressinrezeptorinhibitoren verschlechterte nicht nur die mütterliche Betreuung, sondern beeinträchtigte auch die soziale Interaktion der männlichen Nachkommen, was auf geschlechtsspezifische Unterschiede hinweist. Bindung und frühe Nestwärmeerfahrung wirken also in die Zukunft fort.

Kirsch u. Mitarb. hatten schon 2005 plazebokontrolliert mittels fMRT gezeigt, dass intranasal appliziertes Oxytozin bei Männern einen starken Hemmeffekt auf die Amygdalaaktivierung und ihre Konnektivität zu Hirnstammregionen hat, die für die autonomen und verhaltensmäßigen Manifestationen der Angstreaktion wichtig sind (Kirsch et al. 2005).

Domes u. Mitarb. (2007) konnten dann mittels fMRT belegen, dass Oxytozin bei Männern ein grundsätzlicher, valenzunspezifischer „Zügel" der Amygdalafunktion ist. Denn nicht nur bei überschießender Angst und übermäßigem Ekel drängt es die Amygdalaaktivität zurück, sondern auch bei überbordender Freude und gespannter positiver Erwartung, die in Angst umzuschlagen droht. Oxytozin reguliert im Grunde alle Arten von starken Emotionen. Dies wurde mittels doppelblinder, plazebokontrollierter fMRT-Darstellung der Hirnaktivitäten auf ängstliche, wütende oder glückliche Gesichtsausdrücke nach intranasaler Applikation von 24 IE Oxytozin gezeigt. Die Reduktion der rechtsseitigen Amygdalaaktivität auf alle emotionalen Reize war mit modulatorischen Effekten auf präfrontale und temporale Areale sowie das Stammhirn assoziiert. Die Reduktion der Amygdalaaktivität auf positive wie negative Stimuli bedeutet, auf die Verhaltensebene übertragen, eine verminderte Unsicherheit über den prädiktiven Wert eines sozialen Stimulus und erleichtert dadurch die soziale Annäherung (Bindung).

Rimmele u. Mitarb. (2009) bestätigten diese Interpretation durch den Befund, dass intranasal appliziertes Oxytozin Gesichter bei erneuter Präsentation vertrauter erscheinen ließ. Dies galt übrigens bei weißen Menschen nur für weiße, bei Asiaten für asiatische und bei dunkelhäutigen Menschen für schwarze Gesichter. Auf gleichzeitig untersuchte nicht soziale Parameter hatte die Oxytozingabe keine Wirkung. Durch diesen Effekt des Neuropeptids werden vermutlich neuronale Systeme verstärkt, die dem sozialen Gedächtnis dienen und damit ebenfalls Bindung verstärken.

Oxytozin erhöht auch das Vertrauen und die Großzügigkeit gegenüber Fremden, wie Baumgartner u. Mitarb. (2008) im Plazebovergleich nachwiesen. Probanden, die Oxytozin bekamen, hielten ihr Vertrauen im Plazebovergleich häufiger aufrecht, obwohl sie wissentlich betrogen worden waren. Gleichzeitig wurde unter Oxytozin eine geringere Aktivierung der Amygdala, von Mittelhirnregionen und des dorsalen Striatums gefunden, die damit als ein Netzwerk für Vertrauen und Misstrauen gelten können. Außerdem verstärkt Oxytozin auch das Lernen durch soziale Verstärker und die emotionale Empathie bei Männern (Hurlemann et al. 2010).

Therapeutische Einsatzmöglichkeiten von Bindung und Oxytozin

Aus psychotherapeutischer Sicht sind Bindung, Empathie und soziales Lernen wesentliche Wirkvariablen für alle Patienten mit Amygdaladysfunktion (u. a. für Patienten mit Sozialphobie oder sozialem Vermeidungsverhalten, Borderline-Patienten, Angsterkrankte, Depressive). Daher benötigt die Interaktion zwischen Patient und Arzt (Psychotherapeut), vor allem beim Erstkontakt, genügend Zeit. Nach nur 5 min Erstkontakt kommt Bindung durch ein Neuropeptid in der Regel noch nicht im wünschenswerten Ausmaß zustande; dafür sind mindestens 25–30 min erforderlich. Wenn der Patient dann eine Beziehung zum Therapeuten aufgebaut hat, reichen auch kürzere Kontakte aus, um diese Wirkvariable zu nutzen.

Die therapeutische Anwendung von Oxytozin – wie bei den geschilderten Experimenten – ist derzeit noch nicht möglich, da die Applikation sehr komplex ist und nur mit einer speziellen, für den Therapiealltag ungeeigneten Technologie gelingt. Es wird aber daran gearbeitet, Oxytozin für die zukünftige Therapie nutzbar zu machen, z. B. in Form von leichter applizierbaren Oxytozinagonisten, aber auch Vasopressinantagonisten sind Gegenstand von Untersuchungen (Übersicht: Insel 2010).

■ Plazeboeffekt

Plazebonetzwerk

Der Plazeboeffekt wird sowohl in der Laien- als auch in der Fachpresse oft eher abschätzig kommentiert. Dies aber wird der Natur der Plazebowirkung nicht gerecht. Denn jede wirksame therapeutische Intervention im Gehirn hat auch einen Plazeboeffekt, der sich biologisch nachweisen und erklären lässt. Die größte Plazebowirkung ist in den Bereichen Schmerz, Angst und Stimmung zu erwarten, da das „Plazebonetzwerk" des Gehirns (rostrales anteriores Zingulum, orbitofrontaler und dorsolateraler präfrontaler Kortex, anteriore und posteriore Insula, Nucleus accumbens, Hippokampus-Amygdala-Formation, Thalamus, Hypothalamus und periaquäduktales Grau; Abb. 4.**6**) mit den Netzwerken dieser 3 Systeme (s. auch depressive Störung, S. 106) eng verknüpft ist. Bei Demenzpatienten mit degenerativen Veränderungen im Hippokampus und im Frontalhirn ist hingegen kein relevanter Plazeboeffekt zu induzieren.

Wenn jemand erwartet, dass ein Medikament Schmerzen oder Angst lindert oder die Stimmung verbessert, wird dieses spezifische Netzwerk in komplexer Weise aktiviert bzw. inhibiert (Zubieta und Stohler 2009), mit Auswirkungen sogar auf die nächtliche Schlafarchitektur (Laverdure Du pont et al. 2009). Eine zentrale Rolle spielt das

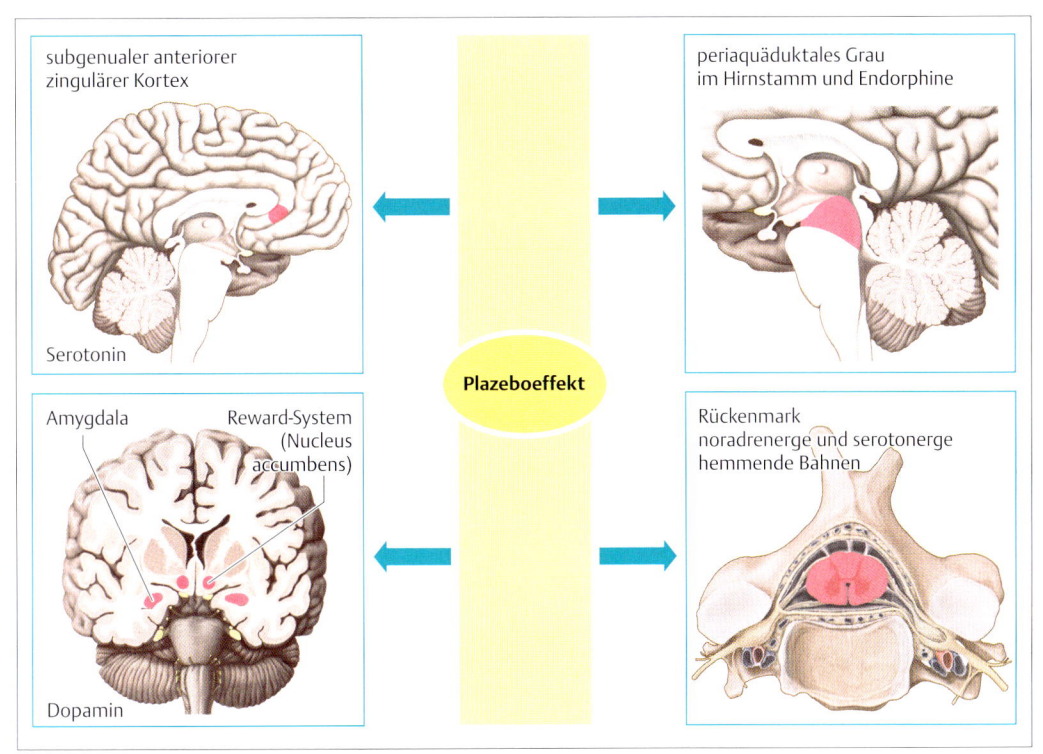

4.7 Bindung, Entspannung und Plazeboeffekt als mögliche Grundlagen von Therapieerfolg

Abb. 4.6 Plazebonetzwerk: wichtige Regionen des Nervensystems, in denen sich der Plazeboeffekt als deutliche Aktivierung im Vergleich zur Kontrollgruppe manifestiert.

rostrale anteriore Zingulum mit seinen Verbindungen zu kortikalen und subkortikalen Regionen. Von dieser Schnittstelle zwischen Kognition und Emotion geht eine Top-down-Funktion aus. Das rostrale anteriore Zingulum steht in funktioneller Verbindung mit der Amygdala, der Insula und dem periaquäduktalen Grau. Der Hippokampus liefert Kontextvariablen. Über diese Top-down-Regulation wird wohl die Amygdala inhibiert, das dopaminerge System im Nucleus accumbens beeinflusst und im periaquäduktalen Grau eine Ausschüttung von Endorphinen induziert. Die Endorphine wirken dann ihrerseits Bottom-up auf die sog. Schmerzmatrix (das Netzwerk, das Schmerzempfinden vermittelt) und inhibieren sogar spinothalamische Bahnen (Eippert et al. 2009b). Dass es sich beim Plazeboeffekt nicht um einen „eingebildeten", sondern einen biologischen Effekt handelt, zeigen Experimente mit vorheriger Gabe von Naltrexon, einem µ-Opiat-Rezeptorantagonisten. Nach dessen Gabe können die ausgeschütteten Endorphine nicht mehr wirken, und der Schmerzlinderungseffekt des Plazebos geht verloren (Eippert et al. 2009a).

Einfluss von Medikamenten

Medikamente, die im Plazebonetzwerk wirken, wie z. B. Antidepressiva, Anxiolytika, Dopamin-Agonisten und Schmerzmittel, haben wegen dieser biologischen Verknüpfung einen bis zu 50%igen Plazeboeffekt. Für die Beurteilung des einzelnen Medikaments ist lediglich entscheidend, ob seine Gesamtwirkung signifikant besser als seine reine Plazebowirkung ist. Der große Hype in den Zeitungen zur Wirkung von Serotonin-Wiederaufnahmehemmern Anfang 2007, als es unsachgemäß hieß, sie würden nicht besser als „Scheinmedikamente" wirken, nur die Pharmaindustrie bereichern, aber die Suizidanfälligkeit der Patienten erhöhen, hatte nachhaltige Auswirkungen. Viele Patienten setzten damals ihre Medikamente wegen der Zeitungsartikel und Fernsehsendungen einfach ab, entwickelten dadurch ein Serotonindiskontinuationssyndrom, und manch einer erlitt zeitverzögert ein Depressionsrezidiv. Die Folgen solcher Kampagnen für die Volksgesundheit, so eine neue Untersuchung der nationalen amerikanischen Gesundheitsbehörde, sind beträchtlich (Libby et al. 2009).

Einfluss von Akupunktur

Akupunktur wirkt ebenfalls über das Plazebonetzwerk. Durch den sensorischen Stimulus der kleinen Nadelstiche wird die periphere Endorphinfreisetzung aber wohl noch zusätzlich gesteigert. Nach der randomisierten, doppelblinden, multizentrischen Studie von Diener u. Mitarb. (2006) macht es für die Wirkung gegen Migräne keinen signifikanten Unterschied, ob eine Verumakupunktur (unter genauer Beachtung der vorgeschriebenen Punkte und Mediane) oder eine Sham-Akupunktur (Nadeln an beliebiger Stelle) durchgeführt wird. Wichtig ist eher, dass der Patient an die Maßnahme glaubt und der Therapeut ebenfalls diesen Eindruck vermittelt. In dieser Studie mit insgesamt fast 1000 Patienten hatten übrigens beide Akupunkturformen keine signifikant unterschiedliche Wirkung gegenüber der standardmäßigen Arzneimitteltherapie, die in einer 3. Therapiegruppe angewendet wurde.

Der Plazeboeffekt, der mit positiver Erwartung, Wahrscheinlichkeit, Wunsch auf Linderung und sozialen Kontextvariablen (hierzu gehören z.B. auch der weiße Arztkittel und die gute Reputation des Behandelnden) einhergeht, ist offenbar ein sehr erfolgreicher Selbstheilungsmechanismus. Bei der Akupunktur kommen noch der sensorische Stimulus, die aufgebrachte Zeit und das „Hand Anlegen" als additive Effekte dazu. Auch taktile Reize, wie das Streicheln eines geprellten Knies, oder interaktive Stimuli, wie ein Blick in die Augen des Kindes oder das Besprechen einer Schürfwunde („heile, heile, Gänschen …"), haben einen additiven Effekt, denn sie setzen nicht nur Dopamin und Endorphine, sondern auch Oxytozin (s.o.) frei. Diese Neuropeptide wirken modulierend auf die Amygdala und damit auf Angst, Stimmung und Schmerzerleben.

Einfluss der künstlichen Studiensituation

Patienten, die an klinischen Studien teilnehmen, befinden sich in einer artifiziellen Situation. Sie werden meistens sehr gut betreut, was mit viel Kontakt, Bindung und Zuwendung verbunden ist. Daher ist es nicht erstaunlich, dass in den Plazebogruppen z.B. von Antidepressivastudien beträchtliche Effekte verzeichnet werden. Nach der Analyse von Khan u. Mitarb. (2008) lag der Anteil rückfallfreier Patienten in Erweiterungsphasen klinischer Studien unter Plazebo bei 79% und unter Verum bei 93%. Allerdings ging es dabei nur um Patienten, die in der ursprünglichen Studie auf die Plazebo- oder Verumtherapie angesprochen hatten. Gemessen wurde also die Persistenz des Plazebo- oder Verumeffekts, wobei sich aber immer noch eine signifikante Überlegenheit des Antidepressivums ergab.

Weitere Einflussfaktoren

Auch der Preis eines (Schein-)Medikaments beeinflusst die Stärke des Plazeboeffekts. Waber u. Mitarb. (2008) wiesen in einem Experiment nach, dass ein teueres Plazebo (4 €) Schmerzen besser lindert als ein billiges (3 Cent). Die Überzeugung, dass etwas Teueres unbedingt mehr nützt als etwas Billiges, ist unbewusst (im Bereich des „roten Elefanten") sehr stark verwurzelt.

Aber nicht nur der Preis eines Medikaments, sondern auch Persönlichkeitsmerkmale (extrovertiert versus introvertiert) und Genpolymorphismen (z.B. des Serotonintransportergens) beeinflussen den Plazeboeffekt. Furmark u. Mitarb. (2008) zeigten, dass Personen mit dem ungünstigen kurzen bzw. S-Allel (s. auch S. 33) des Serotonintransportergens häufiger zu den Plazebo-Nonrespondern gehörten, während Personen mit dem langen L-Allel einen ausgeprägten Plazeboeffekt verzeichneten. In der Studie wurde die plazeboinduzierte Linderung einer sozialen Phobie untersucht. Ein funktionsbeeinträchtigter Serotonintransporter verminderte die Wirkung auf die Amygdala im Plazebonetzwerk.

Weitere Wirkbereiche des Plazebonetzwerks

Grundsätzlich kann das Plazebonetzwerk auch über die genannten Bereiche Schmerz, Angst und Stimmung hinaus wirksam sein. Da das Nerven- und das Immunsystem eng zusammenhängen, können auch verborgene Entzündungsprozesse günstig beeinflusst werden. Schamanen nutzen Rituale, die einen starken Plazeboeffekt auslösen können. Sie haben oft auch gute Kenntnisse über pflanzliche Naturheilmittel, eine ausgeprägte Geschicklichkeit, auch für pseudochirurgische Eingriffe, und ein hohes, suggestives Einfühlungsvermögen. Aus alledem kann für den Patienten ein Nutzen entstehen.

Auch eine Mutter, welche die Schürfwunde ihres 4-Jährigen behandelt, nutzt Rituale und hat zudem den Vorteil, dass der Plazeboeffekt bei Kindern noch ausgeprägter ist als bei Erwachsenen. Aber auch bei erwachsenen Mitteleuropäern genügt es schon im Sinne einer „Face Validity", nach einer Bandscheibenoperation das (vermeintliche) Resektat zu zeigen, um einen signifikant besseren Heilungserfolg zu erzielen (Tait et al. 2009).

■ Plazebo- und Nozeboeffekt sind die Vorder- und Rückseite derselben Medaille. Kognitive Prozesse (Abb. 4.7) beeinflussen den Behandlungseffekt und die wichtigen Selbstheilungsprozesse. Scott u. Mitarb. (2008) wiesen nach, dass der Plazebo- und der Nozeboeffekt durch entgegengesetzte Endorphin- und Dopamineffekte definiert sind und dass das zerebrale Netzwerk für beide Effekte – Plazebo und Nozebo – das gleiche ist.

Für die Praxis könnte dies u. a. bedeuten, dass bei der Aufklärung vor einem Eingriff die damit verbundenen Chancen und nicht so sehr die Risiken in den Vordergrund gestellt werden sollten. Auf jeden Fall ist es von Vorteil, sich für die Aufklärung genügend Zeit zu nehmen und dem Patienten gegenüber die Nebenwirkungen von Medikamenten vernünftig und realistisch zu relativieren. ■

■ **Meditation und Entspannung**

Meditation bzw. Entspannung ist eine weitere wichtige psychotherapeutische Wirkvariable neben Bindung und Plazebo. Lutz u. Mitarb. (2008) zeigten, dass durch Meditation über 15–25 min Dauer starke inhibitorische Effekte auf die Amygdala induziert werden. Gleichzeitig findet eine verstärkte Synchronisation temporoparietaler Hirnareale statt (Lutz et al. 2004). Je länger Meditation kumulativ mit der Zeit durchgeführt wird, desto stärker ist die Synchronisation dieser regulatorischen Areale des Emotionsnetzwerks ausgeprägt, und im Laufe der Zeit nimmt der Hippokampus sogar an Volumen zu. Meditation bewirkt über die Zeit, dass das „weiße Pony" stärker wird und der „rote Elefant" etwas zur Ruhe kommt.

4.8 Das Gehirn von Mann und Frau

Gibt es biologische Unterschiede in der Hirnfunktion von Männern und Frauen oder sind die gängigen Topoi zur Hormonsteuerung des Verhaltens, zum Kaffeeklatsch, zur Mathematikbegabung und zum Talent beim Einparken zu guter Letzt nur Vorurteile? Funktioniert das weibliche Gehirn ganz an-

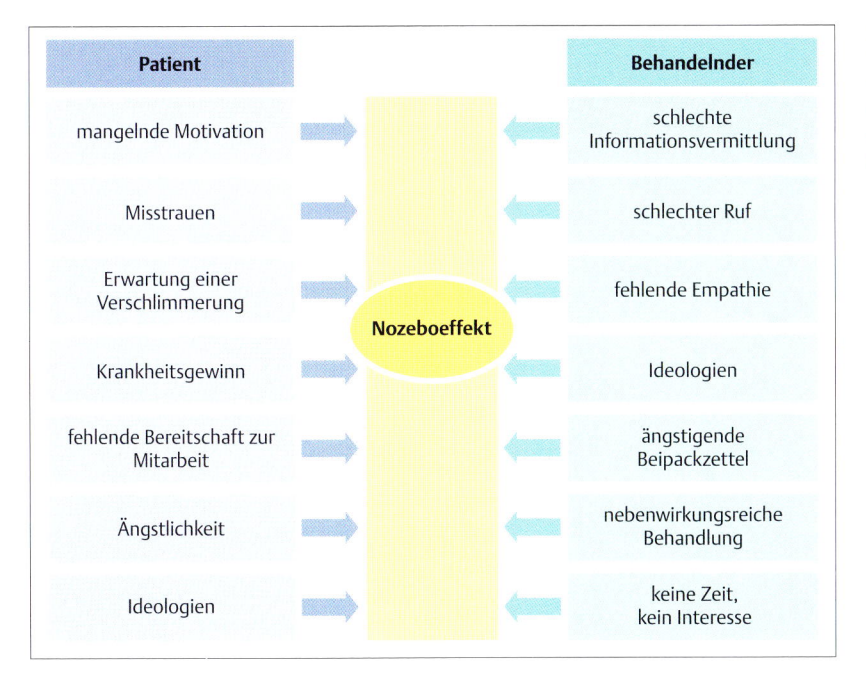

Abb. 4.7 Einflüsse auf den Nozeboeffekt von Patientenseite sowie vonseiten des Behandelnden.

ders als das männliche, was viele Alltagserfahrungen, Vorurteile und Weltbilder nahe legen, oder sind Frauen – was ihre Hirntätigkeit betrifft – auch nur Männer? Ist der mit Sicherheit von Männern erdachte Werbespruch zu einer Luxusarmbanduhr „Fast so schön wie eine Frau, tickt aber richtig" (der im Übrigen nach einstweiliger Verfügung eingestampft werden musste) vollkommen bodenlos oder könnte er etwa doch auf einen Unterschied in der Hirnfunktion hinweisen? Solche Kernfragen nach Gender-Unterschieden, die an jedem Stammtisch und in jedem Vortrag gut ankommen (wobei niemand eine Antwort erwartet, da er sie schon zu kennen glaubt), haben jedoch auch für die Psychiatrie und Psychotherapie eine seriöse Bedeutung, da sie sich auf die Symptomatologie psychischer Störungen auswirken und bei der Therapie berücksichtigt werden müssen. Dieser Abschnitt kann lediglich dafür sensibilisieren; zur Vertiefung sei auf entsprechende Lehrbücher verwiesen (z.B. Rohde u. Maneros 2007).

Molekularbiologie und Tiermodelle sind ein probates Mittel zur ersten Orientierung bei schwierigen Fragestellungen: Die molekulare und genetische Neurowissenschaft beschreibt seit Langem einen sexuellen Dimorphismus bei zahlreichen Spezies – von der Fruchtfliege bis zum Menschen (Jazin u. Cahill 2010). Verhaltensaspekte dieses Dimorphismus werden offenbar durch Hormone beeinflusst: Werden neugeborene Ratten mit Testosteron behandelt, lässt sich bei den männlichen auch nach Kastration, aber auch bei den weiblichen Tieren ein männliches (Paarungs-)Verhalten induzieren. Werden dagegen weibliche und kastrierte männliche neugeborene Ratten mit Östrogenen behandelt, zeigen diese weibliches Verhalten. In diesem Tiermodell spielen Sexualhormone in relevanten Phasen der Hirnentwicklung und -reifung offenbar eine wesentliche Rolle bei der Induktion von geschlechtsassoziiertem Verhalten.

In der Evolution erfolgte die Trennung der Geschlechter wohl erst vor etwa 300 Mio. Jahren. Auf dem X-Chromosom, das beim Menschen den wichtigsten genetischen Unterschied ausmacht, befinden sich 1098 Gene mit 155 Mio. Basenpaaren. Dies entspricht etwa 4% des Genoms. Die Tatsache, 2 X-Chromosomen zu haben, erspart Frauen das Risiko für etwa 300 verschiedene Erkrankungen, wie z.B. Rot-Grün-Blindheit, Hämophilie und Muskeldystrophie, die nur bei Männern vorkommen. Neben den Sexualhormonen begründen also auch Gene einen Geschlechtsunterschied.

Klinische Daten, wie z.B. die Beobachtungen zum Zusammenhang von Fernsehkonsum und Aggressionsverhalten (Johnson et al. 2002), zeigen deutliche Geschlechtsunterschiede auf der Verhaltensebene: Zum einen lag die Frequenz des aggressiven Verhaltens bei Jungen ohnehin deutlich höher als bei Mädchen, und zum anderen stieg die Häufigkeit des aggressiven Verhaltens vor allem bei Jungen mit der Dauer des Fernsehkonsums (s. auch Kapitel 2, S. 20).

In einer prospektiven Studie mit 314 männlichen und weiblichen Patienten mit schwerer Depression, von denen 16,6% im Laufe von 2 Jahren einen Suizidversuch oder Suizid begingen, fanden Oquendo u. Mitarb. (2007) unterschiedliche Risikofaktoren für suizidales Verhalten bei den Geschlechtern. Risikofaktoren bei Männern waren:
- suizidales Verhalten in der Familienanamnese
- frühere Drogenanwendung
- Rauchen
- Borderline-Persönlichkeitsstörung
- frühe Trennung von den Eltern

Risikofaktoren bei Frauen waren:
- frühere Suizidversuche
- Suizidfantasien
- Feindseligkeit
- subjektiv empfundene depressive Symptomatik
- fehlender Lebenssinn
- Borderline-Persönlichkeitsstörung
- Rauchen

Bei der klinischen Beurteilung des Suizidrisikos sollten solche Unterschiede berücksichtigt werden.

■ Unterschiede in der Mikrostruktur des Gehirns

Betrachtet man nun das Gehirn direkt, so bestehen mikrostrukturell relativ große Unterschiede zwischen weiblichen und männlichen Gehirnen. So konnten Luders u. Mitarb. (2006) mit differenzierter 3D-MRT-Messtechnik im Vergleich von jeweils 30 Frauen und Männern einen signifikant höheren Komplexitätsgrad der Gyrifikation im Frontal- und Parietalhirn der Frauen demonstrieren. Aber auch temporal und okzipital wurde eine höhere Komplexität bei den Frauen gemessen. In der kortikalen Oberflächenarchitektur bestehen demnach deutliche Geschlechtsunterschiede.

Unterschiede im Hirnfunktionsmuster

Bei Hirnfunktionsmustern sind ebenfalls Unterschiede zwischen Männern und Frauen zu entdecken. Sprachliche Aufgaben etwa erledigen beide Geschlechter durch Nutzung unterschiedlicher Hirnareale. So aktivieren Frauen bei phonologischen Aufgaben bilateraler als Männer (Shaywitz et al. 1995; Abb. 4.8). Die Effizienz des Sprachnetzwerks variiert bei Frauen im Laufe des Monatszyklus. Mittlutäal werden bei semantischen Aufgaben ausgedehntere Hirnareale aktiviert als menstrual (Fernández et al. 2003). Etwas Vergleichbares gibt es bei Männern wohl nicht.

Eine der großen Legenden über Männer und Frauen lautet: Männer reden weniger als Frauen bzw. Frauen reden mehr als Männer. Nach der Metaanalyse von Mehl u. Mitarb. (2007) trifft dies aber offenbar empirisch nicht zu. Werden nämlich Menschen mit Computern ausgestattet, die alles aufnehmen, was sie über mehrere Tage reden, ergibt sich zwar, dass Männer und Frauen an unterschiedlichen Orten bzw. in unterschiedlichen sozialen Kontexten reden, aber im Endeffekt gleich viel. Die durchschnittliche Zahl der Wörter pro Tag war bei Frauen und Männern nicht signifikant verschieden. So jedenfalls das Ergebnis von 6 Studien in den USA und Mexiko, die jeweils über 7–10 Tage gingen.

Emotionale Reaktionen des Gehirns auf äußere Reize sind bei den Geschlechtern verschieden. Wenn gesunden Frauen und Männern affektiv neutrale sowie affektiv positiv und negativ besetzte Bilder gezeigt werden, verläuft die mit fMRT registrierbare Aktivierung in den weiblichen und männlichen Gehirnen signifikant verschieden (Wrase et al. 2003). Emotionale Gesichtsausdrücke deuten Männer und Frauen ganz unterschiedlich und zeigen Unterschiede im Gehirn bei der Induktion von Emotionen (Schneider et al. 2000). Auch beim Anblick sexuell stimulierender Bilder verhält sich das männliche Gehirn anders als das weibliche (Hamann et al. 2004). Visuelle sexuelle Stimuli aktivieren beim Mann die Amygdala (emotionale Erregung) und den Hypothalamus (Stress, Fortpflanzungsfunktion) stärker als bei Frauen, auch wenn Frauen subjektiv eine gleich starke oder stärkere sexuelle Erregung berichten.

Wie empirisch zu vermuten, unterscheiden sich Männer und Frauen auch im Verarbeiten von Humor. Azim u. Mitarb. (2005) zeigten mittels fMRT, dass bei beiden Geschlechtern zwar neuronal ein „Humornetzwerk" (aus temporoparietaler Junction, Temporalpol und inferiorem Gyrus frontalis) genutzt wird, wenn sie Cartoons mit oder ohne Worte anschauen. Frauen aktivieren dabei aber den linken präfrontalen Kortex sowie mesolimbische Regionen inklusive Nucleus accumbens deutlich stärker als Männer, was einer größeren Aktivität im Reward-System entspricht. Dieser Unterschied in der neuronalen Reaktion auf Humor deutet allgemein auf Geschlechtsunterschiede bei der Integration von Kognition und Emotion hin.

In Arbeitsspeicherfunktionen sind Frauen effizienter als Männer. Nach Canli u. Mitarb. (2002) ist auch die neurale emotionale Gedächtnisfunktion bei Frauen stärker ausgeprägt als bei Männern. Er-

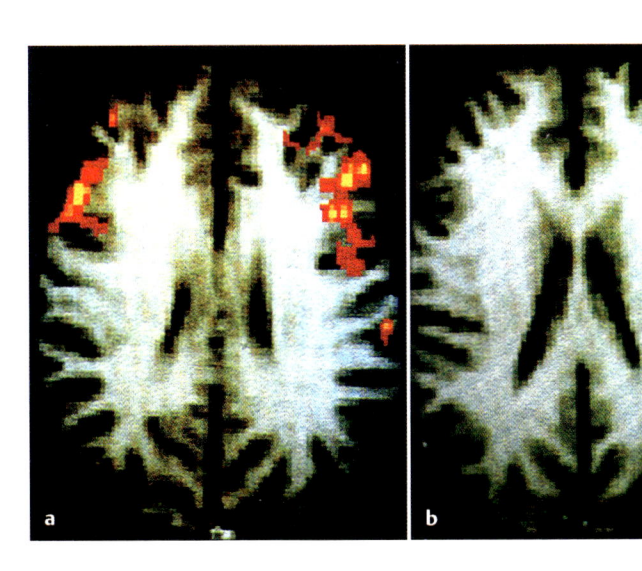

Abb. 4.8 a, b fMRT-Bilder von 19 erwachsenen Frauen (a) und 19 erwachsenen Männern (b) bei der Bearbeitung von phonologischen Aufgaben: Männer aktivieren lateralisiert in erster Linie den linken inferioren frontalen Gyrus, Frauen bilateralisiert zusätzlich den rechten inferioren frontalen Gyrus (Quelle: Stoppe et al. 2000).

innern sich Frauen deshalb auch eher an Details von ihrem Hochzeitstag? Zu diesem Effekt trägt eine stärkere Synchronisierung von neuronalen Verbänden bei, die sowohl gegenwärtige Emotionen als auch die nachfolgende Gedächtnisbildung bearbeiten. Diese Art der Gehirntätigkeit ist bei Frauen stärker ausgebildet und könnte ihr besseres emotionales Gedächtnis erklären.

Empathie, Mitgefühl und der Glaube an das Gute im anderen sind nach den Ergebnissen von Singer u. Mitarb. (2006) bei Frauen und Männern unterschiedlich angelegt. Die Gehirnreaktion in der Empathieregion (u.a. frontoinsulärer Kortex, anteriores Zingulum) ist zwar grundsätzlich von der beobachteten Fairness des anderen abhängig. Wenn aber Männer beobachteten, dass unfaire Mitspieler Schmerzen erlitten, war ihre Empathieregion praktisch inaktiv. Bei Frauen dagegen war auch dann noch eine neuronale Empathiereaktion messbar.

■ Einfluss der Erwartungshaltung auf die Forschungsergebnisse

Mit den in diesem Abschnitt präsentierten Forschungsergebnissen wurden einige Vorurteile und Weltbilder revidiert und andere bestätigt. Dabei ist aber stets zu bedenken, dass Experimente nur so gut sind wie die Hypothesen der Untersucher und die Kontrolle von potenziellen Einflussfaktoren. Zu den zahlreichen Faktoren, die den Ausgang von Experimenten beeinflussen, gehören neben Persönlichkeitsmerkmalen, dem sozialen Status und der sexuellen Orientierung auch die Erwartungshaltung der Probanden und externe Erwartungen. Dies machten Dar-Nimrod und Heine (2006) transparent, indem sie Frauen Mathematikaufgaben lösen ließen. Ohne Manipulation lösten sie im Durchschnitt 5 von 6 Aufgaben richtig. Wurde den Probandinnen aber vorher gesagt, dass es eine grundsätzliche Erfahrung sei, dass Männer solche Aufgaben besser lösen könnten als Frauen, lösten sie im Durchschnitt nur noch 4 davon richtig. Wurde den Frauen aber gesagt, genetische Untersuchungen hätten gezeigt und die Bildgebung hätte es bestätigt, dass die folgenden Aufgaben von Männern signifikant besser gelöst würden als von Frauen, fiel das Ergebnis der Frauen noch schlechter aus. Wahrscheinlich würden männliche Gehirne im Hinblick auf externe Erwartungen ähnliche Manipulationsfähigkeiten wie weibliche zeigen.

Einstellungen und externe Erwartungen beeinflussen die Effizienz der Hirnfunktion. Als logische Folge davon weist die Bildgebung dann auch eine andere Hirnfunktion nach. Auf diese Weise können – bewusst oder versehentlich – Vorurteile mit Studienergebnissen bedient werden. Die Bildgebung ist deswegen keine schlechte Methode, aber es ist stets zu hinterfragen, welche Intention das Experiment hatte und welche Variable eventuell eingebaut wurde, um eine vorbestehende Vermutung zu bestätigen oder zu verwerfen.

■ Männliche und weibliche Gehirne unterscheiden sich. Dies muss in einer personalisierten Psychiatrie und Psychotherapie im 21. Jahrhundert berücksichtigt werden. Die Unterschiede sind wohl nicht so groß, wie die einen behaupten, und nicht so klein, wie andere vertreten. Wertende Vorurteile über Geschlechter haben in der Medizin nichts verloren. Biologische Forschung sollte sich nicht instrumentalisieren lassen, Vorurteile zu bedienen. ■

4.9 Ernährung: mehr als Energiezufuhr

Ernährung ist ein erstrangiges Gesundheitsthema, auch in der Psychiatrie. Gemeinsames Essen ist ein grundlegender Baustein für Kommunikation, soziale Interaktion und soziale Rhythmen. Störungen im Ernährungsverhalten finden sich bei vielen psychiatrischen Störungen von Kindern, Jugendlichen, jungen und alten Erwachsenen. Ernährung hat – in der Laienpresse meist unbeachtet – in erster Linie mit dem Gehirn zu tun. Das zentrale Nervensystem ist für die Regelung der Nahrungsaufnahme und des Körpergewichts, die sehr komplex ist, wesentlich verantwortlich (Morton et al. 2006). Der Magen und das Fettgewebe senden Signale an das Gehirn und beeinflussen so das Essverhalten. Neben Adipokinen, Chemokinen und Zytokinen, welche die Energiebilanz und Immunfunktion regulieren (Heber 2010), spielen im psychiatrischen Kontext Insulin, Leptin, Orexin und Ghrelin, welche wiederum mit Dopamin am ventralen Tegmentum interagieren (Abb. 4.9), eine Schlüsselrolle. Leptin, das hauptsächlich im Fettgewebe, aber auch in anderen Organen und Geweben gebildet wird, hemmt das Hungergefühl. Ghrelin, das vor allem im Magen synthetisiert wird, wirkt appetitanregend und

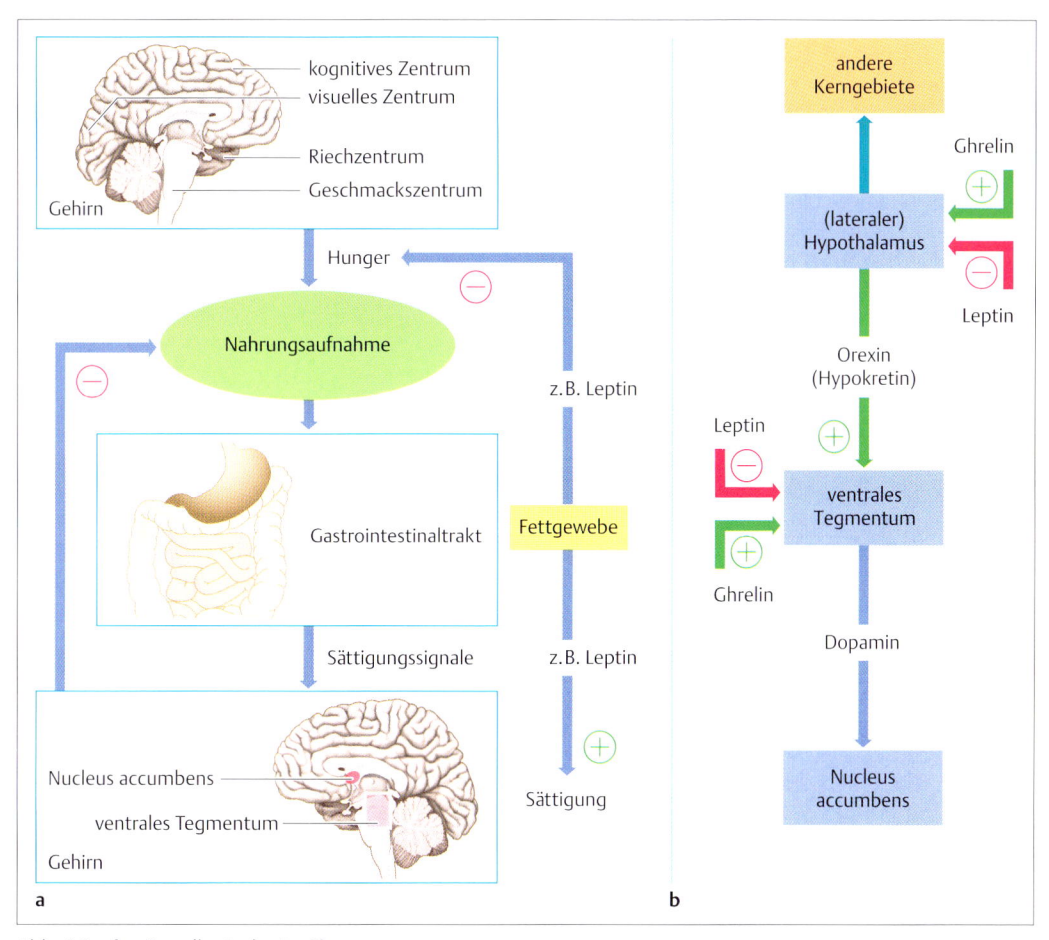

Abb. 4.9 a, b Regelkreis der Ernährung.
a Regelung der Nahrungsaufnahme und des Körpergewichts durch das zentrale Nervensystem.
b Biochemische Vorgänge im ventralen Tegmentum.

führt bei Kindern auch zur Sekretion des Wachstumshormons in der Hypophyse.

Dopamin im assoziativen (nicht motorischen) Striatum und das Belohnungssystem haben eine wichtige Funktion bei der Steuerung von Hunger und Sättigungsgefühl, aber auch beim Verstärkerlernen. Zwischen Sucht und Fettsucht besteht eine biologische Überlappung, die sich u.a. in verminderter Dopaminrezeptorverfügbarkeit, Impulsivität und Craving äußert (Volkow et al. 2008; s. auch Sucht, S. 118). Nach Stice u. Mitarb. (2008) erhöht eine Dopaminblockade im assoziativen Striatum die Wahrscheinlichkeit der Adipositas. Schwergewichtige haben offenbar weniger Dopaminrezeptoren im Striatum als Schlanke. Alle Antipsychotika außer Aripiprazol bewirken eine Gewichtszunahme, weil sie mit einer Dopaminblockade verbunden sind. Stice u. Mitarb. zeigten nun, dass eine Genvariante (das A1-Allel des TaqIA-Restriktionsfragmentlängen-Polymorphismus), die mit einer verminderten Dopaminrezeptorbindung im Striatum und verminderter striataler Dopaminaktivität verbunden ist, zu übermäßiger Nahrungszufuhr führt.

Herzog und Muglia (2006) erklären, wie die für die normale Gewichtsentwicklung günstige regelmäßige Nahrungsaufnahme zustande kommt und warum man tagsüber alle paar Stunden isst und nachts 8–10 h lang ohne Essen auskommt. Offenbar gibt es einen durch Licht und einen durch Nahrung trainierbaren Oszillator im Gehirn, die beide zusammen die Nahrungsaufnahme steuern. Der durch Nahrungszufuhr trainierbare Oszillator, der wohl im dorsomedialen Hypothalamuskern lokalisiert ist, veranlasst bei regelmäßiger Nahrungsaufnahme aufgrund von verlässlichem Angebot das Essen kleinerer Portionen. Ist dieser Oszillator aber aufgrund unregelmäßiger, nicht verlässlicher Nahrungszufuhr schlecht trainiert, werden zu große Portionen als vorsorgliche Energiereserve aufgenommen. Wegen der heute ständig verfügbaren Nahrung im Überfluss kann unregelmäßiges Essen (größerer Portionen) leichter zu Übergewicht führen. Der durch Licht trainierbare Oszillator (im suprachiasmatischen Kern) steuert die unterschiedliche Rhythmik der Nahrungsaufnahme bei Tag und bei Nacht und ist mit dafür verantwortlich, dass man nachts lange ohne Essen auskommt.

Nach der Entdeckung von Ghrelin und seiner appetitsteigernden Funktion kam die Idee auf, gegen dieses Peptid aus dem Magen zu impfen, um das Hungergefühl zu zügeln. Zorrilla u. Mitarb. (2006) untersuchten dieses Konzept zunächst bei der Ratte, wo es funktionierte: Die geimpften Ratten hatten weniger Appetit und nahmen langsamer an Gewicht zu. Ob eine solche Impfung aber ohne zu großes Risiko auf den Menschen übertragbar ist, kann derzeit noch nicht beurteilt werden. Wahrscheinlich bleibt eine solche Impfung noch für viele Jahre Zukunftsmusik.

Was immer wieder vermutet wurde, dass die Veranlagung zum Schlanker- oder Dickersein eine genetische Grundlage hat, wurde von Herbert u. Mitarb. (2006) bestätigt: Bei Tieren wie bei Menschen haben Genvarianten eine Bedeutung für das individuelle Körpergewicht. So wurde auf Chromosom 2 ein Genlokus identifiziert, dessen Träger schon als 11-Jährige einen BMI über 25 kg/m^2 haben, der sich im Erwachsenenalter gegenüber Menschen mit anderem Genlokus immer parallel verschiebt. Die Schlankeren bewegen sich im Laufe ihres Lebens innerhalb eines BMI-Bereichs von ca. 24–26, die Übergewichtigen von 26–30. Beide Gruppen haben jedoch dieselbe Lebenserwartung. Es handelt sich einfach um einen anderen Genotyp, der sich im Phänotyp schon ab dem Kindesalter mit einem höheren BMI manifestiert. Die Träger dieses Genotyps, den es u. a. auch bei Mäusen, Ratten und Affen gibt, sind wegen ihres erhöhten BMI nicht gleich krank. Daher sind gesundheitspolitische Präventionsmaßnahmen, die nur an einem BMI-Grenzwert orientiert sind, fragwürdig. Ein schlank veranlagter Mensch hat nämlich bei einem BMI von 28 ein höheres Risiko für kardiovaskuläre Erkrankungen, insbesondere, wenn er unbemerkte weiße viszerale Fettdepots hat, als ein korpulent veranlagter Mensch mit Hautfettdepots und demselben BMI. Ein BMI über 30 (was einer Adipositas entspricht) muss jedoch für alle Genotypen als relevanter Risikofaktor gelten.

Um den Krankheitswert des Körpergewichts zu beurteilen, sind aber noch weitere Variablen zu beachten: Für das Krankheitsrisiko gilt – wie schon erwähnt – weißes viszerales Fett als ungünstig und braunes Fett als eher günstig. Viszerales weißes Fett erhöht schon in geringer Menge das Herzinfarktrisiko, während braunes auch in größerer Menge unschädlich ist. Tseng u. Mitarb. (2008) machten nun das Bone morphogenetic Protein 7 (BMP7) als einen Faktor aus, der die Entwicklung von Präadipozyten zu braunen Adipozyten mit erhöhtem Energieverbrauch bewirkt, während BMP2 und BMP4 an der Entstehung der weißen Adipozyten mitwirken. Durch therapeutische Anwendung von BMP7 oder BMP7-Analoga könnte zukünftig die Differenzierung zu braunem Fettgewebe gefördert und das kardiovaskuläre Risiko gesenkt werden.

Nach Turnbaugh u. Mitarb. (2006) kann auch das Mikrobiom, die Darmflora, eine wesentliche Rolle für das Körpergewicht spielen. Und auch die Bestandteile der Ernährung sind von Bedeutung, wenn das pathogene Risiko von Übergewicht beurteilt werden soll. Bei Mäusen (zuvor schon bei Hefen oder Drosophila) verlängerte eine Nahrung, die viel Resveratrol erhielt, das Überleben trotz hoch kalorischer Ernährung (Baur et al. 2006). Ähnliche Befunde liegen auch zu speziellen Olivenölen mit einer hohen Konzentration an Radikalfängern vor. Resveratrol ist in den Schalen bestimmter Traubensorten und in bestimmten Rotweinen enthalten. Allerdings wäre die erforderliche Tageszufuhr auf diesem Weg nur mit unzuträglich großen Mengen an Trauben (mehrere Kilogramm) zu erreichen. Baur u. Mitarb. zeigten, dass Resveratrol die Auswirkungen hoch kalorischer Ernährung in 144 von 153 signifikant veränderten Stoffwechselwegen ausglich. Dieses Molekül könnte ebenfalls zum Ausgangspunkt eines Medikaments werden, das negative gesundheitliche Folgen der Adipositas vermindert bzw. die Gesundheit im Alter verbessert.

> **Gesellschaftsproblem Adipositas**
>
> Die Zahl der Faktoren, warum ein Mensch übergewichtig bzw. adipös wird oder nicht, warum er eine Essstörung oder Untergewicht entwickelt, ist offenbar beträchtlich. Das große gesellschaftliche Problem der Adipositas beruht nicht allein auf bestimmten Medikamenten, Hormonen oder auf der Gewohnheit, Hamburger bzw. Fertignahrung zu essen. Entscheidend für die Volksgesundheit ist, dass die Vermittlung von Kenntnissen über Lebensmittel, das komplexe System der Nahrungsaufnahme und des Energieverbrauchs schon in der Kindheit – in Familie und Schule – den Stellenwert erhält, den sie verdient. Wenn Kinder nichts oder zu wenig über Lebensmittel und deren Wert erfahren, hat das negative Auswirkungen auf ihre Ernährung. Wenn sie unregelmäßig essen und ständig hoch kalorische Nahrungsmittel mit schnell verfügbarer Glukose bekommen, wird ihr zentraler Insulinrezeptor desensitiviert, und ihre Oszillatoren im Hypothalamus werden nicht richtig trainiert. Diese Sollwertverstellung kann in die Dickleibigkeit mit ihren metabolischen und kardiovaskulären Folgen münden. Schon eine Störung zirkadianer Rhythmen von 36–48 h – wie bei den LAN-Parties mit pausenlosem Computerspiel ein ganzes Wochenende lang – hat Auswirkungen auf viele metabolische und kardiovaskuläre Parameter (Scheer et al. 2009). Soziale Interaktion und Kommunikation beim gemeinsamen Essen, Rituale, Stresskontrolle, Kenntnisse über die Herkunft, den Wert und die Zubereitung von Lebensmitteln, eine regelmäßige, leicht hypokalorische, nicht zu fette Ernährung mit vielfältigen, frischen saisonalen Produkten aus dem Lebensraum, die wenig schnell verfügbare Kohlehydrate enthalten, Nüsse und Körner sind für das Funktionieren des Gehirns, das Gedächtnis und gegen den Alterungsprozess des Organismus sicher von essenzieller Bedeutung (Colman et al. 2009, Witte et al. 2009). Die sog. westliche Ernährung mit rasch verfügbaren Kohlehydraten, Fast Food und Fertignahrung wirkt sich jedoch ungünstig auf Stimmung, Angst und Aggressionsbereitschaft aus (Jacka et al. 2010).

4.10 Schlaf und Gehirn

Eine ähnlich grundlegende Bedeutung für das Gehirn wie die Ernährung hat auch der Schlaf, ein aktiver neuronaler Prozess und Rhythmusgeber, der sich nachhaltig auf Gedächtnis, Kognition und Emotion auswirkt (Walker 2009) und der daran erinnern soll, dass man in der Psychiatrie zirkadiane Rhythmen im Auge behalten muss.

Schlaf ist ein komplex gesteuerter Prozess, bei dem auf der Zellebene u. a. GABA, Neuropeptid Y, exzitatorische Aminosäuren sowie Serotonin, Azetylcholin und Melatonin (Rawashdeh et al. 2007) eine zentrale Rolle spielen und auf der Systemebene das Auge, die Formatio reticularis, die Pinealisdrüse, die Raphekerne, der Nucleus suprachiasmaticus im Hypothalamus (Clock-Function) und das Intergeniculate Leaflet im Thalamus.

■ Schlafverhalten

Die Schlafarchitektur aus schnellen REM-Schlaf-Phasen und langsamen SWS-Phasen (Slow Wave Sleep) verändert sich im Laufe des Lebens. Neugeborene schlafen in ihren ersten 15 Lebenstagen noch etwa 16 h täglich. Der Anteil ihres REM-Schlafs ist mit 50 % sehr hoch. Im Alter von 3–5 Monaten sind die tägliche Schlafdauer (ca. 14 h) und der REM-Schlaf-Anteil (ca. 40 %) schon etwas zurückgegangen. Kleinkinder haben mit 25 % immer noch einen hohen REM-Schlaf-Anteil und verschlafen noch etwa den halben Tag. Mit zunehmendem Lebensalter gehen der REM-Schlaf-Anteil und die tägliche Schlafdauer immer weiter zurück. Menschen über 70 Jahren kommen mit einer mittleren Schlafdauer von etwa 6–7 h täglich aus und haben einen REM-Schlaf-Anteil unter 15 %.

Aber nicht nur das Lebensalter prägt das Schlafverhalten; auch Geschlechtsunterschiede und unterschiedliche Chronotypen („Eule" versus „Hahn") machen sich bemerkbar. Kinder unter 10 Jahren, vor allem im Vorschulalter, sind schon frühmorgens fit, was sich mit Eintritt in die Pubertät radikal

> **Was verhilft dem Patienten zu tiefem Schlaf?**
>
> Patienten mit Ein- und Durchschlafstörungen sind meist chronisch und häufig komorbid erkrankt. Alkohol wird oft zur Selbstmedikation eingesetzt, ist jedoch ungeeignet, da er die Schlafarchitektur nachhaltig stört, mit Dosissteigerung und Toleranzentwicklung einhergeht und die Suchtentwicklung fördert. Schlafmittel aus der Gruppe der Benzodiazepinrezeptoragonisten (sog. Z-Substanzen) bergen die Gefahr der Anhängigkeitsentwicklung und sind somit nur zum kurzzeitigen Gebrauch (z. B. im Rahmen einer Operation) geeignet. Mit Verhaltensmaßnahmen (sog. Schlafhygiene) und gegebenenfalls niedrig dosierten, sedierenden Antidepressiva, wie z. B. Trimipramin (25–50 mg), Mirtazapin (7,5–15 mg) oder Agomelatin – einem neuen Antidepressivum, das den Schlafrhythmus stabilisiert und Tiefschlaf fördert –, retardierten Melatoninagonisten oder niedrigen Dosen von sog. sedierenden, atypischen Antipsychotika (z. B. 25–75 mg Quetiapin oder 1–5 mg Olanzapin) lässt sich bei den meisten Menschen erfolgreich Tiefschlaf erreichen. Gleichzeitig bedarf die Komorbidität einer sorgfältigen Diagnostik und spezifischen Therapie.

ändert, wenn sie zu Langschläfern mutieren. Im Alter von 15–30 Jahren ist die Tendenz zum morgendlichen Ausschlafen biologisch eigentlich am stärksten, bei Männern noch mehr als bei Frauen, doch mehrere Einflüsse (Beruf, kleine Kinder) lassen das Ausleben der Chronobiologie oft nicht zu. Ideal in dieser Phase wären ein Single-Dasein und ein Beruf, der erst am späten Vormittag Hochleistung verlangt. Mit zunehmendem Lebensalter fällt das frühe Aufstehen wieder leichter, was Rentnern einen langen Tag beschert.

■ Auswirkungen von Schlafdeprivation

Schlaf und schon eine einmalige Schlafdeprivation haben bei Gesunden wie auch bei Patienten eine Wirkung auf die Sensibilität der Amygdala. Wer eine Nacht lang schlecht oder wenig schläft, erlebt am nächsten Tag ein verändertes inneres Erregungsniveau und eine erhöhte Reagibilität des Angst- und Aggressionsgenerators auf emotionale Stimuli. Yoo u. Mitarb. (2007 a) beschrieben diesen Effekt als Diskonnektion zwischen präfrontaler Kontrolle und Amygdalafunktion. Stressvolle Lebensereignisse verstärken diesen Vorgang zusätzlich. Daher werden die Schlaf- und die Stresskontrolle von psychisch Kranken in der stationären Akuttherapie mit besonderer Sorgfalt durch Setting-Effekte und Medikation gepflegt.

Maquet und Ruby (2004) hatten bereits darauf hingewiesen, dass Schlaf auch eine wichtige Bedeutung für die Gedächtniskonsolidierung, Erkenntnisprozesse und die Kreativität hat. Schlafentzug beeinträchtigt diese Leistungen, was auch in der Psychotherapie zu beachten ist. Stickgold (2006) zeigte, dass die langsame Oszillation im δ-Schlaf (SWS-Phase des Schlafes) einen signifikanten Effekt auf die deklarative Gedächtnisleistung hat. Durch experimentelle Stimulierung dieser Oszillation verbesserte sich das deklarative Gedächtnis, und die Probanden erinnerten am nächsten Tag etwa doppelt so viele Wörter aus einer vorher gelernten Liste als ohne Stimulierung. SWS und deklarative Gedächtnisleistung gehören zusammen; der Schlaf nach dem Lernen hat eine kritische Bedeutung für die Konsolidierung des neu erworbenen Gedächtnisinhalts (Rudoy et al. 2009).

Yoo u. Mitarb. (2007 b) zeigten dann, dass sich auch die Nacht vor dem Lernen auf das Lernergebnis auswirkt. Bei gutem Ausschlafen besteht eine enge funktionelle Konnektivität zwischen dem Hippocampus und dem präfrontalen Kortex, die für die Encodierung des episodischen Gedächtnisses wesentlich ist. Bei Schlafentzug in der Nacht vor dem Lernen ist diese Konnektivität gestört. Gleichzeitig ist auch die Konnektivität des Hippocampus mit dem Aufmerksamkeitsnetzwerk verändert. Wer dadurch aber schlecht einspeist, kann in der folgenden Nacht auch weniger konsolidieren. Mangelnder Schlaf entzieht der Umwandlung von neuen Erfahrungen zu Gedächtnisinhalten die neuronale Grundlage und begünstigt zudem falsche Erinnerungen (False Memories).

■ Schlaf hat eine grundlegende Funktion für die Gedächtniskonsolidierung und damit für qualitative und quantitative Veränderungen des emotionalen und deklarativen Gedächtnisses. Schlafstörung verstärkt falsche Erinnerungsinhalte und stört auch die „Löschung" irrelevanter Inhalte (Diekelmann et al. 2010). Während der langsamen SWS-Phasen bei minimaler cholinerger Aktivität werden die Reaktivierung und der Transfer von hippokampalen Gedächtnisinhalten zum Neokortex koordiniert. Während des REM-Schlafs unter hoher cholinerger und θ-Aktivität kommt es dann zur synaptischen Konsolidierung der Inhalte im Kortex (Diekelmann u. Born 2010). ■

Schlafdeprivation bzw. chronische Insomnie reduziert, wie Riemann u. Mitarb. (2007) in einer Pilotstudie ermittelten, ähnlich wie Hypertonie oder Diabetes das Hippokampusvolumen. Da eine „Schwächung" des Hippokampus zu einer relativen Stärkung der Amygdala führt, beeinflusst dies die Affektregulation, wodurch Angst und Aggression leichter aufkommen können. Die Auswirkung der chronischen Insomnie auf die Hirnstruktur muss aber noch in größeren Studien repliziert werden.

REM-Schlaf ist – wie schon erwähnt – essenziell für die Verarbeitung und synaptische Konsolidierung von Gedächtnisinhalten. Nach Wehrle u. Mitarb. (2007) ist diesbezüglich aber zwischen phasischem und tonischem REM-Schlaf zu unterscheiden. Denn nur der phasische REM-Schlaf (mit schnellen Augenbewegungen) hat mit der Emotionsverarbeitung zu tun. Während des phasischen REM-Schlafs wird der Kortex tatsächlich ausgeschaltet. So wird beispielsweise der massive akustische Reiz durch den Magnetresonanztomografen vollkommen ausgeblendet und kommt nicht mehr im akustischen Kortex an, was im tonischen REM-Schlaf noch der Fall ist. Im phasischen REM-Schlaf findet die Reprozessierung emotionaler Inhalte nur im subkortikalen emotionalen Netzwerk statt, zu dem die Insel, die Amygdala und der Thalamus gehören. Träume inklusive Alpträume entstehen möglicherweise in der Übergangsphase zwischen phasischem und tonischem REM-Schlaf, wenn der Hippokampus schon einige kortikale Areale mitoszillieren lässt.

■ Zirkadiane und soziale Rhythmen sind entwicklungsgeschichtlich alt und häufig mit Ritualen verbunden. Die Störung oder der Verlust solcher Rhythmen hat nachhaltige Auswirkungen auf die Homöostase des Organismus und besondere auf die Hirnfunktion. Das Beachten und Wiederherstellen zirkadianer und sozialer Rhythmen gehört zu den grundlegenden Aufgaben einer erfolgreichen psychiatrisch-psychotherapeutischen Behandlung. ■

5 Psychiatrische Erkrankungen

„Auf jeden Fall müssen die Menschen wissen, dass Lust und Freude, Lachen und Scherzen, Traurigkeit und Sorgen, Dysphorie und Weinen nicht aus dem Nichts kommen (…) sondern durch das Gehirn."

Hippokrates (Über die heilige Krankheit)

„Gemütsarten, die ein Gefühl für das Erhabene besitzen, werden durch die ruhige Stille, wenn das zitternde Licht der Sterne durch die braunen Schatten der Nacht hindurchbricht, allmählich in hohe Empfindungen gezogen."

Immanuel Kant (Beobachtungen über das Gefühl des Schönen und Erhabenen, 1764)

In diesem Kapitel wird eine Auswahl relevanter neurowissenschaftlicher Befunde zu wichtigen psychiatrischen Krankheitsbildern vorgestellt. Einiges davon ist bereits in den vorherigen Kapiteln angeklungen. Es geht nicht darum, die Krankheitsbilder im Detail zu besprechen, sondern um eine Einführung in das Denken einer Psychiatrie, die sich als klinische Neurowissenschaft versteht. Es soll der „Lichtstrahl" im Dunkel der Pathophysiologie psychischer Störungen beispielhaft deutlich gemacht werden (Hyman 2008). Der Leser ist eingeladen, das dabei geweckte Interesse über das Studium der zitierten Originalarbeiten zu vertiefen.

5.1 Aufmerksamkeitsdefizit-/Hyperaktivitätsstörung (ADHS)

■ Epidemiologie und Klinik

Das hyperkinetische Syndrom, der „Zappelphilipp" von Heinrich Hoffmann (Erstausgabe: 1844), das heute deskriptiv als ADHS bezeichnet wird, ist mit einer Prävalenz von 5–7% im Alter unter 18 Jahren die häufigste psychische Störung im Kindes- und Jugendalter (Polanczyk et al. 2007). Jungen sind etwa 6-mal häufiger betroffen als Mädchen; etwa die Hälfte der Betroffenen zeigt noch im Erwachsenenalter Symptome (Tab. 5.1).

Die vielfältige, situationsübergreifend (zu Hause, in der Schule usw.) auftretende klinische Symptomatik der ADHS beginnt vor dem 7. Lebensjahr und zieht sich durch die Jugend hindurch. Sie lässt sich auf folgende Kernthemen reduzieren:
- Unaufmerksamkeit
- Nichtabwartenkönnen
- Impulsivität
- Fehler in der Effizienzkontrolle bzw. im exekutiven Monitoring
- fehlende Beharrlichkeit
- Hypermotorik

Letztendlich geht es um eine fundamentale Störung im Bereich der neuronalen Kontrolle von (motorischer) Persistenz, Flexibilität und Handlungsauswahl. Dieser Störungskomplex, der nicht auf einer Input-Störung beruht, sondern sich in erster Linie im Bereich der inneren Verarbeitung, Entscheidung und dann im Verhalten abspielt, ist häufig begleitet von Schlafstörungen, einer Lerngeschichte voller Misserfolge und Beziehungsproblemen mit wichtigen sozialen Bezugspersonen. Folgen sind dysfunktionale Denkschemata mit Selbstwertproblemen und Misserfolgsorientierung sowie negative Emotionen, wie Schuld, Angst oder Wut. Als Kompensationsmechanismen werden häufig exzessiver Sport, Verhaltensbesonderheiten oder auch Suchtmittel gewählt.

■ Persistenz und Flexibilität

Für Persistenz und Reflexion (No-go) sowie Flexibilität und Impulsivität (Go) sind im Gehirn besonders folgende Hirnregionen relevant: Dynamik wird vermittelt von Nucleus accumbens (Lust), Amygdala (Angst und Aggression) und periaquä-

Tabelle 5.1 Symptome der ADHS bei Erwachsenen und biologisches Korrelat.

Symptome	Biologisches Korrelat
Gedanken auf Abwegen, Tagträume	frontoparietale Störung, pulvinarer Thalamus
emotionale Labilität, Wutausbrüche	Amygdala
Impulsivität, Aggressivität, Hyperaktivität	Basalganglien, Thalamus, Reward-System
Desorganisation, gestörte kognitive Kontrolle	Frontalhirn
Probleme bei der Arbeit	Frontalhirn, Basalganglien
instabile Partnerschaften	Social Brain

duktalem Grau im Hirnstamm (Verteidigung) mit ihren jeweiligen Verbindungen. Das Persistenz- und Reflexionssystem, bei dem es um kognitive Kontrolle, Filterung und Überwachung von Prozessen geht, ist vor allem mit dem präfrontalen Kortex, aber auch mit den Basalganglien, dem Pulvinar des Thalamus, dem Hippocampus, dem anterioren Zingulum und der Insula assoziiert. Bei der ADHS ist die Balance zwischen Persistenz und Flexibilität mit den genannten klinischen Folgen gestört. Es handelt sich dabei um fundamentale Funktionen, die unter starker genetischer Kontrolle stehen und damit sogar in sehr einfachen Organismen, wie der Drosophila, modellierbar sind (Van Swinderen u. Brembs 2010).

■ Befunde bei ADHS

Morphologische Befunde

Morphologische Studien der 1990er-Jahre hatten bei ADHS-Patienten u. a. eine präfrontal betonte sowie eine im Nucleus caudatus und im Globus pallidus auftretende Volumenänderung beschrieben. Diese Befunde wiesen bereits darauf hin, dass die Hyperaktivität und das Inhibitionsdefizit der Patienten mit Veränderungen im frontostriatalen Regelkreis assoziiert sein könnten. Shaw u. Mitarb. (2007a) zeigten dazu ergänzend, dass ADHS-Kinder zwischen dem 5. und 13. Lebensjahr eine kortikale Reifungsverzögerung aufweisen. Sie betrifft besonders den Frontallappen sowie parietale Hirnareale und normalisiert sich bei einer Subgruppe zwischen dem 14. und 16. Lebensjahr. In einer weiteren Studie fanden sich morphologische Veränderungen im posteroinferioren Vermis, einer archizerebellären Struktur, mit Normalisierungstendenz unter Behandlung (Bledsoe et al. 2009). Diese morphologischen Befunde sprechen somit – im Einklang mit den klinischen Befunden – für eine fundamentale Störung frontoparietal, in den Basalganglien und im Kleinhirn (s. Abb. 5.2).

Funktionelle Befunde

Bush u. Mitarb. (1999) zeigten, dass die Funktion des anterioren Zingulums bei ADHS-Patienten gestört ist, sodass sie bei einem Stroop-Test (Farbe-Wort-Interferenz-Test) Umwegstrategien wählen (Abb. 5.1). Hierbei geht es um Fehler- bzw. Konfliktdetektion bei der Informationsverarbeitung bzw. um den kognitiven Widerstand gegenüber dominierenden Reaktionstendenzen. Gesunde aktivieren bei solch einem Test erfahrungsgemäß das anteriore Zingulum, einen wichtigen Supervisor des Frontalhirns, der mit Fehler- bzw. Konfliktdetektion zu tun hat. Bei ADHS-Patienten bleibt die Aktivierung des anterioren Zingulums während eines Stroop-Tests weitgehend aus. Die Patienten sind jedoch kortikal nicht untätig, sondern nutzen offenbar Umwegstrategien, wie die ausgedehnte, bei Gesunden nicht anzutreffende Aktivitätssteigerung in sprachassoziierten Arealen zeigt. Diese Umwegstrategien arbeiten allerdings ineffizienter als der „lokale Spezialist" anteriores Zingulum.

In Übereinstimmung mit den morphologischen Befunden wurden auch Funktionsstörungen im Parietalhirn bei Aufmerksamkeitsaufgaben (Tamm et al. 2006) gefunden. Die Funktion der Basalganglien zeigt ebenfalls Besonderheiten bei ADHS-Patienten. Die Basalganglien haben nicht nur mit Hyper-

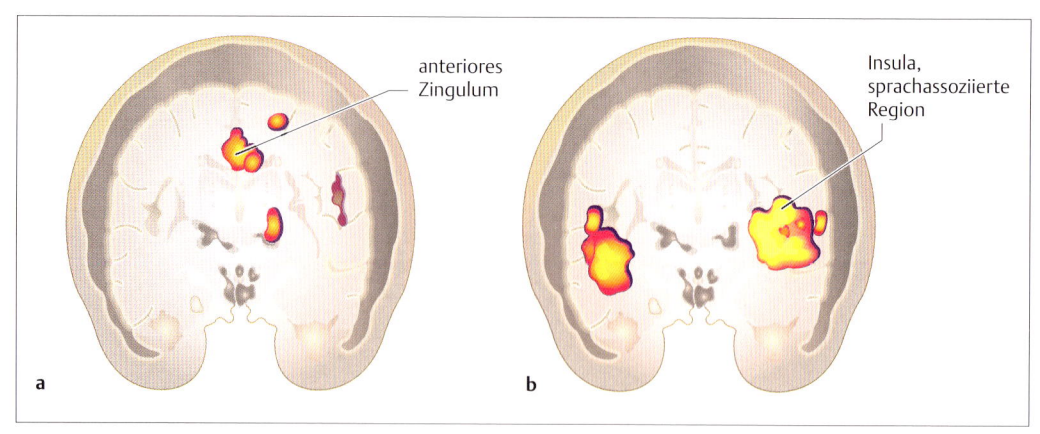

Abb. 5.1 a, b Dysfunktion des anterioren Zingulums bei ADHS-Patienten während eines Stroop-Tests (**b**), im Gegensatz zu Gesunden (**a**) jedoch ausgedehnte Aktivierung der Inselregion beidseits (**b**; nach Bush u. Mitarb.).

aktivität zu tun, sondern auch mit Entscheidungsfindung unter Zeitdruck, einem Hauptproblem von ADHS-Patienten. Diese dekompensieren regelmäßig, wenn sie z. B. in der Schule Zeitdruck spüren. Nach den Ergebnissen von Forstmann u. Mitarb. (2008) beruht die verminderte Fähigkeit zur Entscheidungsfindung unter Zeitdruck auf einer Fehlfunktion im Striatum und im präsupplementären motorischen Areal.

In Untersuchungen zum häufigen Symptom der Verzögerungsaversion – also des Nichtabwartenkönnens einer erwarteten Belohnung – wurde außerdem gezeigt, dass ADHS-Betroffene eine verstärkte Amygdalaantwort bei verminderter Reaktion des Belohnungssystems (Vorfreude) im Zuge von verzögerter Belohnungserwartung zeigen, was diesen Symptomkomplex biologisch gut erklärt (Plichta et al. 2009).

■ Neurotransmitter und die genetische Basis der ADHS

Für die Pathophysiologie von ADHS wesentlich sind somit die Basalganglien, die Interaktion zwischen dem präfrontalen und dem parietalen Kortex, das anteriore Zingulum, das Belohnungssystem, die Amygdala und das Zerebellum. Auf zellulärer Ebene werden diese Regionen in unterschiedlicher Weise von Dopamin (Motorik, Lust und Angst), Norepinephrin und Serotonin (Flexibilität, Stimmung) reguliert (Abb. 5.2). Das Norepinephrinsystem ist dabei besonders für anstrengungsfreie Aufmerksamkeit, Filterung eingehender Informationen, „Löschung" aversiver Inhalte, Schmerzregulation und Timing-Prozesse zuständig.

Passend zu den genannten Transmittern wurden Risikogenvarianten der ADHS identifiziert. Die wichtigsten sind:
- Dopamintransportergen
- Dopaminrezeptorgen
- Norepinephrinrezeptor-1C/2A-Gen
- COMT-Gen
- Monoaminoxidase-A-Gen

Nach dem aktuellen Stand ist ADHS eine Erkrankungsgruppe im Jugendalter mit einer genetischen Vulnerabilität von 70–80 %.

■ Gen-Umwelt-Interaktion

Neben diesen genetischen Risikofaktoren sind lange schon weitere prä- und perinatale Faktoren bekannt, die das Risiko einer ADHS erhöhen: Nikotinkonsum der Mutter in der Schwangerschaft, geringes Geburtsgewicht sowie psychosozialer Stress in den ersten Lebensmonaten spielen die größte Rolle.

Neuman u. Mitarb. (2007) arbeiteten nun eine Gen-Umwelt-Interaktion zwischen Risikogenvarianten und mütterlichem Rauchen während der Schwangerschaft heraus. Bei einem Kind mit der 3er-Repeat-Variante des Dopaminrezeptorgenotyps 4 (DRD4-3R) beeinflusst mütterliches Rauchen in der Schwangerschaft das ADHS-Risiko

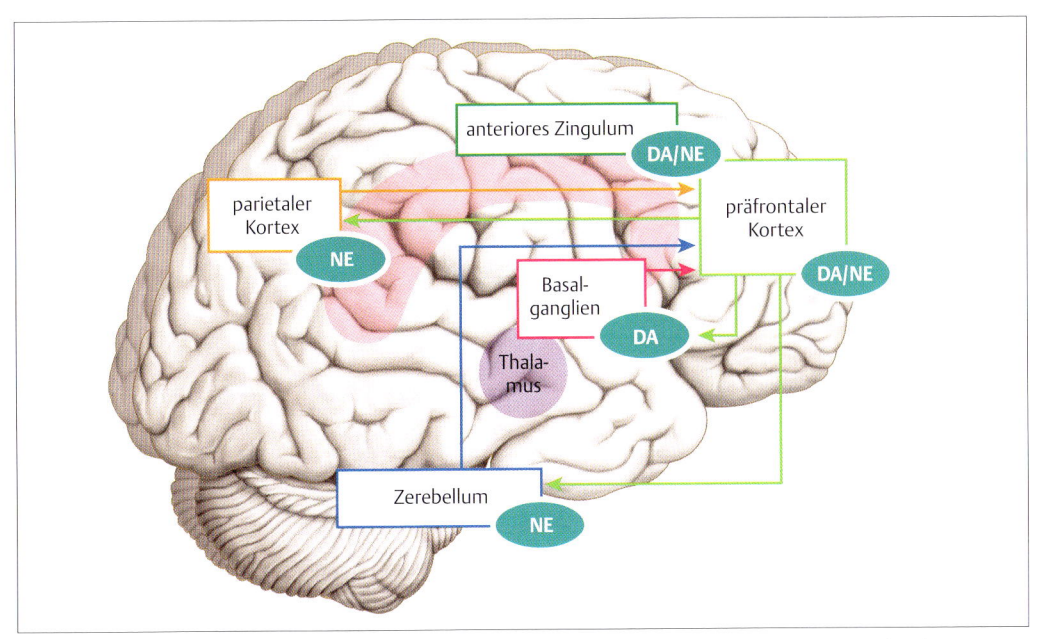

Abb. 5.2 Zerebrales Netzwerk und Neurotransmitter bei ADHS (DA = Dopamin, NE = Norepinephrin).

kaum. Bei einem Kind mit der 7er-Repeat-Variante dieses Genotyps (DRD4-7R) aber verdoppelt sich das ADHS-Risiko durch mütterliches Rauchen. Demnach ist mütterliches Rauchen scheinbar als epigenetischer Faktor für das DRD4-7R wirksam. Eine ähnliche Gen-Umwelt-Interaktion ließ sich auch für die 440er-Risikovariante des Dopamintransportergens (DAT1-440) zeigen; auch hier steigt das Risiko durch intrauterines Passivrauchen, was bei der 480er-Variante dieses Gens (DAT1-480) nicht der Fall ist.

■ Normalisierung gestörter Hirnreifung in der Pubertät

Shaw u. Mitarb. (2007b) demonstrierten, dass die 7er-Repeat-Variante des DRD4, die als eines der wichtigsten Risikogene der ADHS gilt, mit einer veränderten Hirnreifung des frontoparietalen Kortex korreliert. Diese Veränderung normalisiert sich aber zwischen dem 14. und 16. Lebensjahr, sodass der Effekt auf das frontoparietale Netzwerk nur bis zum 13. Lebensjahr nachweisbar ist. ADHS-Patienten, bei denen die Kinderärzte beobachten, dass sich die Störung „verwächst", haben wahrscheinlich diesen Genotyp als wesentlichen Pathomechanismus.

Für die Praxis leitet sich daraus die Empfehlung ab, die medikamentöse Therapie ab dem 14. Lebensjahr probeweise langsam zu reduzieren und zu beobachten, was geschieht. Falls dies ohne klinische Verschlechterung gelingt, ist es als klinischer Indikator für einen Normalisierungsprozess zu werten. Dabei zu beachten ist aber, dass wohl nur ca. 30–40% der ADHS-Patienten diesen Genotyp haben.

Wenn es sich aber bei einem Teil der Patienten mit ADHS nur um einen verzögerten Hirnentwicklungsprozess handelt, der sich in der Pubertät normalisiert, ist zu fragen, ob die medikamentöse Therapie der ADHS mit Stimulanzien die Kortexentwicklung beeinträchtigt. In einer Untersuchung des National Institute of Health (NIH) fanden Shaw u. Mitarb. (2009) keinen Anhaltspunkt dafür. Die frontoparietale Hirnentwicklung der Patienten unter Psychostimulanzientherapie verlief, wie bei einer unbehandelten Kontrollpopulation, mit normaler Entwicklung. Die Therapie mit Psychostimulanzien unterstützt demnach eher den Reifungsprozess.

■ Therapie mit Methylphenidat oder Atomoxetin

Die Therapie der ADHS setzt sich aus Psychoedukation unter Einbezug der Eltern und Lehrer, störungsspezifischer psychotherapeutischer Begleitung mit klaren Regeln und Ritualen sowie Psychopharmakotherapie unter engmaschiger Kontrolle zusammen. Die beiden derzeit wichtigsten medikamentösen Ansätze zur Therapie der ADHS sind der Agonist am Dopamintransporter Methylphenidat in unterschiedlicher Galenik sowie der Norephinephrin-Reuptake-Inhibitor Atomoxetin.

Seit über 10 Jahren ist bekannt, dass sich das Dopaminsystem im Striatum vom Dopaminsystem im präfrontalen Kortex unterscheidet. Synaptische Dopamintransporter kommen vorwiegend im Striatum und Hypothalamus vor, nicht aber im Frontalhirn (Sesack et al. 1998). Im präfrontalen Kortex dagegen sind Dopaminrezeptoren (die es im Striatum auch gibt) und Norepinephrintransporter zu finden. Der Effekt von Methylphenidat ist daher, wie auch die Bildgebung zeigt (z. B. Spencer et al. 2006), in erster Linie in subkortikalen Regionen zu sehen.

Methylphenidat ist aber nicht gleich Methylphenidat. Nach Newcorn u. Mitarb. (2008) ist es ein großer Unterschied, ob ein Kind Methylphenidat in der sofort (Immediate Release) oder der verzögert freisetzenden Form (Osmotic Release) erhält. Schnell anflutendes Methylphenidat wirkt sich stark auf das subjektive Befinden aus – und begünstigt damit Missbrauch. Langsam anflutendes Methylphenidat hat diesen Effekt weniger. Wie in vielen anderen Fällen sind auch hier nicht allein der Wirkstoff und seine Spitzenkonzentration im Plasma bzw. die maximale Rezeptorbelegung, sondern ist auch die Galenik für den biologischen Effekt eines Arzneimittels verantwortlich. Für den Patienten ist es nicht das Gleiche, ob er vom selben Wirkstoff eine Immediate- oder eine Osmotic-Release-Galenik, ein Depot-Präparat oder Tropfen erhält.

Wenn es um den noradrenergen Reuptake-Inhibitor Atomoxetin geht, sind einige Bemerkungen zum Norepinephrinsystem vorauszuschicken, das sich auch auf andere Neurotransmittersysteme modulatorisch auswirkt. Bei experimentell induziertem Norepinephrinmangel (Depletion) können weder Serotonin-Wiederaufnahmehemmer noch Dopaminstimulanzien, wie Kokain, wirken. Ventura u. Mitarb. (2007) zeigten mittels Mikrodialyse an Mäusen, dass bei Norepinephrindepletion im medialen präfrontalen Kortex der Anstieg des Dopaminspiegels im Nucleus accumbens auf Nahrungsangebot oder Kokain ausblieb. Easton u. Mitarb. (2007) bestätigten diesen Effekt des Norepinephrinmangels auf die Dopaminstimulation im Rattenmodell. In den nahezu rein dopaminergen Nervenzellpopulationen des ventralen tegmentalen Areals und der Substantia nigra blieb eine Stimulation bei Norepinephrinmangel aus, während die Anwendung des noradrenergen Reuptake-Hemmers Atomoxetin eine massive Stimulation in beiden dopaminergen Arealen bewirkte.

Weiter wurde gezeigt, dass bei gesunden Erwachsenen schon eine einzige Dosis Atomoxetin einen direkten Effekt auf die Verhaltensebene hat, indem sich die inhibitorische Kontrolle verbessert. Im Gehirn fand sich ein Signalanstieg präfrontal (Chamberlain et al. 2009), und die Herzfrequenz stieg an. Diese Wirkung kommt nach Everitt u. Mitarb. (2007) wahrscheinlich durch eine noradrenerg vermittelte Aktivitätssteigerung im präfrontalen Kortex zustande. Die eigentliche klinische Wirkung von Atomoxetin auf die ADHS baut sich aber erst adaptiv über 4–6 Wochen auf. Noradrenerge Reuptake-Hemmer sind, wie auch Antidepressiva, adaptive Substanzen, die das Gehirn langsam in einen anderen Funktionszustand bringen.

Kernaussagen zur ADHS sind in Tab. 5.2 noch einmal zusammengefasst.

Für die Therapie lässt sich daraus ableiten, dass ein Eingriff im dopaminergen oder noradrenergen System oder gleichzeitig in beiden Systemen einen Therapieeffekt bei der großen Mehrzahl der Patienten mit ADHS haben müsste. Das Ergebnis einer prospektiven, plazebokontrollierten Doppelblindstudie an 400 Patienten von Newcorn u. Mitarb. (2008) bestätigte diese Prognose. Die primäre Responder-Rate auf Methylphenidat lag in dieser Studie bei 55%, auf Atomoxetin bei 45% und auf Plazebo bei ca. 21%. Wurden die Nonresponder auf das jeweils andere Medikament umgestellt, respondierten noch einmal etwa 42%. Auf Methylphenidat sprachen demnach im 1. Ansatz 55% und im 2. Ansatz noch einmal etwa 20% an. Ähnlich verhielt es sich mit Atomoxetin. Daraus ergibt sich eine Verum-Responder-Rate von 70–75%. Wenn in Zukunft vor der Therapieeinleitung die Risikogene bestimmt werden, könnte möglicherweise das Medikament individuell für das jeweils stärker betroffene noradrenerge oder dopaminerge System ausgewählt werden.

Tabelle 5.2 Kernaussagen zur ADHS.

Epidemiologie	Prävalenz 5–7%, häufigste psychische Störung im Jugendalter
Verhaltensebene	• situationsübergreifend motorische Unruhe • Defizite in Aufmerksamkeit und Zeitwahrnehmung • exekutive Dysfunktion • Ungeduld • Störung in Schule, Beruf, Familie und Sozialverhalten
DSM-IV	• vorherrschend unaufmerksamer Subtyp • vorherrschend hyperaktiv-impulsiver Subtyp • gemischter Subtyp
Endophänotyp	• Verzögerungsaversion • Daueraufmerksamkeitsdefizit • Probleme bei der Zeitschätzung • Störung in der Arbeitsspeicherfunktion • verminderte Reaktionshemmung • gestörte Informationsverarbeitung
Korrelate im Gehirn	• Dysfunktion im präfrontalen Kortex und anterioren Zingulum • Basalganglienläsion, Veränderungen in Kernen des Thalamus • gestörte frontoparietale Interaktion • Dysfunktion in Amygdala und Reward-System • Beeinträchtigung hippokampaler Kontrollfunktion • Vermishypoplasie
Ätiologisches Modell	• genetische Suszeptibilität • peri- und postnatale Risikofaktoren • verzögerte frontoparietale kortikale Reifung • frühe Traumatisierung • Dysfunktion zentraler Katecholamine (Dopamin, Norepinephrin, Serotonin)
Kandidatengene	• Dopamintransportergen (DAT) • Dopaminrezeptorgene 2, 4 und 5 • Norepinephrinrezeptorgen (α-1C adrenergic receptor = ADRA1C) • COMT-Gen (Abbau von Dopamin, Norepinephrin) • TPH2, KCNJ6, LPHN3 usw.

DSM = Klassifikationsgrad gemäß dem Diagnostic and Statistical Manual of the American Psychiatric Association (1994)

5.2 Schizophreniespektrum

■ Krankheitsbild – Historie und heutiges Konzept

Schon Wilhelm Griesinger (1810–1865) war der Meinung, es handele sich bei psychischen Erkrankungen um Krankheiten des Gehirns, deren spezifische Pathologie jedoch erst noch entdeckt werden müsse. Emil Kraepelin (1856–1926) fasste unter dem Begriff der „Dementia praecox" eine episodisch verlaufende Krankheitsgruppe zusammen, die in der Adoleszenz oder im frühen Erwachsenenalter beginnt und bei mehr als der Hälfte der Betroffenen kognitive Defizite verursacht. Die von Kraepelin vermutete progrediente Störung in der Hirnrinde ließ sich jedoch mit den damaligen Methoden der Histopathologie nicht nachweisen. Im Jahre 1911 prägte Eugen Bleuler (1857–1939) den Begriff der „Schizophrenie".

Heute fasst die allgemeine Definition der Schizophrenien eine Gruppe von Störungen zusammen, die sich durch Veränderungen des Denkens und der Wahrnehmung, durch Affekt- und Antriebsstörungen, Ich-Störungen und einen Verlust sozialer Kompetenz charakterisieren lässt. Dass die Erkrankung eine hirnorganische Grundlage hat, wird heute nicht mehr bestritten.

Das Risiko, im Leben mindestens einmal an dieser Störung zu erkranken, liegt weltweit zwischen 0,5 und 1,6%. Das Schizophreniespektrum kommt in allen untersuchten Ländern, Kulturkreisen und Klimazonen vor. Die Erkrankung manifestiert sich bevorzugt zwischen dem 15. und 35. Lebensjahr. Frauen erkranken etwa genau so häufig wie Männer, aber im Durchschnitt 3–4 Jahre später. Verwandte 1. Grades von Erkrankten haben mit 15–20% eine weit höhere Inzidenz als die Allgemeinbevölkerung. Im Vorfeld des Vollbilds der schizophrenen Psychose bestehen häufig Prodromalsymptome, wobei verstärktes Misstrauen, Anhedonie, sozialer Rückzug und Probleme mit Arbeitsspeicherfunktionen besonders zu beachten sind.

Legt man die derzeitige Operationalisierung der Krankheitsgruppe nach ICD 10 zugrunde, so erleben etwa 20% der danach diagnostizierten Patienten eine vollständige Remission. Etwa ⅓ nimmt einen chronisch-progredienten Verlauf. Auch episodische Verläufe mit stabilen und zunehmenden Residuen werden beobachtet. Bei mindestens der Hälfte der Betroffenen bleiben die psychosozialen Entwicklungsfähigkeiten und kognitiven Möglichkeiten besonders durch die Negativsymptomatik entscheidend eingeschränkt.

Das heutige Konzept der Schizophrenien ist mehrdimensional (Abb. 5.**3**): Schizophrenie, schizoaffektive und bipolare Erkrankungen werden zur diagnostischen Dimension des schizophrenen Spektrums zusammengefasst, wobei sich die einzelnen Krankheitsbilder überlappen. Weitere Dimensionen der Erkrankung betreffen die psychotischen, affektiven und kognitiven Symptome. Die einzelnen Krankheitsbilder und ihre neuronalen Substrate werden durch genetische, durch Umgebungs- und durch Zufallsvariablen beeinflusst.

■ Neuronale Korrelate von Psychose und kognitiven Defiziten

Psychose ist auf der Symptomdimension ein klinisches Kernelement der Schizoprenie (Tab. 5.3). Experimentell lassen sich Psychosen auf verschiedene Arten induzieren:
- über Dopaminstimulation
- über NMDA-Rezeptor-Blockade
- über 5-Hydroxytyramin-2A-Stimulation (5-Hydroxytyramin-2A = Serotonin-2A = 5-HT-2A)

Eine Psychose entsteht demnach durch (zu viel) Dopamin, durch Ketamin, das vor allem am NMDA-Rezeptor wirkt, und durch Mutterkornalkaloide, wie Ergotamin, Methysergid oder LSD, die als Agonisten an Serotonin-2A-Rezeptoren wirken.

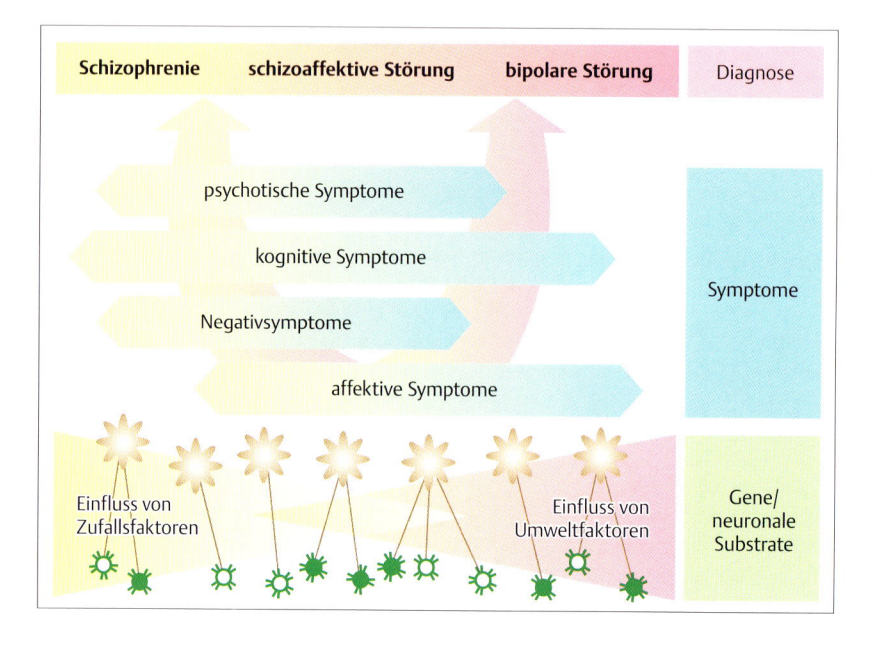

Abb. 5.**3** Mehrdimensionales Konzept des schizophrenen Spektrums (nach Akbarian).

Tabelle 5.3 Prodromalsyndrome schizophrener Störungen (nach Zurowski u. Braus).

Psychosefernes Prodrom	Psychosenahes Prodrom	
	attenuierte Positivsymptome (APS)	Brief limited intermittent psychotic symptoms (BLIPS)
• Gedankeninterferenzen • zwanghaftes Perseverieren bestimmter Bewusstseinsinhalte • Gedankendrängen, Gedankenjagen • Störungen der rezeptiven Sprache • Eigenbeziehungstendenzen (Subjektzentrismus) • Derealisation • optische und akustische Wahrnehmungsstörungen	• Beziehungsideen • magisches Denken • ungewöhnliche Wahrnehmungserlebnisse • paranoide Ideen	• Halluzinationen • Wahn • formale Denkstörungen • grob desorganisiertes oder katatones Verhalten

Funktionell ist Dopamin für Neugier, Motivation und das Auslösen von Verhalten („Wollen") verantwortlich. Mit diesem Aspekt der Dopaminfunktion hängen die Negativsymptome der schizophrenen Psychose zusammen. Dopamin hat außerdem mit der Bedeutungszumessung, der Entscheidung sowie dem Verstärken und Aufrechterhalten von Verhalten („Lernen und Handeln") zu tun. Dieser Aspekt spielt für psychotische Symptome eine wichtige Rolle. Zudem hat Dopamin eine Funktion für die Lebensqualität, indem es im Rahmen des Belohnungssystems das subjektive Gefühl von Spaß, Glück und Zufriedenheit („Mögen") vermittelt.

Dopaminsystem des präfrontalen Kortex

Das Dopaminsystem im präfrontalen Kortex, das mit der schizophrenen Symptomatik eng verbunden ist, lässt sich auf zellulärer und auf Rezeptorebene in das Dopamin-1- und das Dopamin-2-System unterteilen. Die Effekte der beiden funktionell getrennten Dopaminsysteme sind komplex und auch gegensätzlich; daher müssen ihre funktionellen Auswirkungen differenziert betrachtet werden (Durstewitz u. Seamans 2008):
- *Dopamin-1-System:* Rezeptoren D1 und D5; dieses System hat eine hohe Energiebarriere für Änderungen und ist daher ein eher statisches System, das für die Aufrechterhaltung von Funktionen unter ablenkenden Einflüssen verantwortlich ist. Es ist wichtig für Langzeitgedächtnis und Bonding.
- *Dopamin-2-System:* Rezeptoren D2, D3, D4; dieses System dagegen hat eine geringere Energiebarriere und ist als dynamisches System für die instabile Repräsentation, den „fliegenden Wechsel" zwischen verschiedenen Zuständen, für Spontaneität und Flexibilität relevant.

Ein Ungleichgewicht zwischen beiden Systemen mit extrem hohen oder niedrigen Energiebarrieren könnte ein Mechanismus sein, der zu der bei Schizophrenie beobachteten Symptomatik führt. Bei einem Psychotiker ist das stabilisierende Dopamin-1-System im präfrontalen Kortex eher zu inaktiv und das „unruhestiftende", eine assoziative Lockerung ermöglichende Dopamin-2-System zu aktiv. Daher sind Dopamin-2-Antagonisten zur Therapie der schizophrenen Symptomatik wohl sinnvoll.

Dopaminsystem des ventralen Tegmentums

Im ventralen tegmentalen Areal (VTA), das funktionell mit dem Nucleus accumbens im limbischen Striatum, mit der Amygdala und mit dem Hippokampus verbunden ist (Rossato et al. 2009), lässt sich nach Fiorillo u. Mitarb. (2003) auf elektrophysiologischer Ebene eine phasische und eine tonische Dopaminfunktion unterscheiden. Die tonische ist für Aufmerksamkeit, Motivation und Aufrechterhalten der Neugier zuständig, die phasische für Bedeutungszumessung bzw. die Einschätzung der Wahrscheinlichkeit einer Belohnung oder eines Verlusts. Eine Störung im phasischen Dopamin des ventralen Tegmentums müsste daher mit Beein-

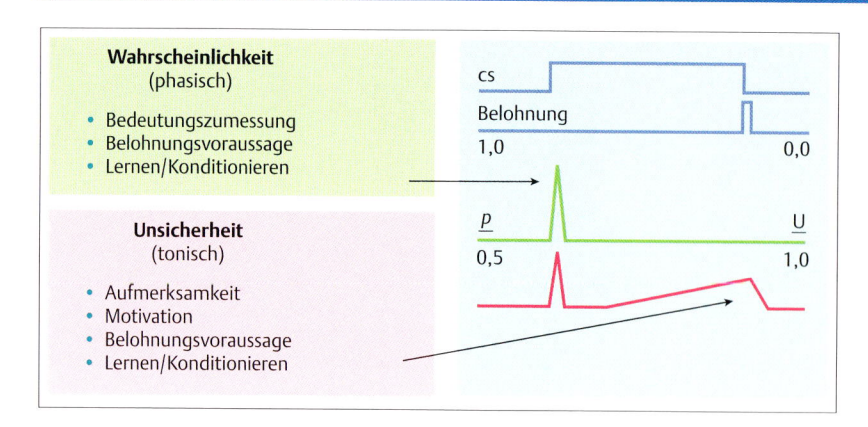

Abb. 5.4 Kodierung von Neuronen im ventralen tegmentalen Areal durch die Dopaminfunktion (CS = konditionierter Stimulus, P = Wahrscheinlichkeit, U = Unsicherheit).

Wahrscheinlichkeit (phasisch)
- Bedeutungszumessung
- Belohnungsvoraussage
- Lernen/Konditionieren

Unsicherheit (tonisch)
- Aufmerksamkeit
- Motivation
- Belohnungsvoraussage
- Lernen/Konditionieren

trächtigungen im Lernsystem, in der assoziativen Entkoppelung und in Amygdaladysfunktionen verbunden sein (Abb. 5.4).

Gestörtes phasisches Dopamin im ventralen Tegmentum bewirkt zum einen, dass ein Psychosepatient auf eine Belohnung hin nicht wie ein Gesunder im Nucleus accumbens aktiviert. Zum anderen aber reagiert das Lernsystem des Patienten auf neutrale Reize, die für einen Gesunden bedeutungslos sind und bei diesem nicht zur Aktivierung führen (Murray et al. 2008). Eine Fehlfunktion im phasischem Dopamin des ventralen Tegmentums verschlechtert die Funktion des Belohnungssystems: Belohnende Reize werden übersehen, und auf (irrelevante) neutrale Reize wird reagiert.

Auf diese Weise können irrelevante Umweltreize plötzlich eine Bedeutung bekommen. Sitzt z. B. ein Gesunder in der Straßenbahn, und einer entfernt platzierten alten Dame fällt zufällig die Tasche aus der Hand, hat das für ihn in der Regel keine Bedeutung. Nimmt aber ein Mensch mit Psychose diese Szene wahr, während sein gestörtes phasisches Dopaminsystem zufällig Impulse setzt, kann dieses alltägliche Ereignis eine objektiv nicht vorhandene Bedeutung erhalten. Es kann daraus die Wahnwahrnehmung entstehen, dass diese Handtasche etwas mit ihm selbst zu tun hat und er sofort die Straßenbahn verlassen muss.

Ein weiterer Befund bei Psychosen ist eine Dopaminsupersensitivierung mit hoher Dopamin-2-Aktivität. Diese kommt auch bei Hippokampusverletzungen, bei Anwendung von Amphetaminen, bei Alkoholabusus sowie unter der Therapie mit Neuroleptika vor (Seeman et al. 2005). Schon nach 14-tägiger Gabe des hoch affinen Dopamin-2-Antagonisten Haloperidol zeigt sich eine 250 %ige Aufregulation des Dopamin-2-supersensitiven Zustands im Frontalhirn. Diese Wirkung und die Dauer des anhaltenden Effekts sind dosisabhängig. Nach dem Absetzen dauert es mindestens 7–14 Tage bis zur Normalisierung. Weniger affine Dopamin-2-Antagonisten (sog. atypische Antipsychotika) verursachen hingegen nur eine etwa 50 %ige Sensitivitätssteigerung (Samaha et al. 2007). Neben dem Dopamin-2-System spielt bei Psychosen jedoch auch der Serotonin-2A-Rezeptor im Frontalhirn eine Rolle, der das 2. Target der sog. atypischen Antipsychotika darstellt. Bei unbehandelter Erstmanifestation konnte dort eine verminderte Rezeptorverfügbarkeit (erhöhte Stimulation) gefunden werden, die mit der Psychose, jedoch nicht mit kognitiven Symptomen korrelierte (Rasmussen et al. 2010).

Dopaminsystem in den Basalganglien

Neben den bereits genannten Befunden im präfrontalen Kortex und im ventralen Tegmentum gehören auch Veränderungen in den Basalganglien zu den neuronalen Substraten der Schizophrenien. So wiesen Howes u. Mitarb. (2009) eine erhöhte Dopaminsynthese und -funktion im assoziativen Striatum nach. Schon im prodromalen Zustand der Schizophrenie liegt eine erhöhte Dopaminfunktion im Striatum vor, deren Höhe mit der Schwere der prodromalen Symptome korreliert. Derselbe Befund wurde auch bei den erstgradigen Verwandten von Schizophreniepatienten erhoben. Die erhöhte Dopaminfunktion im assoziativen Striatum ist also ein Vulnerabilitätsfaktor für Schizophrenien und geht mit kognitiven Defiziten einher.

> **Warum konsumieren Schizophreniepatienten häufig Cannabis (s. auch S. 50)?**
>
> Angesichts des Dopaminüberschusses im assoziativen Striatum der Patienten erscheint der Cannabiskonsum (Hauptwirkstoff: δ-9-Tetrahydrocannabinol) zunächst unlogisch. Doch er zielt wohl auf das limbische Striatum, wo das Belohnungssystem des Patienten keine normal ausgeprägte Reaktion zeigt. Das resultierende Dopamindefizit im Nucleus accumbens, das mit Anhedonie assoziiert ist, versuchen die Patienten mit Cannabis, aber auch mit Alkohol oder Nikotin selbst zu „behandeln". Der Nachteil liegt auf der Hand: Cannabis erhöht die Dopaminkonzentration nicht nur im limbischen Striatum, sondern auch im assoziativen Striatum, und kann dadurch die psychotische Symptomatik sowie die Kognition des Schizophreniepatienten verschlechtern. Gleichzeitig hat chronischer Cannabiskonsum ungünstige Auswirkungen auf die Progredienz der Erkrankung (Rais et al. 2008) und auf die ohnehin schon gestörte Hippokampusfunktion.

Das assoziative Striatum ist mit dem dorsolateralen präfrontalen Kortex verbunden, das limbische Striatum dagegen mit der Amygdala, dem Hippokampus und dem Nucleus accumbens. Dadurch bestehen 2 getrennte Mechanismen:
- Die Verbindung zwischen dem limbischen Striatum und dem Nucleus accumbens (unter Einbeziehung des ventralen Tegmentums) hat mit Beziehungsideen und Wahnsymptomatik zu tun (s. o.).
- Die funktionelle Verbindung zwischen dem assoziativen Striatum und dem präfrontalen Kortex dagegen steht mit den kognitiven Symptomen der Schizophrenie in Beziehung, da wohl eine erhöhte Dopaminsynthese im assoziativen Striatum eine Dysfunktion im präfrontalen Kortex über ein verschlechtertes Signal-Rausch-Verhältnis bewirkt.

■ Neuronale Korrelate von Negativsymptomen und Störungen im Sozialverhalten

Wie bereits erwähnt, projiziert das ventrale Tegmentum bei Schizophrenie mit dem phasischen Dopamin nicht nur zum Nucleus accumbens, sondern auch zur Amygdala (Fadok et al. 2009). Demnach müssten bei den Patienten auch Fehlfunktionen der Amygdala nachzuweisen sein, die mit Störungen der Emotionsregulation, der Kontrolle des körperlichen Abstands zu Mitmenschen (Kennedy et al. 2009) und der sozialen Interaktion korrelieren müssten. Schon Kosaka u. Mitarb. (2002) sowie Gur u. Mitarb. (2002) fanden, dass Patienten mit Schizophrenie die emotionale Valenz von Gesichtsausdrücken anders bewerten als Gesunde und dass auch ihre emotionale Verarbeitung im fMRT verändert ist. Williams u. Mitarb. (2004) demonstrierten bei Patienten mit paranoider Schizophrenie eine gestörte Interaktion zwischen dem präfrontalen Kortex und der Amygdala. Die Patienten reagierten auf neutrale Gesichtsausdrücke mit einer unangemessen starken Amygdalaaktivierung. Diese Überaktivität des Angstgenerators auf neutrale Reize könnte nach Hall u. Mitarb. (2008) zur Entwicklung ängstlich-psychotischer und impulsiver Symptome beitragen.

Schizophreniepatienten weisen aber nicht nur eine Amygdalaüberaktivität auf, sondern vielmehr eine grundlegende Fehlfunktion der Amygdalareagibilität. Gur u. Mitarb. (2007) zeigten in einer fMRT-Studie mit Schizophreniepatienten und gesunden Kontrollen, dass bei den Gesunden eine erhöhte Amygdalaaktivierung zur korrekten Deutung von emotionalen, angstauslösenden Gesichtsausdrücken führte, während eine erhöhte Amygdalaaktivierung bei den Schizophreniepatienten in paradoxer Weise eher mit einem Nichterkennen der Emotion der gezeigten Gesichtsausdrücke verbunden war. Der Mangel an emotionaler Reagibilität (sog. Flat Effect) war bei Patienten mit hoher Amygdalaaktivierung besonders ausgeprägt und beruht nach dieser Untersuchung auf einer Dysfunktion im limbischen System.

Gleichzeitig bestehen bei Schizophreniepatienten eine gestörte präfrontale kognitive Kontrolle, Schlafstörungen und Dysstress, die sich ebenfalls auf die Reagibilität der Amygdala auswirken. Bishop (2009) wies bei Probanden mit hoher Ängstlichkeit als Persönlichkeitszug, die eine Aufgabe unter verschieden starker Beanspruchung ihrer Aufmerksamkeit durchführten, eine reduzierte präfrontale Aktivität nach, ein Befund, der – wie schon erwähnt

– auch bei experimentell induziertem psychosozialem Stress und bei Schlafentzug gefunden wurde. Tagesstruktur und Stress-Management, Kontrolle der Schlafstörung sowie Entspannung gehören damit neben der medikamentösen Therapie zur erfolgreichen Behandlung, da diese Faktoren sich günstig auf die Amygdalareagibilität und die präfrontale Kontrolle auswirken können.

■ Hirnentwicklungsstörung – funktionelle und therapeutische Auswirkungen

Im Laufe der Erkrankung kommt es kortikal zu einer progredienten Volumenreduktion frontoparietotemporal. Die MRT-Volumenverluste sind früh im klinischen Krankheitsverlauf nachweisbar (Thompson et al. 2001; Abb. 5.**5**), verlaufen zumindest bei einer relevanten Subgruppe progredient und korrelieren mit dem Krankheitsverlauf (Cahn et al. 2002, Ho et al. 2003) sowie mit dem Therapieerfolg (Arango et al. 2003). Die Ursache des Volumenverlusts besteht nicht in einer Neurodegeneration, sondern in einem pathologischen Prozess der Hirnentwicklung, also der Reifung und Differenzierung des Gehirns über die Lebenszeit, der wahrscheinlich vor allem das Neuropil und die Größe der Neuronen betrifft (Harrison 1999). Rais u. Mitarb. (2008) zeigten, dass die Dichte der grauen Substanz, gemessen mit MRT, im Laufe der ersten 5 Jahre nach der Schizophreniediagnose durch Cannabisanwendung zusätzlich abnimmt.

Die Defizite im Frontalhirn von schizophrenen Patienten sind mikrostrukturell angelegt und wirken sich funktionell aus (Minzenberg et al. 2009). Defizite bei der exekutiven Verarbeitung im Frontalhirn und im anterioren Zingulum bestehen nach Morey u. Mitarb. (2005) schon lange, bevor die ersten Symptome der Schizophrenie manifest werden.

Personen mit hohem Schizophrenierisiko zeigten in den genannten Arealen kollektiv bereits das gleiche funktionelle Defizit wie die Ersterkrankten. Diese präfrontale Dysfunktion mit entsprechenden Umwegstrategien bei der Kontextverarbeitung ist nach MacDonald u. Mitarb. (2005) spezifisch für Schizophrenie, und zwar schon im frühen Krankheitsstadium. Sie ist dagegen nicht spezifisch für Psychose.

Während Gesunde bei einer Arbeitsspeicheraufgabe den präfrontalen Kortex aktivieren, nutzen schizophrene Patienten mit hoher Leistungsreserve zur Ausführung dieser Aufgabe eine Umwegstrategie, weitgehend ohne Aktivierung des dorsalen präfrontalen Kortex (Tan et al. 2006; Abb. 5.**6**). Diese Umwegstrategie über den Temporallappen und den ventrolateralen präfrontalen Kortex, die zu einem guten Testergebnis beiträgt, entspricht größtenteils derjenigen, die auch Senioren im normalen Altersprozess nutzen. Diese Strategie ist vor allem in der ersten Zeit der Schizophrenieerkrankung möglich; bei progredienter Erkrankung geht sie allmählich verloren; und die Arbeitsspeicheraufgabe lässt sich nicht mehr mit gutem Ergebnis leisten.

Das Ziel der Therapie besteht heute darin, die beschriebene Hirnentwicklungsstörung zu verlangsamen und kortikale Reserveregionen lange zu erhalten. Dabei sind, wie eigene MRT-volumetrische Untersuchungen (Braus et al. 2005) ergaben, traditionelle Neuroleptika, wie Haloperidol und Fluanxol, im Nachteil, während Patienten, die z. B. Clozapin, Olanzapin, Quetiapin oder Risperidon erhielten, eine bessere Volumenerhaltung aufwiesen. Ergebnisse von Lieberman u. Mitarb. (2005) bestätigten dies im prospektiven, multizentrischen Vergleich zwischen Olanzapin und Haloperidol über 2 Jahre. Van Haren u. Mitarb. (2007) replizierten dann sowohl den zerebralen Volumenverlust bei Schizophreniepatienten im Vergleich zu Gesunden

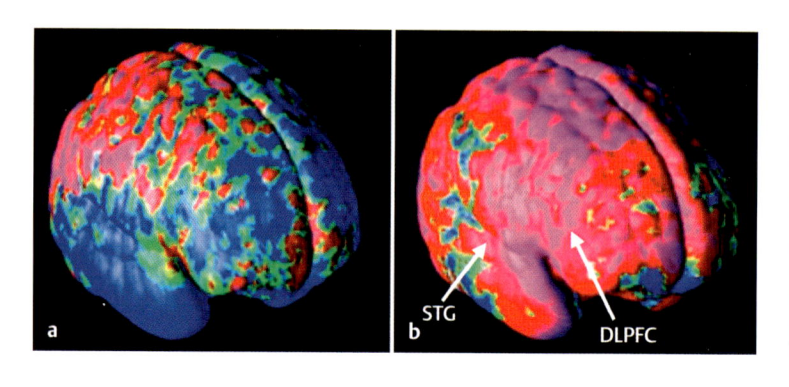

Abb. 5.5a, b MRT-Morphometrie schizophrener Patienten: links früheste signifikante Unterschiede zu Gesunden in der grauen Substanz frontoparietal, rechts gleiche Probanden 5 Jahre später (Unterschied signifikant: p < 0,001; DLPFC = dorsolateraler präfrontaler Kortex, STG = Gyrus temporalis superior; Quelle: Thompson et al. 2001).

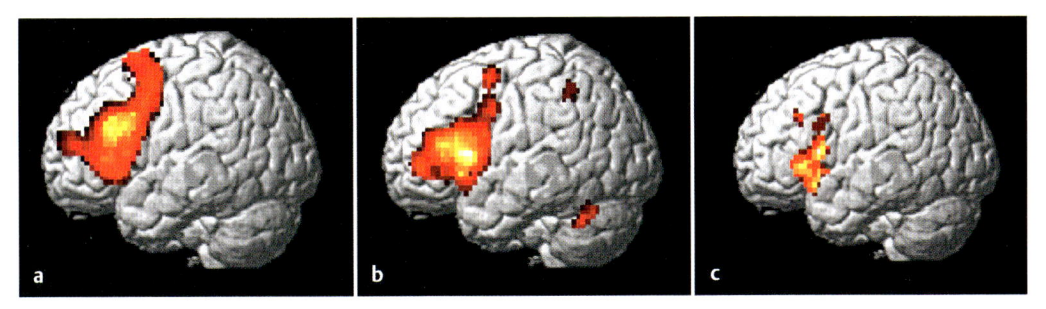

Abb. 5.6a–c Medikamenteneffekte bei einer verbalen Flüssigkeitsaufgabe (funktionelle Aufgabe, bei der möglichst viele Wörter generiert werden müssen) im Vergleich zwischen unbehandelten gesunden Kontrollen (**a**) und Patienten mit Schizophrenie, die entweder auf atypische Antipsychotika (**b**) oder traditionelle Neuroleptika (**c**) eingestellt waren.

über 5 Jahre, vor allem im linken frontotemporalen Kortex, als auch den günstigen Einfluss von Clozapin und Olanzapin darauf. Höhere kumulative Dosen dieser Wirkstoffe im Untersuchungszeitraum verminderten den Volumenverlust, während eine höhere Zahl psychotischer Episoden ihn verstärkte.

Nakamura u. Mitarb. (2007) fanden diesbezüglich einen Unterschied zwischen Patienten mit Schizophrenie und solchen mit affektiven Psychosen. Bei der Diagnosestellung hatten zwar beide Patientengruppen ein geringeres Volumen der neokortikalen grauen Substanz sowie ein höheres Ventrikelvolumen als gesunde Kontrollen. Bei den schizophrenen Patienten aber nahm die graue Substanz im Laufe von etwa 18 Monaten insgesamt um 1,7% ab (frontal um 2,4%, temporal um 2,6%) und bei den Patienten mit affektiven Störungen um 3,6% zu. Auch hier hatten die mit sog. atypischen Antipsychotika behandelten Patienten einen geringeren Volumenverlust bzw. einen größeren Volumenzuwachs (affektive Störungen) als Patienten ohne diese Therapie.

Tierexperimente unterstützen diese Befunde, indem für Clozapin gezeigt wurde, dass es die beschriebene Hirnentwicklung günstig beeinflusst (Piontkewitz et al. 2009). Funktionelle Befunde bestätigten ebenfalls, dass die sog. atypischen Antipsychotika eher als Neuroleptika zu einer Normalisierung gestörter präfrontaler Funktionen beitragen und im assoziativen Striatum eine Systemstabilisierung bewirken (Ito et al. 2009). Nach der Untersuchung von Juckel u. Mitarb. (2006) haben Atypika auch einen günstigen Effekt auf das betroffene Belohnungssystem.

Das derzeitige Problem besteht darin, dass der volumenerhaltende Effekt der atypischen Antipsychotika und die nachweisbaren normalisierenden Effekte auf die gestörten Hirnfunktionen keine deutlich nachweisbaren klinischen Auswirkungen für den Patienten haben. Der Nutzen für den Patienten, z.B. für die Wiederaufnahme einer anspruchsvollen beruflichen Tätigkeit oder normaler sozialer Interaktionen, ist aufgrund der Schwere der Erkrankung weit geringer als gewünscht.

■ Just the Facts – Genetik des schizophrenen Spektrums

Betrachtet man „Just the Facts", den aktuellen Stand zum Thema „Schizophrenien" nach 40 Jahren intensiver Forschung (Tandon et al. 2008), muss man feststellen, dass sich trotz exponentiell gestiegener Zahl der veröffentlichten Befunde zu den Ursachen der Schizophrenie das *Verständnis* ihrer Ätiologie erst nach und nach erschließt. Die Lücke, die sich zwischen den Einzelbefunden und dem erwünschten Erkenntnisgewinn auftut, muss vor allem durch Grundlagenforschung geschlossen werden. Das aktuelle ätiologische Modell umfasst entweder mehrere Krankheitsdomänen (Phänotypen) innerhalb des übergeordneten Krankheitsbegriffs „Schizophrenie" oder eine Mehrzahl von Erkrankungen. Für die Einheitspsychose spricht aus neurowissenschaftlicher Sicht nichts.

Das schizophrene Spektrum steht mit einer großen Zahl von Genen in Beziehung (Harrison u. Weinberger 2005), und zwar mit anderen Genen als die affektive Störung oder die ADHS. Die beim schizophrenen Spektrum relevanten Gene betreffen besonders die Hirnentwicklung, die Synaptogenese, die Plastizität, die Neurotransmission und die Schnittstelle zum Immunsystem.

Eine zentrale Bedeutung für die Pathophysiologie der schizophrenen Spektrumerkrankung haben wohl Dysbindin und Neuroregulin, die für die synaptische Plastizität und die Hirnentwicklung essenziell sind. Nach Mei und Xiong (2008) ist Neuroregulin u.a. an der radialen Neuronenmigration, der Axonführung, der Ausbildung von Myelinscheiden, der Oligodendrozytenentwicklung und der Synapsenbildung beteiligt. Dysbindin ist für das Funktionieren der Synapsen wichtig (Dickman u. Davis 2009). Eine beachtenswerte Genvariante für Psychosen ist auch das Gen für das Zinkfingerprotein, das eine funktionelle Bedeutung für die Konnektivität von Hippokampus und dorsolateralem präfrontalem Kortex hat (Esslinger et al. 2009).

Weitere Risikogene des schizophrenen Spektrums können den unterschiedlichen Neurotransmittersystemen zugeordnet werden. Einige betreffen das dopaminerge, einige das glutamaterge (so hat z.B. die NMDA-Unterfunktion bei Schizophrenie mit Neuroregulin zu tun), weitere das GABAerge (z.B. das GAD-67-Gen) und das cholinerge System (z.B. das α7-Nikotinrezeptor-Gen) sowie die Kaliumkanäle (Huffaker et al. 2009). Dies ist nur eine Auswahl; Tandon u. Mitarb. rechnen damit, dass in Zukunft noch zahlreiche weitere Gene hinzukommen.

Die unterschiedliche genetische Ausprägung der verschiedenen Transmittersysteme sowie der Gen-Umwelt-Interaktionen bewirken dann die Entstehung der verschiedenen intermediären Phänotypen, etwa der γ-Oszillation, der Mismatch-Negativity-Defizite, der BOLD-Response-Veränderung (BOLD = Blood Oxygen Level Dependency) in der fMRT und der Präpuls-Inhibition. Daraus wiederum entstehen die manifesten klinischen Phänotypen, wie z.B. die kognitiven Störungen bei Patienten mit schizophrenem Spektrum (Abb. 5.7).

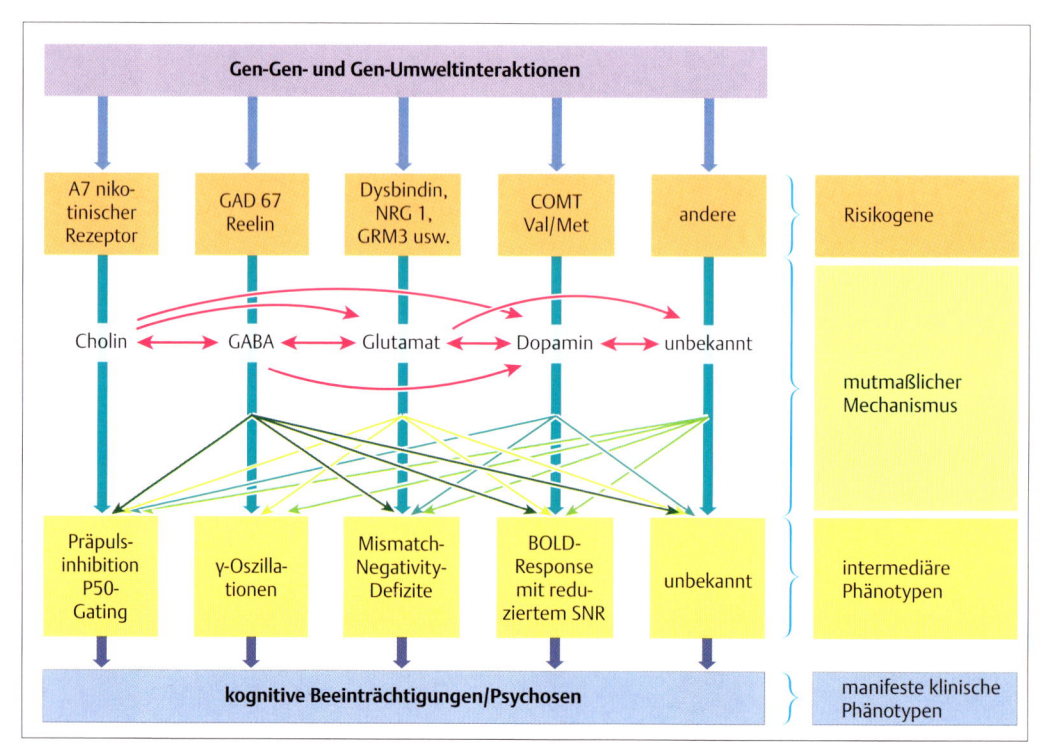

Abb. 5.7 Schizophrenes Spektrum: von den Risikogenen bis zu den beobachtbaren Phänotypen (nach Tandon u. Mitarb.; BOLD = Blood Oxygen Level Dependency, GABA = γ-Aminobuttersäure, SNR = Signal-Rausch-Verhältnis).

Konsequenzen für die aktuelle und zukünftige Therapie

Die Schizophrenie hat nach alldem mit weit mehr als nur mit Dopamin zu tun, wenn auch der Störung des Dopamin-Systems eine zentrale Rolle zukommt. Daher werden die heute therapeutisch angewendeten Dopamin-2-Antagonisten in Zukunft aller Voraussicht nach nicht die einzige Lösung bleiben (Wroblewska u. Lewis 2009). Diese Antipsychotika sind ja auch keine „Antischizophrenika" im spezifischen oder umfassenden Sinn. Sie wirken auf die Dopamin-2- und die Serotonin-2A-Psychose erfolgreich, auf das Schizophreniespektrum, wie es heute verstanden wird, aber nur im Hinblick auf bestimmte pathophysiologische und klinische Aspekte.

Ein früher Therapiebeginn bei Patienten mit schizophrener Ersteepisode wirkt sich nach Melle u. Mitarb. (2008) sekundärpräventiv aus. Denn eine kürzere Dauer der unbehandelten Psychose beeinflusst den Verlauf der klinischen Symptomatik inklusive Negativsymptomen und der Funktion der Patienten günstig. Das Beachten und Bewerten von Prodromalsyndromen (s. Tab. 5.3) ist somit klinisch von hoher Relevanz.

Als weitere Kandidaten zur Therapie der kognitiven Störungen und der Psychose bei schizophrenem Spektrum sind derzeit folgende Wirkstoffe zu nennen:
- Dopamin-1-Agonisten
- GABA-A-α2-Agonisten
- α7-Nikotin-Agonisten
- metabotrope Glutamat-2/3-Rezeptor-Agonisten
- Phospholipidpräkursoren
- Muskarin-1-Agonisten (z. B. N-Desmethylclozapin)
- sog. Systemstabilisatoren (z. B. Cannabidiol, Oxytozin und der Dopamin-2-Partialagonist Aripiprazol)

α7-Nikotin-Agonisten haben nach Olincy u. Mitarb. (2006) offenbar einen positiven Effekt auf die Kognition von Schizophreniepatienten. Zum möglichen Nutzen dieser potenziellen Therapiestrategie sind aber noch weitere Untersuchungen erforderlich. Zum metabotropen Glutamat-2/3-Rezeptor-Agonisten LY404039 liegt bereits eine abgeschlossene Phase-II-Proof-of-Concept-Studie vor, die eine ausgeprägte Wirkung auf die Negativsymptomatik bei Subgruppen ergab. Als Hauptnebenwirkungen wurden Affektlabilität und epileptische Anfälle beobachtet (Patil et al. 2007). Der GABA-A-α2-Agonist MK0777 zur Wiederherstellung der GABAergen Transmission und damit der neuronalen Synchronisierung wurde ebenfalls in einer Phase-II-Studie untersucht. Ziel dieses Ansatzes ist vor allem die Therapie kognitiver Störungen (Akbarian 2008).

Durch Stimulation muskarinerger Azetylcholinrezeptoren lässt sich die NMDA- und die Dopaminfunktion beeinflussen (Wisman et al. 2008), was bei Schizophrenie therapeutisch von Nutzen sein kann. N-Desmethylclozapin, ein Metabolit vom Clozapin, ist ein Muskarin-1-Agonist, der eine NMDA-Aktivierung auslöst (Sur et al. 2003). Die erwünschte Wirkung besteht in der Besserung der kognitiven Störung; eine Nebenwirkung ist Bradykardie. Wird nun eine Muskarin-1- mit einer Muskarin-4-Wirkung kombiniert, führt der Effekt am Muskarin-1-Rezeptor zur NMDA-Aktivierung und der Effekt am Muskarin-4-Rezeptor zur Dopaminmodulation (Chan et al. 2008). Als eine Substanz, die beide Effekte vereinigt, wurde Xanomelin, ein selektiver Muskarin-1- und -4-Rezeptor-Agonist in einer Proof-of-Concept-Studie untersucht. Dabei ergaben sich plazebokontrolliert signifikante Effekte auf die Brief Psychiatric Rating Scale, die Positive and Negative Syndrome Scale und die Kognition (vor allem verbales Lernen und Kurzzeitgedächtnis; Shekhar et al. 2008).

Da eine Reihe von Vulnerabilitätsgenen des schizophrenen Spektrums bekannt ist, könnte zukünftig eine Gencharakterisierung die Therapieauswahl leiten. Je nachdem, welche Vulnerabilitätsgene der Patient aufweist bzw. welches Transmittersystem vorrangig betroffen ist, könnte die Therapie gezielt in diesem Bereich ansetzen. Auf diese Weise wird sich die entstehende Vielfalt an neuen Therapiemechanismen erst effektiv nutzen lassen.

Es gibt aber noch weitere therapeutische Chancen bei Schizophrenie. Dazu gehören Schlafkontrolle, Entspannung, Sport im aeroben Stoffwechsel in der Gruppe (Pajonk et al. 2010) und Stress-Management zur Stärkung der Frontalhirnfunktion. Kognitives Training und Psychoedukation sind ebenfalls obligat. Oxytozin, dessen wesentliche Rolle für die Bindung und das Social Brain bereits beschrieben wurde (s. S. 79), ist durch seinen Effekt auf die Amygdala möglicherweise ebenfalls ein natürliches Antipsychotikum. Caldwell u. Mitarb. (2008) zeigten anhand der Präpulse-Inhibition der Schreckreaktion, dass oxytozindepletierte Mäuse

(Oxt-/-) für die psychoseauslösenden Effekte von Amphetamin, Apomorphin und Phencyclidin empfänglicher sind als Mäuse mit normaler Oxytozinbildung.

■ Dabei ist immer zu bedenken: Die Akzeptanz der Therapie – durch den Patienten, seine Lebensgemeinschaft, die Gesellschaft und auch den behandelnden Arzt – sollte von klaren, konsistenten und reproduzierbaren Studienergebnissen abhängen, nicht von Weltbildern. Die Haltung des Arztes zu einem Medikament oder dessen Galenik und zu sonstigen Therapiemodulen hat enorme Auswirkungen auf den Therapieerfolg und die Nebenwirkungen. Einzelbefunde und eigene Erfahrung reichen nicht aus; erst auf mehreren Ebenen (Genetik, Tiermodell, Bildgebung, Klinik) und durch die Replikation in mehreren, voneinander unabhängigen Studien entstehen taugliche Grundlagen, z. B. für ein neues Therapierational. Deshalb ist es für Ärzte unabdingbar, den Fortschritt der Forschung – zumindest in Bereichen des spezifischen Interesses oder der eigenen Tätigkeitsschwerpunkte – auch anhand von Originalarbeiten zu verfolgen. Sich nur auf die aufbereitete Sekundär- oder Tertiärliteratur zu verlassen, reicht nicht aus, da bei der Auswahl und Aufbereitung von Informationen u.a. wirtschaftliche Interessen, Interpretationen und Weltbilder so stark einwirken können, dass eine tendenziöse und selektive Information entstehen kann, die mit den Originalergebnissen eventuell nur noch wenig zu tun hat. ■

5.3 Affektive Störungen

■ Klinische Daten

Unter den 10 häufigsten Ursachen für Behinderung von Menschen zwischen 15 und 44 Jahren sind nach einer weltweiten WHO-Erhebung 4 psychiatrische Erkrankungen. Die unipolare Depression kann in dieser Altersgruppe als die am stärksten behindernde Erkrankung gelten, denn die Betroffenen weisen im Durchschnitt 16 Jahre mit gelebter Behinderung auf. An 2., 3. und 5. Stelle stehen die Alkoholkrankheit, die Schizophrenie und bipolare Störungen mit jeweils etwa 5 Jahren Behinderung.

Umso erschreckender ist, dass die Depression in etwa ¼ der Fälle beim Allgemeinmediziner nicht erkannt wird (Mitchell et al. 2009) und dass nach einer WHO-Erhebung von Thornicroft (2007) etwa die Hälfte der Patienten mit Depressionen, bipolaren Störungen, Panikstörungen und generalisierten Angsterkrankungen und sogar 70% der Alkoholkranken unbehandelt sind.

■ Die Psychiatrie beschäftigt sich demnach mit Erkrankungen, welche die größte Behinderung im jüngeren Erwachsenenalter verursachen, aber sehr häufig unbehandelt bleiben. ■

Die depressive Symptomatik ist vielgestaltig (Tab. 5.**4**) und steht in enger Beziehung zum Netzwerk der Emotionsregulation (Abb. 5.**8**). Das Lebenszeitrisiko, an einer depressiven Störung zu erkranken, beträgt für Frauen 10–15% und für Männer 5–8%. Für bipolare affektive Störungen liegt das Lebenszeitrisiko bei ca. 5–7%. Depressive Erkrankungen haben einen Häufigkeitsgipfel im 3. und 4. Lebensjahrzehnt, kommen aber in jedem Erwachsenenalter vor. Bipolare Störungen manifestieren sich hauptsächlich von der Adoleszenz bis in das 3. Lebensjahrzehnt. Etwa jeder 4. Bundesbürger hat eine Depressionsneigung und ist somit gefährdet, eine Depression zu entwickeln. Die Krankheitsphasen dauern (unbehandelt) in den meisten Fällen zwischen Wochen und Monaten und bei bis zu 20% der Patienten länger als 1 Jahr. Die Depression ist eine chronisch-rezidivierende Erkrankung; innerhalb von 15 Jahren erleiden 85% der Patienten einen Rückfall. Die Depressionsneigung ist lebenslang vorhanden.

■ Stimmung, Serotonin und Dopamin

Im Frühjahr und Sommer, den hellen, sonnigen Jahreszeiten, ist die allgemeine Stimmungslage in unseren Breiten eher gehoben, während die Depressionsneigung im Spätherbst und Winter bekanntlich zunimmt. Praschak-Rieder u. Mitarb. (2008) gelang es nun, eine direkte Korrelation zwischen dem Lichteinfall und dem Ausmaß der Serotonintransporterverfügbarkeit nachzuweisen. Diese ist in den dunklen Jahreszeiten signifikant höher, was einem geringeren Serotoninangebot an der Synapse entspricht. Diese Rhythmik im serotonergen System ist als physiologischer Mechanismus bei allen Menschen vorhanden und wirkt sich auf die Stimmung und das davon abgeleitete Verhalten aus.

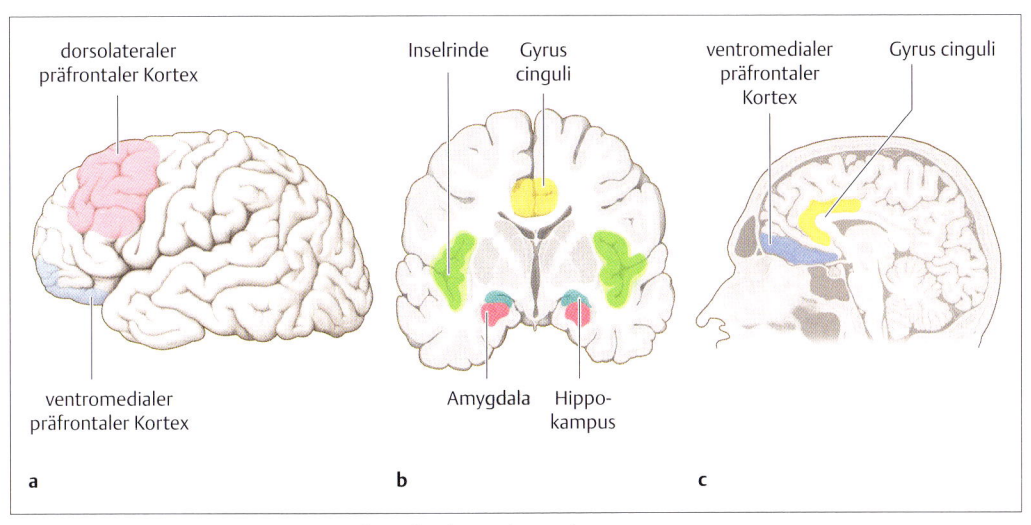

Abb. 5.8 a–c Emotionsnetzwerk (Quelle: Schünke et al. 2009).

Tabelle 5.4 Symptome der affektiven Störung und Hirnregionen.

Symptome	Hirnregionen
niedergedrückte Stimmung	ventromedialer präfrontaler Kortex (vmPFC), subgenuales anteriores Zingulum (sgACC)
Ängste, Pessimismus	Amygdala, Hippokampus, sgACC
Interesse- und Motivationslosigkeit, Konzentrations- und Aufmerksamkeitsstörungen	präfrontaler Kortex, Nucleus accumbens
körperliche Missbefindlichkeit, Erschöpfungsgefühl	Insula
Schuldgefühle, Insuffizienzgefühle, Mutlosigkeit, Lebensüberdruss, Suizidalität	emotionaler Apparat
Schlafstörungen oder vermehrtes Schlafbedürfnis, Früherwachen, Unausgeruhtheit nach dem Nachtschlaf, Morgentief	Hypothalamus – Hypophyse – Nebennierenrinde Hirnstamm

Außerdem ist seit Langem bekannt, dass eine geringe Serotonin-1A-Rezeptor-Stimulation im komplexen serotonergen System (Hippokampus, subgenualer Kortex, posteriores Zingulum und Amygdala) – bei der Ratte wie beim Menschen – mit ängstlich-depressiver Symptomatik verknüpft ist, was sich durch die Gabe eines Serotonin-Wiederaufnahmehemmers normalisieren lässt (Spindelegger et al. 2009).

Neben Licht und Serotonin spielt aber auch Dopamin eine zentrale Rolle. Die Anhedonie und die psychomotorische Verlangsamung von Patienten mit affektiven Störungen haben nach Hasler u. Mitarb. (2008) mit Dopaminmangel zu tun, denn Dopamindepletion verstärkte diese Symptomatik bei den Patienten weit deutlicher als bei gesunden Kontrollen. Die verstärkte Symptomatik ging mit Veränderungen in einem limbisch-kortikostriato-pallidothalamischen Netzwerk einher, dessen Bedeutung für die Depression schon bekannt war.

■ Die ängstlich-depressive Symptomatik hängt eher mit Serotonin zusammen, für Anhedonie und psychomotorische Verlangsamung spielt dagegen Dopamin eine Rolle, das von den Habenulae inhibiert wird. Beide Transmitter aber hängen von Norepinephrin ab, das – wie oben ausgeführt (s. Abb. 5.2) – die Dopamin- und Serotoninfunktion moduliert. Aus diesen Befunden wurde die Hypothese abgeleitet, dass ein Mangel an biogenen Aminen eine zentrale Rolle bei der Pathophysiologie der affektiven Störungen spielt und dass Interventionen in diesen Systemen therapeutisch erfolgreich sein sollten. ■

■ Aspekte der Grundlagenforschung zur Pathogenese

Durch die Grundlagenforschung wurden jedoch weitere pathogenetische Faktoren herausgearbeitet. Es zeigte sich nämlich, dass die medikamentöse Intervention weitere Effekte auf das Gehirn hat, die mit der Pathogenese zusammenhängen. Der Serotonin-Wiederaufnahmehemmer Fluoxetin hat im Tiermodell einen positiven Effekt auf die synaptische Plastizität und die Neuroneogenese im Hippokampus (Wang et al. 2008). Diesen restaurativen Effekt von Fluoxetin auf die Plastizität wiesen Maya Vetencourt u. Mitarb. (2008) auch im adulten visuellen Kortex nach. Der Effekt auf die Plastizität wird u. a. durch Aktivierung des glutamatergen Systems und durch erhöhte Sekretion von BDNF erreicht. Klinisch zu beachten ist, dass dieser Effekt des Serotonin-Wiederaufnahmehemmers durch gleichzeitige Gabe eines Benzodiazepins bzw. durch Blockade des Glutamateffekts supprimiert wird.

Über die Effekte auf die Serotoninbereitstellung, das glutamaterge System, BDNF und den Dialog zwischen Synapsen und Genen hinaus haben Serotonin-Wiederaufnahmehemmer im Tiermodell bei depressiven und gesunden Ratten auch positive Auswirkungen auf die Grundoszillation im Hippokampus, die sich unter Serotonin-Wiederaufnahmehemmern weitgehend normalisierte (Airan et al. 2007).

Kempermann (2008) warf die Frage auf, wozu die durch Serotonin-Wiederaufnahmehemmer geförderte hippokampale Neuroneogenese beim Erwachsenen überhaupt benötigt wird. Mögliche Antwort: Die Neuroneogenese im Gyrus dentatus des Hippokampus ist die Grundlage für die Fähigkeit, auf neue und komplexe Situationen reagieren zu können. Sie wird z. B. für das räumliche Gedächtnis und die Adaption von Netzwerken benötigt. Das ausgeprägte Problem depressiver Patienten, mit neuen, komplexen Situationen zurecht zu kommen, dürfte (auch) auf ihrer reduzierten hippokampalen Neuroneogenese beruhen. Daher ist es sinnvoll, die Neuroneogenese mit Antidepressiva positiv zu beeinflussen. Der Effekt auf die Neuroneogenese lässt sich inzwischen auch quantifizieren, da es Manganas u. Mitarb. (2007) mit MRS gelungen ist, neuronale Progenitorzellen im lebenden Gehirn indirekt nachzuweisen.

Zum schmerzhemmenden System gehören das subgenuale und supragenuale Zingulum, das über kognitive Prozesse auf die Emotionsregulation wirkt, das periaquäduktale Grau, welches das Endorphinsystem aktiviert, Oxytozin, das durch soziale Bindung die Amygdala beeinflusst, sowie des-

---

Schmerzen, Angst und Depression hängen zusammen

Chronische Schmerzsyndrome (Zhuo 2008) haben in der psychiatrischen Praxis eine große Bedeutung. Sie äußern sich in somatoformen Störungen, Somatisierung, Fibromyalgiesyndrom oder als neuropathische Schmerzen mit vielgestaltiger Symptomatik. Enge Beziehungen bestehen zu stressassoziierten Erkrankungen, wie dem Colon irritabile, dem hyperkinetischen Herzsyndrom sowie der chronischen Gastritis. Diese Komorbiditäten lassen sich gut über Störungen des zentralen schmerzverarbeitenden Systems (Abb. 5.9) erklären. Primärsensorische kortikale Areale, der präfrontale Kortex und die Inselregion werden durch afferente Schmerzbahnen aktiviert, wodurch Schmerzen und Unwohlsein ausgelöst werden. Doch nicht nur physikalische Schmerzen, sondern auch Verbitterung durch Zurückweisung oder chronisches Mobbing werden über das Schmerzsystem codiert. Die Amygdala moduliert die Schmerzerfahrung und induziert Anspannung, Herabstimmung und Angst, der Hippokampus reaktiviert Kontexterfahrung und der Hypothalamus steuert die vegetativen Symptome.

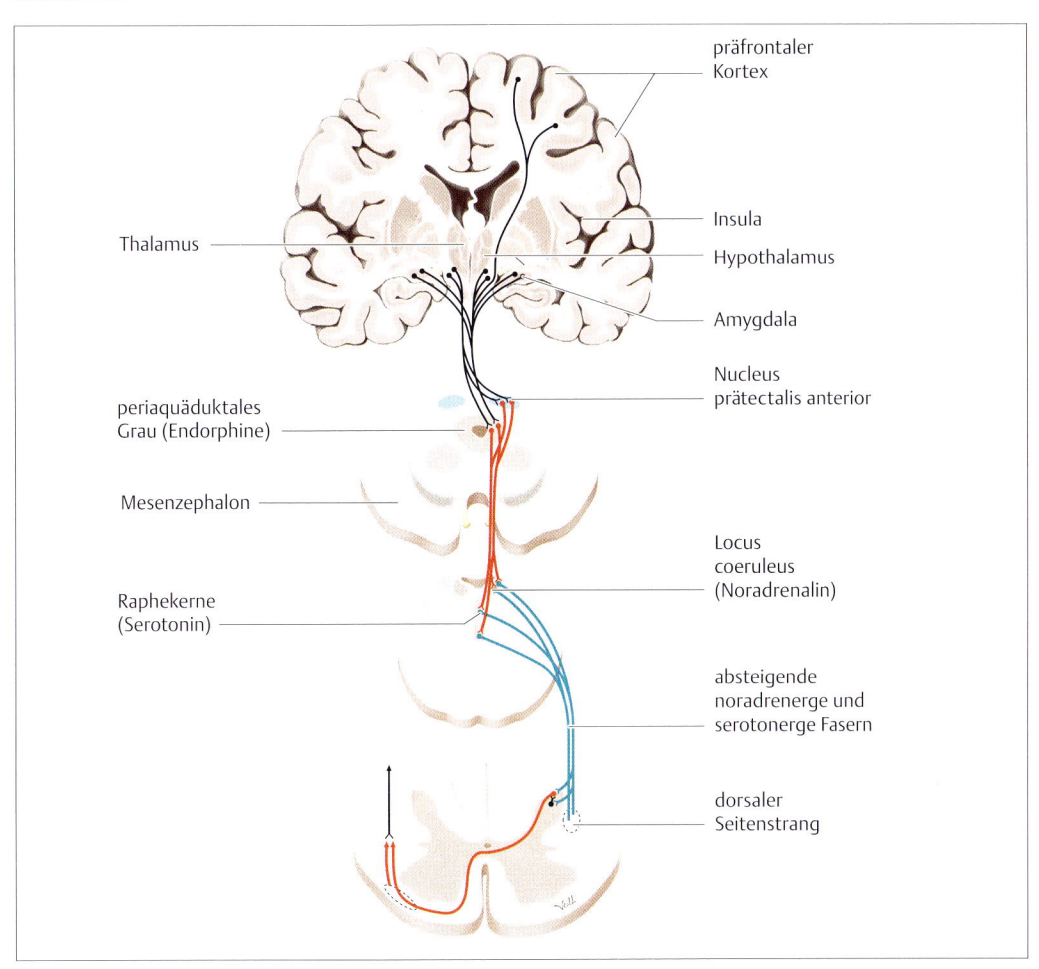

Abb. 5.9 Schmerzverarbeitendes System (Quelle: Schünke et al. 2009).

zendierende serotonerge und noradrenerge Bahnen, welche die afferenten Schmerzbahnen hemmen.

Subgenuales Zingulum, Insula, Amygdala, Hippokampus, Hypothalamus und periaquäduktales Grau sind die anatomischen Schnittstellen, die Ängstlichkeit, Somatisierung, vegetative Symptome, Schmerz und Depression verbinden. Daraus erklärt sich, warum Antidepressiva, Anxiolytika und Analgetika bei chronischen Schmerzsyndromen wirken. Chronische Schmerzerfahrung hat natürlich auch Auswirkungen auf die Plastizität des Gehirns und führt zu reversiblen Strukturveränderungen, z.B. im subgenualen Zingulum und im periaquäduktalen Grau, welche wiederum die Schmerzsymptomatik aufrechterhalten (Rodriguez-Raecke et al. 2009).

■ Tiermodelle der Depression

Tiermodelle der Depression, wie z.B. erlernte Hilflosigkeit (Abb. 5.10; Krishnan und Nestler 2008), können wichtige Hinweise auf die Ätiologie der Erkrankung geben. Im Social-Defeat-Modell, bei dem es um die Verteidigung in der sozialen Interaktion geht, erhöht sich die neuronale Aktivität im ventralen tegmentalen Areal mit steigender Vulnerabilität des Tieres. Dort liegen die dopaminergen Nervenzellen, die auch zur Amygdala projizieren.

Kienast u. Mitarb. (2008) konnten diesen Befund aus dem Tiermodell beim Menschen nachvollziehen, indem sie zeigten, dass Dopamin unter Stress freigesetzt wird und die Verarbeitung aversiver Stimuli durch die Amygdala reguliert. Die Aktivität im ventralen Tegmentum korreliert linear mit der Do-

soziale Verteidigung   intrakranielle Selbststimulation

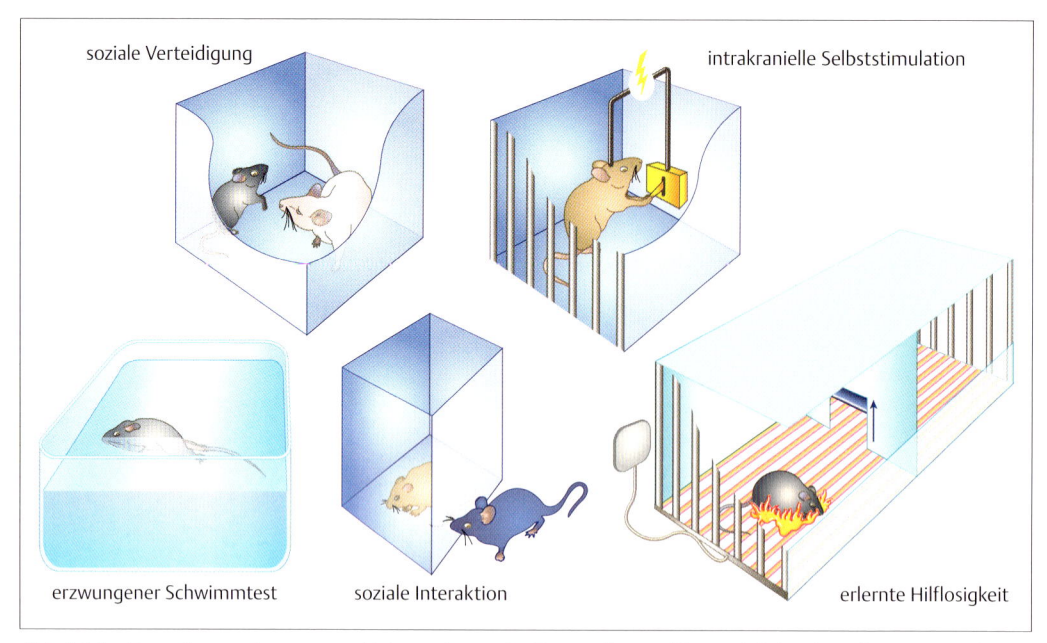

erzwungener Schwimmtest   soziale Interaktion   erlernte Hilflosigkeit

Abb. 5.**10** Versuchsanordnungen zur Untersuchung der Depression am Tiermodell (nach Krishnan u. Nestler 2008).

paminspeicherung in der Amygdala, und die funktionelle Konnektivität zwischen beiden Regionen korreliert mit dem Persönlichkeitszug Ängstlichkeit (Trait Anxiety). Das ventrale Tegmentum hat somit einen unterschiedlichen Effekt auf die Funktion von Amygdala und Nucleus accumbens: Seine dorsale Projektion zum Nucleus accumbens löst Spaß, Spannung und Lernen aus, seine ventrale Projektion zur Amydala befördert Angst (Brischoux et al. 2009).

Die Gruppe um Eric Kandel hat ein Tiermodell für Verhaltenstherapie, das Learned Safety Model, entwickelt, bei dem Tiere Sicherheit lernen. Pollak u. Mitarb. (2008) zeigten, dass die Neuroneogenese im Hippokampus und die BDNF-Sekretion durch diese Learned-Safety-Intervention in ähnlicher Weise ansteigen wie unter Serotonin-Wiederaufnahmehemmern oder dualen Antidepressiva. Das Gegenmodell, Learned Fear, hatte auf diese Parameter den gegenteiligen Effekt. Bei der Untersuchung des Einflusses von antidopaminergen und antiserotonergen Substanzen auf den verhaltenstherapeutischen Effekt ergab sich, dass eine leichte, wenig affine Blockade des Dopamin-2-Rezeptors die Gedächtnisbildung beim Safety Learning unterstützte und dass die Blockade des Serotoninrezeptors keine ungünstige Auswirkung auf die „Verhaltenstherapie" hatte.

Der günstige Effekt gering affiner Dopamin-2-Antagonisten in diesem Tiermodell entspricht der klinischen Erfahrung, dass sog. atypische Antipsychotika auch bei affektiven Störungen mit Erfolg eingesetzt werden. Bei wahnhaften Depressionen beispielsweise, bei denen eine massive Dysfunktion der Amygdala vorliegt, werden sie erfolgreich in Kombination mit dualen Antidepressiva angewendet.

■ Befunde bei Depression

Funktionelle Befunde

Zu den stabilsten funktionellen Befunden bei schwerer Depression gehören die Überaktivität limbischer Areale der Affektkontrolle und -verarbeitung sowie die Unterfunktion kortikaler Areale (Drevets 2003). Die beiden Befunde der frontalen Unterfunktion und der limbischen Überfunktion sind nicht nur bei Tag, sondern auch bei Nacht vorhanden, denn Nofzinger u. Mitarb. (2005) wiesen entsprechende Veränderungen im zerebralen Glukosemetabolismus auch im Non-REM-Schlaf nach. Es handelt sich also um eine grundlegende Netzwerkstörung des Gehirns, die sich auf viele weitere Hirnfunktionen auswirkt. Klinisch ist etwa die Komorbidität von Depression mit Angst und chronischen Schmerzen eine häufige Konstellation. Bei Patienten mit schwerer depressiver Störung ist aber nicht nur die Schmerzverarbeitung, sondern – wie Strigo u. Mitarb. (2008) mittels fMRT zeigten – bereits die Antizipation von Schmerz verändert. Wenn ein Patient mit einer Depression im Behandlungssessel des Zahnarzts sitzt, sind schon in der Antizipationsphase einer vermutlich schmerzhaften Behandlung die rechte anteriore Inselregion und das dorsale anteriore Zingulum aktiviert. Als Ergebnis davon erlebt der Patient schon einen vorweggenommenen starken Schmerz. Gesunde aktivieren in der gleichen Lage den Nucleus caudatus, das Hirnareal, das mit Vertrauen korreliert, sowie unmittelbar vor Beginn der Behandlung zusätzlich den dorsolateralen präfrontalen Kortex und das periaquäduktale Grau, das Endorphine ausschüttet, welche die Amygdala und die Schmerzmatrix hemmen. Depressive lassen auch in dieser Situation vor allem die Amygdala gewähren. Ihre fundamentale Netzwerkstörung wirkt sich also nicht allein auf die Stimmung, sondern auch auf die Schmerzerwartung (erhöhte emotionale Reaktivität), das Schmerzerleben und viele weitere Bereiche der Hirnfunktion aus.

Dass Lebensstress im Zusammenhang mit Vulnerabilitätsgenen das Depressionsrisiko erhöht, ist schon länger bekannt (Caspi et al. 2003). Die Überaktivität der Amygdala aber steht in enger Beziehung zu diesem wesentlichen Kofaktor bei der Entstehung der Depression. Der Hypothalamus als Kernregion der Stressachse unterhält eine enge Wechselwirkung mit Hippokampus und Amygdala. Während eine verstärkte Amygdalafunktion die Stressachse aktiviert, wird diese durch Hippokampusaktivität gehemmt.

Strukturelle Befunde

Bei eineiigen Zwillingen bedeutet ein kleinerer Hippokampus eine erhöhte Vulnerabilität für psychologische Traumata. Bei Patienten mit schwerer Depression korreliert ein reduziertes Hippokampusvolumen mit einer frontalen Fehlfunktion im Sinne einer erhöhten Zahl von Perseverationsirrtümern (Frodl et al. 2006). Läsionen in der weißen Substanz des Frontalhirns (White Matter Lesions; Abb. 5.11) führen ebenfalls zu dessen Dysfunktion und korrelieren mit Depression. Je ausgeprägter diese strukturellen Läsionen des Frontalhirns sind, desto schwerer ist die depressive Störung.

Bei Patienten mit affektiven Störungen fand sich auch eine Volumenreduktion um bis zu 40% im rostralen anterioren Zingulum. Diese Region hat eine wichtige regulatorische Funktion für die Entwicklung physiologischer und pathologischer Gemütszustände (Drevets et al. 1997). Bei ansonsten gesunden Jungen (nicht bei Mädchen) korrelierte eine depressive Stimmung mit einer Volumenreduktion im rostralen anterioren Zingulum (Boes et al. 2008).

Eine weitere regionale Volumenreduktion, und zwar im posterioren subgenualen präfrontalen Kortex, ist nach Coryell u. Mitarb. (2005) ein relativ spezifischer Befund bei Patienten mit affektiven Störungen. Auch bei älteren Menschen, die erst nach dem 60. Lebensjahr eine Depression entwi-

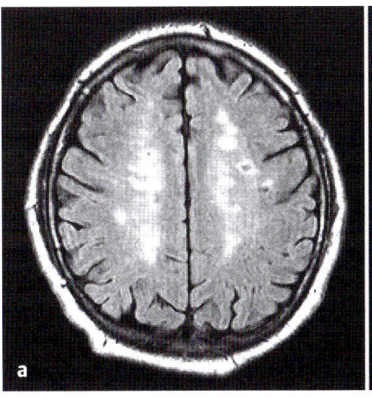

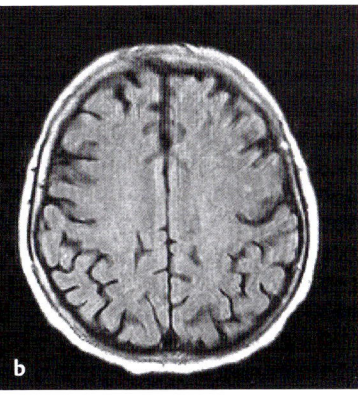

Abb. 5.11 a, b Typische Läsionen der weißen Substanz im frontalen Marklager bei Depression (a) im Vergleich zu einer altersgematchten Kontrolle (b).

ckelten, wiesen Lehmbeck u. Mitarb. (2008) einen Einfluss des subgenualen anterioren Zingulums nach; ein geringeres Volumen korrelierte hier mit dem Ausmaß an negativen, pessimistischen Gedanken, gemessen mit der Montgomery Åsberg Rating Scale.

■ Die bei der Depression wesentlichen neurobiologischen Kernbefunde auf mehreren Ebenen lassen sich wie folgt zusammenfassen: Auf funktioneller Ebene sind vor allem eine Überaktivität limbischer und eine Unteraktivität frontaler Areale zu finden, die in enger Beziehung zu Stresserfahrungen stehen. Auf Zellebene bestehen Störungen in der synaptischen und zellulären Plastizität, eine zu geringe BDNF-Sekretion (Krishnan u. Nestler 2008), ein Mangel an biogenen Aminen im Nucleus accumbens und im subgenualen anterioren Zingulum, ein erhöhter Kortisolspiegel, ein Endorphindefizit im periaquäduktalen Grau sowie zu viel phasisches Dopamin im ventralen Tegmentum, das zur Amygdala projiziert (Krishnan u. Nestler 2008). Die Metaanalyse der Genetik bei Depression (Lopez-Leon et al. 2008) ergab, dass u. a. die Norepinephrin-Signaltransduktion, der Dopamintransporter und -rezeptor sowie der Serotonintransporter betroffen sind. Außerdem zeigte sich, dass das Ansprechen auf Therapie von genetischen Faktoren abhängt (Ising et al. 2009). Auf der Strukturebene machen sich ein reduziertes Hippokampusvolumen, eine charakteristische molekulare Signatur der Amygdalae (Sibille et al. 2009), ein in Volumen und Mikrostruktur beeinträchtigtes rostrales anteriores Zingulum sowie vaskuläre Läsionen im präfrontalen Kortex bemerkbar. Trigger, wie Schlafstörungen, Verlust sozialer Rhythmen, chronischer Stress oder vaskuläre Erkrankungen (u. a. Hypertonie, Diabetes), fördern die Depressionsneigung. ■

■ **Therapie**

Zur Therapie schwerer affektiver Störungen werden zuerst selektive Serotonin-Wiederaufnahmehemmer, duale Antidepressiva (Serotonin- und Noradrenalin-Wiederaufnahmehemmer), gegebenenfalls in Kombination mit Mirtazapin, niedrig dosierten sog. atypischen Antipsychotika bzw. Lithium zur Augmentation, eingesetzt. Zukünftige medikamentöse Therapieoptionen werden wohl Triple-Reuptake-Hemmer und möglicherweise AMPA-Agonisten (AMPA = α-Amino-3-hydroxy-5-methyl-4-isoxazol-Propionsäure) und häufiger Kombinationsbehandlungen sein. Für die differenzierte Betrachtung der Pharmakologie (auch von weiteren Antidepressiva, wie z. B. Agomelatin, Bupropion, Monoaminoxidashemmern) sowie der sonstigen Therapieoptionen, zu denen die tiefe Hirnstimulation des Nucleus accumbens (Bewernick et al. 2010) oder der lateralen Habenulae (Sartorius et al. 2010) gehören, sei auf die aktuellen Lehrbücher verwiesen.

Nach Beginn der Pharmakotherapie erfolgt die Kombination mit möglichst störungsspezifischer Psychotherapie. Bei schwer zu behandelnden chronischen Depressionen haben sich die Cognitive Behavioral Analysis System of Psychotherapy und die interpersonelle Psychotherapie bewährt. Die Kombination aus Pharmako- und Psychotherapie hat sich als die medizinisch effizienteste und damit auch wirtschaftlichste Vorgehensweise bei schwerer Depression erwiesen.

Nicht zu vergessen: Neben Pharmako- und Psychotherapie sind auch therapeutische Bindung, das Wiederherstellen sozialer Rhythmen, mitmenschliche Unterstützung, Sport, Entspannung sowie Schlafkontrolle relevant für die Therapie von Patienten mit Depression, auch für die Rückfallprophylaxe (Abb. 5.12). Cho u. Mitarb. (2008) sahen bei älteren Erwachsenen ohne Schlafstörung nach einer depressiven Phase eine weit geringere Rückfallrate als bei Betroffenen mit Schlafstörung; nach 2 Jahren hatten nur etwa 5 % der Patienten ohne, aber etwa 30 % derjenigen mit Schlafstörung einen Rückfall. Gerade bei älteren Patienten kann ungestörter Schlaf als ein zentraler protektiver Faktor gegen den Rückfall gelten.

■ Auf die Frage „Was haben wir über die Neurobiologie der Depression zwischenzeitlich gelernt?" gaben Oquendo und Parsey (2007) die folgende Antwort: „Alle Studien sind Evidenz dafür, dass das, was die Patienten als persönliches Versagen werten, stattdessen tief in der Biologie des Gehirns verwurzelt ist." ■

5.3 Affektive Störungen

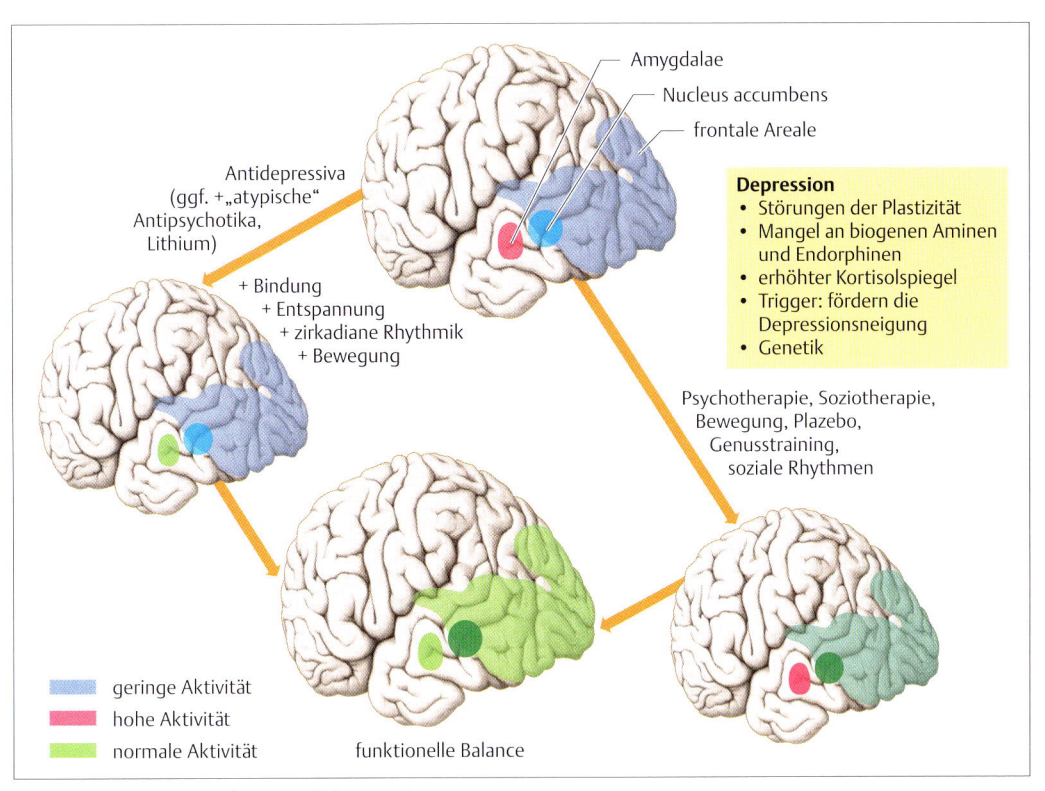

Abb. 5.12 Pathophysiologie und Therapie bei Depression.

Amygdalae
Nucleus accumbens
frontale Areale

Antidepressiva (ggf. +„atypische" Antipsychotika, Lithium)

+ Bindung
+ Entspannung
+ zirkadiane Rhythmik
+ Bewegung

Depression
- Störungen der Plastizität
- Mangel an biogenen Aminen und Endorphinen
- erhöhter Kortisolspiegel
- Trigger: fördern die Depressionsneigung
- Genetik

Psychotherapie, Soziotherapie, Bewegung, Plazebo, Genusstraining, soziale Rhythmen

funktionelle Balance

- geringe Aktivität
- hohe Aktivität
- normale Aktivität

Der Fall Robert Enke und die männliche Depression

Tief bewegt hat die Menschen im November 2009 das Schicksal des deutschen Nationaltorwarts Robert Enke und seiner beeindruckenden Frau. Das tabuisierte Thema „Depression des starken Mannes" und die Stigmatisierung dieser häufigen Krankheit rückte kurzzeitig in den Blickpunkt des öffentlichen Interesses. Klar sollte sein, dass man weder durch Willenskraft noch durch „Zusammenreißen" oder Liebe die Depression – eine biologisch begründete Hirnfunktionsstörung – überwinden kann. Anhand dieses Beispiels sei nochmals an die geschlechtertypischen Unterschiede in der Symptomatik psychischer Störungen erinnert (s. auch S. 83): Während Frauen eher zum Grübeln und zur Selbstbeschuldigung neigen, agieren Männer eher in der Erkrankung. Auf eine männliche Depression hinweisen kann berufliches Über-Engagement, das von Klagen über Stress begleitet ist (sog. Burn-out-Syndrom), eine rigide Forderung nach Autonomie („Lass mich in Ruhe!"), vermehrte Impulsivität und Ärgerattacken, ständige Unruhe, Schlafstörungen und Agitiertheit, verdeckte und offene Feindseligkeit, vermehrter Alkohol- und Drogenkonsum als Eigentherapie zur Stressreduktion, (oft verneinter) sozialer Rückzug sowie Selbst- und Fremdschädigung.

5.4 Demenzen

Von normalen Alterungsprozessen klar abzugrenzen sind demenzielle Erkrankungen als erworbene Hirnleistungsdefizite. Deren pathogenetische Prozesse beginnen üblicherweise im mittleren Lebensalter und werden klinisch im höheren Alter manifest (Abb. 5.13). In Abwesenheit signifikanter Bewusstseinsveränderungen ist das gemeinsame klinische Bild der demenziellen Störungen durch den deutlichen Abbau des ursprünglichen kognitiven und alltagsbewältigenden Leistungsvermögens gekennzeichnet; bei meist schleichendem Beginn sind bei kortikaler Demenz zunächst Gedächtnis- und Orientierungsstörungen erkennbar; die Patienten verlieren im Gespräch leicht den roten Faden.

Risikofaktoren der Demenz vom Alzheimer-Typ sind in Tab. 5.5 gelistet.

In mehr als ⅔ der Fälle handelt es sich um eine Demenz vom Alzheimer-Typ und in weniger als ⅓ der Fälle um eine eher subkortikale vaskuläre Demenz. Aufgrund der überlappenden Pathophysiologie sind gemischte Formen häufig. Die Demenz vom Alzheimer-Typ, das klinisch manifeste Ergebnis einer progredienten, primär neurodegenerativen Erkrankung des Gehirns (Alzheimer-Erkrankung), tritt überwiegend im höheren Lebensalter auf: Etwa 1% der 60-Jährigen, 20% der 80-Jährigen und 40% der 90-Jährigen sind erkrankt. Auch vaskuläre Demenzen manifestieren sich selten vor dem 50. Lebensjahr und zeigen eine steigende Prävalenz mit zunehmendem Alter.

Tabelle 5.5 Risikofaktoren bzw. -marker der Demenz vom Alzheimer-Typ.

- Oxidativer Stress und Alterung
- weibliches Geschlecht und Östrogenmangel
- genetische Faktoren, z. B.:
  - Chromosom 21 (Amyloidpräkursorlokus)
  - Chromosom 19 (Apoε4-Lokus, Cholesterintransportprotein)
- geringes Hirnvolumen
- minimale kognitive Defizite (MCI), auch in Verbindung mit depressiven Symptomen
- vaskuläre Veränderungen, aktivierte Mikroglia und Komplement

■ Diagnostische Verfahren – prognostische Aussagen

Aufgrund der Histopathologie und den Ergebnissen von MRT- und PET-Untersuchungen liegen die Prädilektionsorte der Alzheimer-Erkrankung im temporoparietalen Kortex, im Hippokampus und im entorhinalen Kortex (Abb. 5.14). Als wesentlicher Bestandteil des pathogenetischen Modells gilt β-Amyloid, das sich im Gehirn in Form von extrazellulären β-Amyloid-Plaques ablagert. Diese Plaques aggregieren zu neurofibrillären Knäueln, die toxisch auf benachbarte cholinerge und glutamaterge Neuronen wirken und deren Zelltod induzieren.

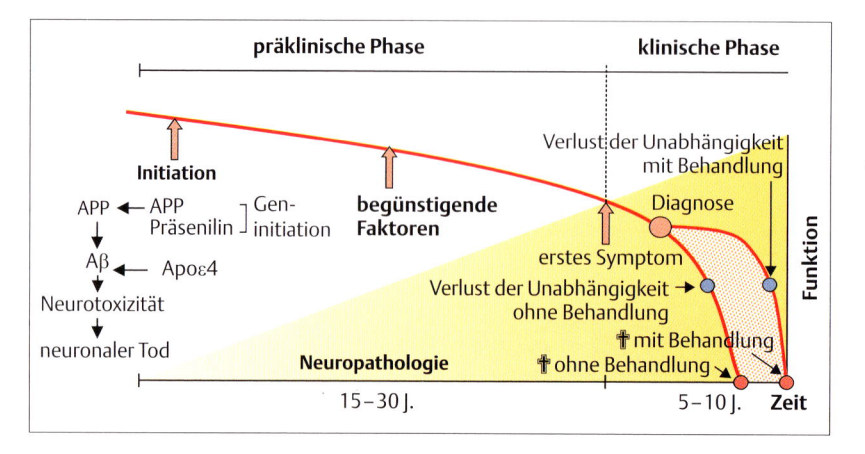

Abb. 5.13 Modell der Entwicklung und des Verlaufs der Alzheimer-Demenz (APP = Amyloidpräkursorprotein).

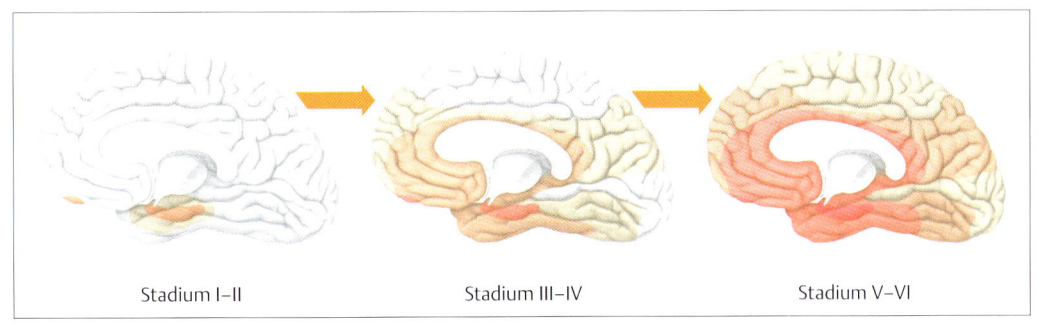

Abb. 5.14 Ausbreitung der Demenz von Alzheimer-Typ über das Gehirn (Quelle: Schünke et al. 2009).

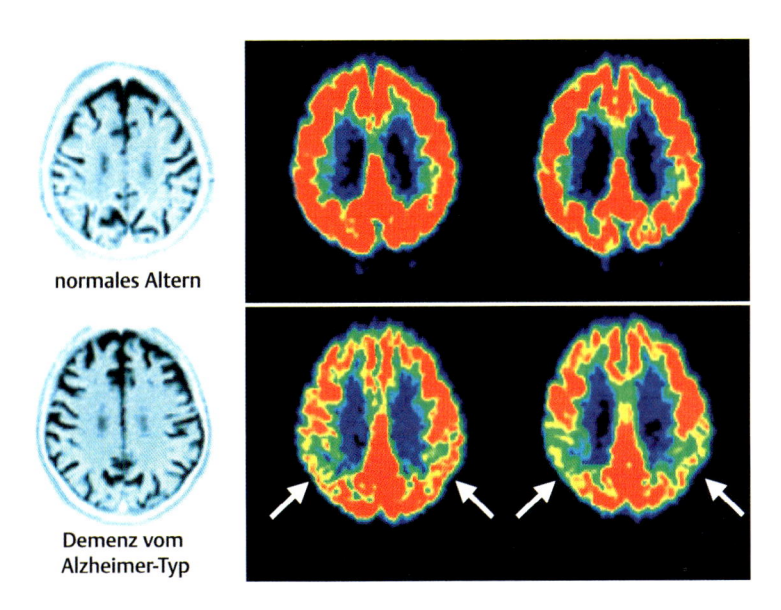

Abb. 5.15 Fluordesoxyglukose-PET-Untersuchung zur Früherfassung der Demenz vom Alzheimer-Typ (Quelle: Small et al. 2000).

PET zur Bestimmung von β-Amyloid

β-Amyloid lässt sich mithilfe der PET nachweisen. Dabei wird z.B. ^{11}C-markiertes Pittsburgh-Compound B als Tracer eingesetzt, der spezifisch an fibrilläre β-Amyloid-Plaques bindet. Die damit sicht- und messbare β-Amyloid-Akkumulation im Hippokampus korreliert mit dessen Gedächtnisfunktion.

Weitere diagnostische Verfahren bei (Verdacht auf) Alzheimer-Erkrankung sind:
- Fluordesoxyglukose-PET
- β-CIT-SPECT ([^{123}I]2-β-Carbomethoxy-3-β-(4-iodophenyl)-Tropane; β-CIT ist ein Marker der dopaminergen Transporter) zur Differenzierung der Lewy-Body-Demenz
- MRS mit Charakterisierung von Myoinositol
- hoch auflösende MRT zur Beurteilung des Hippokampusvolumens

Fluordesoxyglukose-PET

Eine Fluordesoxyglukose-PET zeigt, wie stark eine Gehirnregion wie die Parietotemporalregion im Rahmen energieabhängiger neuronaler Prozesse Glukose verwertet. Mit dieser Methode lässt sich nach Jagust u. Mitarb. (2007) eine Frühdiagnose der Alzheimer-Erkrankung stellen (Abb. 5.15). Der zusätzliche Befund einer Fluordesoxyglukose-PET hat eine ähnliche Aussage wie eine reine klinische Untersuchung 4 Jahre später. Die Diagnose ist damit 4 Jahre früher möglich. Allerdings ist die praktische Konsequenz dieser Frühdiagnose momentan noch begrenzt, da die therapeutischen Optionen im Laufe der gewonnenen 4 Jahre derzeit noch gering sind.

MRT

Eine frühe Prognose bezüglich der Entstehung einer Alzheimer-Demenz ist nach den Heijer u. Mitarb. (2006) auch mit einer MRT-Untersuchung möglich. Der MRT-Befund einer Atrophie von Hippokampus und Amygdala bei kognitiv noch unauffälligen älteren Menschen erlaubt es, die Entstehung einer Demenz im 6-jährigen Follow-up vorherzusagen. Daher empfiehlt es sich in der Praxis, das Hippokampus- und Amygdalavolumen in MRT älterer Patienten immer genau anzuschauen (Abb. 5.**16**).

DeCarli u. Mitarb. (2007) gaben Parameter an, aus denen eine Abschätzung der medialen Temporallappenatrophie möglich ist und die als Prädiktor des Fortschreitens von einer leichten kognitiven Störung zu einer Demenz gelten können: die Weite der chorioidalen Fissur und des Temporalhorns sowie die Höhe des Hippokampus als Korrelat des Volumens. Daraus ergibt sich ein Score von jeweils 0–4 Punkten pro Parameter. Patienten mit leichter kognitiver Störung und einem Score > 2 haben ein kritisches Risiko und konvertieren in 80 % der Fälle innerhalb von 2–3 Jahren zu einer Demenz, Patienten mit einem Score-Wert bis 2 nur in etwa 30 % der Fälle (Tab. 5.**6**).

Die strukturelle MRT kann aber bei Demenzen mehr als nur einen frühen Krankheitsverdacht oder einen Krankheitsausschluss liefern; sie kann auch zur Differenzialdiagnose beitragen (Tab. 5.**7**).

Strukturelle Faktoren können sich auch auf das Therapieergebnis von Patienten mit Alzheimer-Erkrankung auswirken. Behl u. Mitarb. (2007) untersuchten prospektiv über 12 Monate 90 Patienten mit sicherer oder wahrscheinlicher Alzheimer-Erkrankung, die mit Cholinesterasehemmern behandelt wurden. Sie fanden dabei, dass die Schädigung cholinerger Bahnen, gemessen an der Zahl der subkortikalen Hyperintensitäten in diesen Bahnen, sich selektiver auf die Therapie-Response – vor allem bezüglich exekutiver Aufgaben – auswirkte als die Gesamtzahl der Läsionen in der weißen Substanz. Es ist also sinnvoll, in den T2-gewichteten Bildern auf solche Läsionen zu achten.

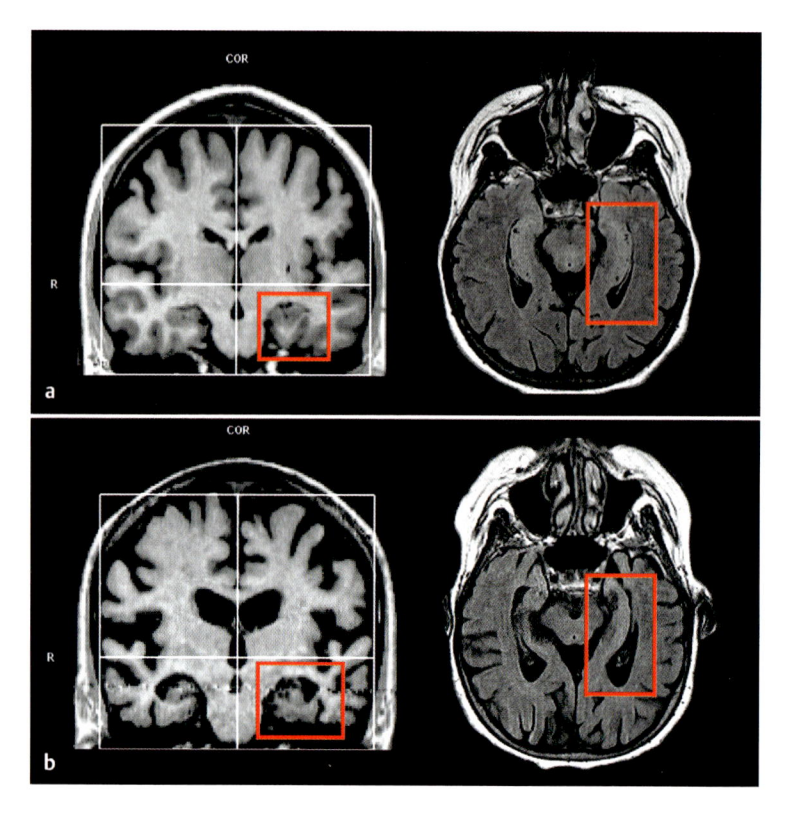

Abb. 5.**16 a, b** MRT-Vergleich der Hippokampusregion (rot umrandeter Bereich; MMS = Minimentalstatus).
a Altersentsprechende Kontrollperson (MMS = 30).
b Patient mit Demenz vom Alzheimer-Typ (MMS = 21).

Tabelle 5.**6** Algorithmus zur Beurteilung der medialen Temporallappenatrophie (nach DeCarli u. Mitarb.; Auswertung s. Text).

Score-Wert	Weite der chorioidalen Fissur	Weite des Temporalhorns	Höhe des Hippokampus
0	normal	normal	normal
1	leicht erweitert	normal	normal
2	mäßiggradig erweitert	leicht erweitert	leicht vermindert
3	stark erweitert	mäßiggradig erweitert	mäßiggradig vermindert
4	stark erweitert	stark erweitert	stark vermindert

Tabelle 5.**7** Differenzialdiagnosen der Alzheimer-Krankheit bzw. -Demenz.

- vaskuläre Demenz
- Variationen der "Pick-Lobar-Atrophy" (Chromosom-17-assoziiert)
- frontotemporale Demenz (FTD): Ubiquitin-positiv oder τ-positiv
- progrediente, nicht flüssige Aphasie
- semantische flüssige Aphasie
- Parkinson-Demenz-Komplex/Lewy-Body-Demenz (LBD)
- amyotrophe-Lateralsklerose-frontotemporale-Demenz-Komplex (ALS-FTD-Komplex)
- entzündliche Erkrankungen/Creutzfeld-Jakob-Disease (CJD)
- Neoplasien

■ Revidierte NINCDS-ADRDA-Leitlinien

Die Revision der NINCDS-ADRDA-Leitlinien (National Institute of Neurological and Communicative Disorders and Stroke – Alzheimer's Disease and Related Disorders Association) der Alzheimer-Krankheit (Dubois et al. 2007) brachte die Hauptneuigkeit, dass eine Alzheimer-Krankheit eine klinische Diagnose ist, bei der neben der signifikanten Störung des episodischen Gedächtnisses das Vorhandensein eines oder mehrerer Biomarker zusätzlich nachgewiesen werden muss. Als Biomarker gelten:
- spezifische MRT-Befunde (s.o.)
- PET-Befunde (vor allem β-Amyloid-PET)
- Liquorbefunde (β-Amyloid 42, τ-Proteine im Liquor)

Erst die Kombination aus dem klinischen Kernbefund und mindestens einem der genannten Biomarker erlaubt nach den neuen Leitlinien die Diagnose der Alzheimer-Krankheit und die Stellung der Therapieindikation. Die neuen Kriterien müssen aber noch in größeren Studien hinsichtlich ihrer Sensitivität und Spezifität validiert werden.

Lansbury und Lashuel (2006) hatten zuvor verdeutlicht, dass das Ausmaß der Proteinaggregation und der klinischen Symptomatik nicht korreliert. Grundsätzlich kann die klinische Erkrankung trotz starkem Protein-Deposit (auf das gesamte Gehirn bezogen) nur schwach ausgeprägt sein. Dies spricht für die neue Vorgehensweise, die Alzheimer-Erkrankung als eine klinische Funktionsstörung zu definieren, die zusammen mit mindestens einem spezifischen Biomarker auftritt, und nicht als eine neuropathologische Diagnose.

Clark u. Mitarb. (2008) demonstrierten inzwischen, wie sich die Diagnosesicherheit erhöht, wenn die Biomarker kombiniert werden. Die Kombination aus dem besten Liquormarker und der klinischen Symptomatik ergibt noch eine Irrtumswahrscheinlichkeit von 20%. Werden aber mehrere Biomarker mit der klinischen Symptomatik kombiniert, etwa der beste Liquormarker, der beste MRT-Parameter und der beste PET-Parameter (z.B. β-Amyloid-PET mit ^{11}C-markierter Pittsburgh-Compound B), erhöht sich die Diagnosesicherheit weiter, und die Irrtumswahrscheinlichkeit geht gegen 0.

■ Die Kombination aus Klinik, Liquorbefund und Bildgebung erhöht die Diagnosesicherheit bei der Alzheimer-Krankheit im Frühstadium ganz beträchtlich. ■

In Zukunft könnte es gelingen, die Alzheimer-Erkrankung auch aus einem Satz von Signalproteinen im Blutplasma zu diagnostizieren. Ray u. Mitarb. (2007) erreichten bei Anwendung eines Clusters von 18 Signalproteinen eine Genauigkeit von fast

Tabelle 5.8 Vorhandene und in der Entwicklung befindliche Medikamente zur Behandlung der Alzheimer-Krankheit (ohne Anspruch auf Vollständigkeit; nach Cummings u. Mitarb.).

Neuroprotektive Substanzen	• Nervenwachstumsfaktoren o. ä. Substanzen • Antioxidanzien • Astrozytenmodulatoren • homozysteinreduzierende Therapien • antiinflammatorische Substanzen • NMDA-Rezeptor-Antagonisten • Ampakine • τ-Protein-bezogene Substanzen (z. B. GSK3β-Inhibitoren) • Caspaseinhibitoren • Monoaminoxidaseinhibitoren • Nikotin-Acetylcholin-Rezeptor-Agonisten • Cholinesteraseinhibitoren
Neurorestaurative Substanzen	• Neurotrophin/Nervenwachstumsfaktor • Zelltransplantation • stammzellbezogene Therapien
Antiamyloidsubstanzen	• Immunisierung/Impfung • β-Sekretase-Inhibitoren • γ-Sekretase-Inhibitoren/-Modulatoren • antifibrillierende Substanzen • Statine • Protein-Metall-abschwächende Substanzen • Muskarin-M1-Agonisten

90 % bei der Unterscheidung zwischen Alzheimer-Patienten und gesunden Kontrollen. Außerdem gelang es mit diesem Satz aus Signalproteinen, diejenigen Patienten mit leichter kognitiver Beeinträchtigung zu identifizieren, die innerhalb von 2–6 Jahren eine Alzheimer-Krankheit entwickelten. Die involvierten Signalproteine deuten auf eine systemische Dysregulation in den Bereichen Hämatopoese, Immunreaktion, Apoptose und neuronalem Support schon in der präsymptomatischen Phase der Alzheimer-Krankheit hin.

■ Therapie

Die vorhandenen und in der Entwicklung befindlichen Medikamente zur Behandlung der Alzheimer-Krankheit lassen sich nach Cummings u. Mitarb. (2007) in neuroprotektive, neurorestaurative und Antiamyloidsubstanzen unterteilen (Tab. 5.8). In der gegenwärtigen klinischen Anwendung haben die Cholinesterasehemmer und die Glutamatantagonisten die größte Bedeutung. Dabei handelt es sich um Substanzen, die das Fortschreiten der Erkrankung auf symptomatischer Ebene verlangsamen.

Aufgrund tierexperimenteller Ergebnisse können Cholinesteraseinhibitoren als neuroprotektive Substanzen gelten. Die Studie von Lopez u. Mitarb. (2002) mit 270 Patienten zeigte, dass ihre Anwendung bei Alzheimer-Erkrankung die Notwendigkeit der Aufnahme in ein Pflegeheim beträchtlich verzögert. Nach 4 Jahren waren nur 10 % der Patienten mit dieser Medikation, aber 60 % ohne diese Medikation im Pflegeheim.

5.5 Suchterkrankungen

Von den Substanzabhängigkeiten sind in Deutschland, abgesehen vom Nikotin (15 Mio. Raucher), etwa 3,5 Mio. Alkoholkranke, mehr als 2 Mio. Konsumenten von Cannabis, 1,5 Mio. Medikamentenabhängige und etwa 300 000 Anwender sonstiger illegaler Drogen betroffen. Abhängigkeit ist ein komplexes Phänomen: Die Verhaltensebene ist durch die eingeschränkte Kontrollfähigkeit suchtassoziierter Handlungsweisen gekennzeichnet, die andere Aktivitäten mehr und mehr verdrängen. Kognitiv äußert sich die Abhängigkeit als zwangsähnliches Verlangen nach dem Suchtmittel („Craving"). Gleichzeitig stellen sich eine Dosissteigerung mit Kontrollverlust und eine zunehmende Toleranzentwicklung gegenüber dem Suchtstoff ein, bei dessen Entzug körperliche Symptome auftreten.

Das biologische Verständnis der Gefühlslage des Suchtpatienten (kein Interesse an Essen oder Sex, zwar Erregung und Craving, aber kein wirkliches Verlangen, keine euphorischen Gefühle, nicht einmal durch das Suchtmittel) ist eine Herausforderung für Suchttherapeuten und Neurobiologen. Eine solche Stimmungslage steht mit einem veränderten Belohnungssystem und einer veränderten Steuerung besonders der dopaminergen, der glutamatergen und der Endorphinfunktion in Verbindung.

■ Erkrankung des heranwachsenden Gehirns

Zum Beitrag der genetischen Veranlagung und der Umwelt zum Sucht- bzw. Konsumverhalten fanden Kendler u. Mitarb. (2008), dass frühes Konsumverhalten – also bei unter 15-Jährigen – stark von Umgebungsfaktoren beeinflusst wird, während späteres Konsumverhalten zunehmend von genetischen Risikofaktoren abhängt. Dies gilt für alle psychoaktiven Substanzen, wie z.B. Alkohol, Cannabis und Nikotin. Dieser Befund enthält eine wichtige gesellschaftspolitische Botschaft: Die familiären, schulischen und sonstigen sozialen Umgebungsfaktoren von 11- bis 14-Jährigen sind veränderbar, und korrigierende Eingriffe sind durchaus möglich.

Die Entstehung einer Sucht, etwa eines Alkoholkonsums, der zur Abhängigkeit führt, ist in den meisten Fällen eine Erkrankung des heranwachsenden Gehirns. Die Wahrscheinlichkeit, dass ein Mensch, der mit 25 Jahren oder später erstmalig einen größeren Alkoholkonsum hat, Alkoholiker wird, ist deutlich geringer. Je früher aber Alkoholkonsum in größeren Mengen stattfindet, desto höher ist die Wahrscheinlichkeit, später alkoholkrank zu werden. Am anfälligsten in dieser Hinsicht ist das Alter zwischen 9 und 16 Jahren, weil das dopaminerge System in diesem Zeitraum optimiert wird und gleichzeitig sehr stresssensibel ist. Im Gegensatz zu allen anderen Transmitter-Systemen, die in diesem Alter schon entwickelt sind, reift das kortikale dopaminerge System erst in der Pubertät endgültig. Daher gilt zweifellos: Je früher „Kampftrinken" oder „Komasaufen" stattfinden, desto fataler sind die Folgen für die Suchtentwicklung.

■ Gibt es ein neuronales System der Sucht?

Nestler (2005) fragte nach einem gemeinsamen molekularen Mechanismus bzw. neuronalen System der Sucht: „Is there a common molecular pathway for addiction?" Die Antwort ist nicht in einem Satz zu geben, aber im Wesentlichen geht es bei der Suchtproblematik um Dopamin, Glutamat und Endorphine. Ob der Abhängige Nikotin oder Alkohol, Stimulanzien, Cannabis oder Opiate konsumiert – immer wird zuletzt direkt oder indirekt sein Belohnungssystem, also das ventrale tegmentale Areal und der Nucleus accumbens, beeinflusst. Die bekannten Suszeptibilitätsgene für Sucht betreffen vor allem das glutamaterge System, das auch für die glutamaterge Regulation der Dopaminzellen im ventralen Tegmentum zuständig ist (s.u.).

■ Das Belohnungssystem, die Konnektivität zwischen ventralem Tegmentum und Nucleus accumbens, ist das zerebrale System, auf das die Suchtstoffe letztlich abzielen. ■

■ Kokain – rasche und lang anhaltende Desensitivierung des Dopaminsystems

Bei Affen, die sich aus einer Pumpe selbst mit Kokain versorgen konnten, zeigten PET-Untersuchungen der Dopamin-2-Rezeptoren eine schnelle und anhaltende Veränderung dieser Rezeptoren. Die Stimulation des Dopaminsystems durch die chronische Zufuhr des Suchtstoffs desensitivierte das System. Die Selbstanwendung von Kokain führte schon innerhalb 1 Woche nach weniger als 10 Applikationen zu einer adaptiven Verminderung der Dopamin-2-Rezeptor-Verfügbarkeit um 20%. Bei kontinuierlicher Zufuhr des Suchtstoffs findet also im Dopaminsystem eine rasche und anhaltende Gegenregulation und Desensitivierung statt.

■ Rasch und lang anhaltend ist ein Grundprinzip: Wird ein Neurotransmitter-System stark stimuliert oder stark blockiert, reagiert es in kurzer Zeit mit einer anhaltenden Gegenregulation in Form einer Desensitivierung oder Sensitivierung. ■

Dalley u. Mitarb. (2007) untersuchten die Verhaltensfolgen einer Desensitivierung im Dopaminsystem an der Ratte. Eine mittels PET nachgewiesene verminderte D2-/D3-Rezeptor-Verfügbarkeit im Nucleus accumbens bei Ratten, die zuvor kein Kokain angewendet hatten, war mit erhöhter Impulsivität und erhöhter Bereitschaft zur Selbstapplikation von Kokain verbunden. Eine vorbestehende Desensitivierung im Dopaminsystem könnte demnach zur Entstehung von Suchtverhalten beitragen.

Einen näheren Einblick in die Vorgänge auf molekularer Ebene bei der Kokainanwendung gaben Luscher und Bellone (2008): Kokain hat einen starken Effekt auf die synaptische Plastizität, der ab dem 6. Anwendungstag deutlich wird. Wiederum genügt etwa 1 Woche Kokainkonsum, um eine grundlegende Veränderung der Neurotransmission an der Synapse zu induzieren: Die natürliche Synapse hat einige NMDA-Rezeptoren sowie eine größere Zahl von kalziumimpermeablen AMPA-Rezeptoren. Den AMPA-Rezeptor gibt es in 2 Varianten, als kalziumimpermeablen und als kalziumpermeablen AMPA-Rezeptor, wobei die kalziumpermeable Variante weniger sensitiv ist, da ihre ionotrope Weiterleitung schwächer ist. Unter Kokainkonsum passiert in den ersten 4–5 Tagen noch nichts; danach aber kommt es zu einer plastischen Veränderung: Die Zahl der kalziumimpermeablen AMPA-Rezeptoren wird herunterreguliert. Wird nun Kokain entzogen, entsteht nach 15 Tagen zwar wieder ein Zustand, der dem Ausgangszustand der natürlichen Synapse entspricht. Dennoch ist der Kokaineffekt nicht verschwunden, denn dies ist nur ein Zwischenzustand. Nach weiteren 30 Tagen nämlich trägt die Synapse fast nur noch kalziumpermeable AMPA-Rezeptoren, sodass eine mehr als 1-wöchige Kokainapplikation ausreiche, um eine massive und bleibende Veränderung der Plastizität im Gehirn zu induzieren.

■ Neben dem dopaminergen System hat auch die Regulation durch das glutamaterge System eine entscheidende Bedeutung bei der Sucht: eine wichtige Erkenntnis der letzten Jahre. ■

■ **Nikotin**

Nikotin, die suchterregende Substanz im Tabakrauch, bindet an die α4-β2-Untereinheit des nikotinergen Azetylcholinrezeptors. Der α4-Part des Rezeptors ist für Reward, Toleranz- und Suchtentwicklung wichtig, der β2-Part für die Verstärkung der Aufmerksamkeit und anderer kognitiver Leistungen. Nikotin ist nämlich nicht nur suchterregend, es verbessert auch die kognitive Performance des Rauchers. Dieser Effekt, den der Raucher bewusst erlebt, trägt zur Gewohnheitsbildung bei (Kauer 2005).

Nachdem ein Tracer entwickelt worden war, der an die α4-β2-Untereinheit des nikotinergen Azetylcholinrezeptors binden konnte, zeigten Brody u. Mitarb. (2006), wo dieser Rezeptor im Gehirn von Nichtrauchern vorkommt. Bei Rauchern war der Rezeptor schon nach 3 Zigaretten zu 99,9 % durch Nikotin besetzt. Bei Nicht- bzw. Passivrauchern reichte schon die Dosis von 0,3 Zigaretten für eine 80 %ige Rezeptorbelegung. Diese Dosis entspricht der Nikotinmenge, die in einer Raucherkneipe passiv eingeatmet wird. Damit stand fest: Nikotin hat schon in kleinsten Dosen eine extrem hohe Affinität zu seinem Rezeptor. Die Studie von Brody u. Mitarb. unterstrich aber auch eindrucksvoll, wie wichtig konsequenter Nichtraucherschutz ist. Häufige Passivraucher haben nämlich den gleichen Effekt der Desensitivierung und entwickeln im Grunde eine Nikotinabhängigkeit, ohne selbst aktiv zu rauchen. So berichten z. B. Nichtraucher, die in Raucherkneipen arbeiten, dass sie an ihren freien Tagen Symptome, wie innere Unruhe, Kopfschmerzen und Angetriebenheit, erleben, die als Entzugssymptome zu deuten sind.

Die logische Konsequenz aus der beschriebenen Bedeutung der α4-β2-Untereinheit des nikotinergen Azetylcholinrezeptors für die Nikotinwirkung bestand darin, zur Raucherentwöhnung eine Substanz zu entwickeln, die genau an diese Untereinheit bindet. Das Ergebnis war Vareniclin, ein Partialagonist am α4-β2-nikotinergen Azetylcholinrezeptor. Jorenby u. Mitarb. (2006) belegten die Wirksamkeit dieser Substanz in einer randomisierten, plazebo- und verumkontrollierten (Bupropion) Studie. Nach der Therapiephase von 12 Wochen hatte fast die Hälfte der damit behandelten Raucher das Rauchen aufgegeben; nach 1 Jahr war noch etwa ¼ abstinent. Dieser Verlauf lässt schon erkennen, dass Nikotinabusus nicht nur eine Frage der Rezeptorbesetzung ist, sondern mindestens ebenso stark auch auf einer Gewohnheitsbildung (gelerntem Verhalten) basiert und von einer Reihe von Triggern und Verhaltensmustern abhängt. Rechnet man z. B. aus, wie oft ein Raucher dieselbe Bewegung macht, wenn er die Zigarette zum Mund führt, kommt man unter der Annahme von 20 Zigaretten pro Tag und 10 Zügen pro Zigarette zu mehr als 70 000 gleichen Bewegungen im Jahr. Was dies für das prozedurale Gedächtnis des Rauchers und die Gewohnheitsbildung bedeutet, ist kaum zu unterschätzen. Daher wird empfohlen, Vareniclin bei der Raucherentwöhnung möglichst mit einem verhaltenstherapeutischen Antiraucherprogramm zu kombinieren, um die Erfolgschance zu verbessern.

Fehr u. Mitarb. (2008) weisen mit einer [^{18}F]Fallyprid-PET-Studie nach, dass die Stimulation der α4-β2-Untereinheit des Azetylcholinrezeptors das dopaminerge System in gleicher Weise desensitiviert, wie es bei Alkohol und den anderen Suchtmitteln geschieht. Denn auch im dorsalen Striatum von starken, nikotinabhängigen Rauchern ließ sich eine verminderte D2-/D3-Rezeptor-Verfügbarkeit dokumentieren. Diese Befunde spiegeln sich auch auf der System- und der Verhaltensebene wider, indem die Motivation der Raucher gegenüber normalen Belohnungsreizen gestört war (Bühler et al. 2010).

■ Alkohol

Für Menschen hat chronischer Alkoholkonsum in größeren Mengen oft verheerende Folgen. Federschwanzspitzhörnchen aus dem westmalaiischen Regenwald dagegen ernähren sich ganz überwiegend von alkoholhaltigem fermentiertem Nektar, haben ständig hohe Alkoholspiegel im Blut und dienen der Forschung als Tiermodell für erfolgreiche Adaptionsmechanismen an Alkohol (Wiens et al. 2008).

Etwas Neues zu den Umweltbedingungen, die das Risiko von Menschen für die Alkoholkrankheit erhöhen, ergab die australische Geburtskohortenstudie von Alati u. Mitarb. (2006). Sie untersuchten darin prospektiv, ob und wie sich Alkoholkonsum in der Schwangerschaft auf das Risiko der Kinder auswirkt, mit 21 Jahren alkoholkrank zu sein. Dabei ergab sich, dass 3 oder mehr Gläser Wein täglich (also ab ca. 300 ml Wein, entsprechend ca. 30 g Alkohol) in der Frühschwangerschaft dieses Risiko der Kinder verdreifachen, während dieselbe Menge Alkohol in der Spätschwangerschaft dieses Risiko nur leicht erhöht. Nach dem Ergebnis der Studie wirkt dieser Faktor additiv zur genetischen Disposition und zu anderen Umweltfaktoren. Demnach besteht eine gewisse Assoziation zwischen der intrauterinen Alkoholexposition und der frühen Alkoholabhängigkeit.

Auswirkungen auf Neurotransmitter- und mikrostruktureller Ebene

Heinz u. Mitarb. (2004 u. 2005) fanden mit unterschiedlichen PET-Untersuchungen heraus, dass Alkoholabhängigkeit mit Störungen in der Dopaminsynthese sowie im prä- und postsynaptischen dopaminergen System einhergeht. Die Down-Regulation der Dopaminsynthese im bilateralen Putamen korreliert direkt mit dem Craving nach Alkohol: Je stärker sie reduziert ist, desto stärker ist das Craving und folglich im Entzug das Rückfallrisiko.

Da das ventrale Tegmentum bekanntlich nicht nur zum Nucleus accumbens (Reward), sondern auch zur Amygdala projiziert, hängen Angst und Dopamin ebenfalls eng zusammen. Je ausgeprägter die dopaminerge Aktivität über das ventrale Tegmentum in die Amygdala geht, desto stärker reagiert diese auf negative Stimuli und desto stärker ist Ängstlichkeit als Persönlichkeitszug ausgeprägt. In einer eigenen Studie (Wrase et al. 2008) wurden Alkoholpatienten nach dem Entzug longitudinal über 6 Monate mittels MRT untersucht, in der Erwartung, dass die rückfälligen Patienten sich von den abstinenten durch ein geringeres Volumen des ventralen Striatums (Nucleus accumbens) unterschieden. Dies aber war nicht der Fall; die mittleren Volumina des ventralen Striatums beider Patientengruppen waren nicht signifikant verschieden. Der Nucleus accumbens ist zwar prä- und postsynaptisch gestört, aber entweder mikrostrukturell nicht verändert, oder die mikrostrukturelle Veränderung bei abstinenten und rückfälligen Patienten ist gleich. Ein Unterschied zwischen Rückfälligen und Abstinenten fand sich dagegen im Volumen der Amygdala, das bei den Rückfälligen signifikant geringer war als bei den Abstinenten, die ein ähnliches Volumen wie gesunde Kontrollen aufwiesen.

In der Praxis ist die Komorbidität von Alkoholismus und depressiven Störungen sehr häufig. Auf jeden Fall ist es ratsam, sich im Rahmen der Rückfallprävention verstärkt mit der Amygdala und ihren Funktionsbereichen (Erregung, Ängstlichkeit, Depressionsneigung) zu beschäftigen. Dabei ist zu berücksichtigen, dass eine kleine Amygdala eine Amygdala mit hoher Sensibilität ist. Die Amygdala ist normalerweise so fein in ihrer Funktionalität justiert, dass sie nur auf relevante Reize mit Angst oder Aggression reagiert. Einer kleineren Amygdala aber fehlt diese feine Differenzierungsmöglichkeit, sodass sie schon auf irrelevante Reize prophylaktisch mit Angst und Aggression antwortet. Daraus kann eine diffuse Angstbereitschaft entstehen; Patienten mit unspezifischer Angsterkrankung können eine hoch reagible, volumenreduzierte Amygdala haben.

Chronischer Alkoholabusus führt aber auch zu einer deutlichen Volumenreduktion des Gehirns. Im Vergleich zu einem Normalbefund sind u.a. eine Kleinhirnoberwurm-Schrumpfung sowie erweiterte innere und äußere Liquorräume zu erkennen. Bartsch u. Mitarb. (2007) fanden nun, dass das Hirnvolumen schon nach 3 Monaten Abstinenz wieder ansteigen kann, sofern die Leberwerte nicht schon längere Zeit sehr schlecht sind. Bei einem γ-Glutamyltransferase-(GGT-)Wert unter 100 U/l sind die Organschäden oft noch überschaubar, und die Prognose ist relativ gut. Die irreversible hepatische Insuffizienz geht der irreversiblen zerebralen Insuffizienz voraus. Bartsch u. Mitarb. untersuchten die frühe Hirnerholung unter Abstinenz mit T1-gewichteter MRT, MRS und neuropsychologischen Aufmerksamkeitstests. Das allgemeine Hirnvolumen stieg in den 3 Monaten durchschnittlich um etwa 2%, besonders deutlich am Kleinhirnwurm, perimesenzephal, periventrikulär und in Teilen des Frontalhirns. Bei der MRS wurde ein Konzentrationsanstieg der neuronalen Funktionsmarker N-Azetylaspartat und Cholin gemessen und im Aufmerksamkeitstest eine Performanzverbesserung, die mit dem Anstieg von N-Azetylaspartat korrelierte. Demnach ist schon nach wenigen Wochen Abstinenz ein neuronaler Aufbau zu sehen, der mit einer Verbesserung kognitiver Leistungen einhergeht.

Therapieoptionen

Die Therapieansätze für Suchtpatienten sind überwiegend aus der Neurobiologie abgeleitet: Naltrexon wirkt am μ-Opiatsystem, Acamprosat im glutamatergen und Vareniclin als Partialagonist im nikotinergen System.

In einer Proof-of-Concept-Studie zeigten nun Clemens und Vendruscolo (2008), dass Gabapentin die GABAerge Transmission in der zentralen Amygdala und damit die Symptome der Alkoholabhängigkeit reduziert. Dieser Befund macht deutlich, dass eine grundlegende Veränderung im dopaminergen und glutamatergen System bei chronischem Alkoholismus möglicherweise durch das GABAerge System beeinflusst wird. Durch GABAerge Stimulation wird die Amygdalafunktion normalisiert und die Alkoholabhängigkeit günstig beeinflusst. Bei komorbider Angsterkrankung und erhöhtem Arousal könnte Pregabalin, das ähnlich wie Gabapentin wirkt, in langsam bis 300 mg (maximal 600 mg) pro Tag steigender Dosierung bei Alkoholkranken eine Therapieoption sein.

Neurokinin-1-Rezeptor-Antagonisten können offenbar ebenfalls zur Behandlung von Alkoholkranken beitragen. Aus der Grundlagenforschung ist bekannt, dass Neurokinin-1-Rezeptoren mit Stress, Entzündung, Amygdala- und Nucleus accumbens-Funktion zusammenhängen, und zwar über die Substanz P und das Neurokininsystem. Die Amygdala- und die Nucleus accumbens-Funktion werden über Neurokinin sensitiviert. Bei der Amygdala bedeutet dies, dass Neurokinin eine Fehlfunktion verstärkt. Die biologische Bedeutung dieses Zusammenhangs besteht darin, dass es bei Stress sinnvoll ist, für Angst und Bedrohung besonders sensibel zu sein (George et al. 2008).

■ Damit gibt es 2 neue potenzielle therapeutische Ansätze, die bei Subgruppen von Alkoholpatienten einen günstigen Effekt haben könnten:
- Beeinflussung des GABAergen Systems und der Amygdalafunktion mit Gabapentin oder Pregabalin
- Beeinflussung der Reagibilität des Nucleus accumbens auf positive Stimuli durch Neurokinin-1-Rezeptor-Antagonisten ■

Nicht nur bei jedem Depressiven, auch bei Alkoholpatienten, die dazu in der Lage sind, sollte außerdem der günstige Effekt von Bewegung auf das Opioidsystem therapeutisch genutzt werden, möglichst schon während der stationären Akuttherapie. Die Patienten sollten nachhaltig dazu ermuntert werden, Bewegung im aeroben Stoffwechsel in ihren Lebensrhythmus zu integrieren (Boecker et al. 2008). Auf die Psychoedukation und die störungsspezifische Psychotherapie in der Langzeitbehandlung der Sucht wird hier nicht weiter eingegangen; sie stellen Grundmodule der Behandlungen aller schweren psychischen Störungen dar.

5.6 Zwangsstörungen

Mit einer Lebenszeitprävalenz von 1–2% sind Zwangsstörungen keine seltene Erkrankung. Das Manifestationsalter liegt oft zwischen 15 und 25 Jahren. Männer und Frauen sind etwa gleich häufig betroffen. Nach ICD-10 werden vorübergehende Zwangsgedanken oder Grübelzwang (F42.0), vorübergehende Zwangsrituale (F42.1) sowie Zwangsgedanken und Zwangshandlungen (F42.2) unterschieden. Depressive Störungen, Phobien, Alkoholabhängigkeit und Anorexie zählen zur häufigen Komorbidität.

■ Serotonin und Dopamin

Eine entscheidende Rolle für Zwangsstörungen spielen wohl die Neurotransmitter Serotonin und Dopamin. Eine Serotonindepletion im präfrontalen Kortex führt, wie Clarke u. Mitarb. (2004) am Affenmodell zeigten, zu Inflexibilität des Verhaltens. Die Tiere reagierten auf einen belohnenden Stimulus mit einer perseverierenden Reaktion, die sich durch Lernvorgänge vor und nach der Serotonindepletion kaum beeinflussen ließ. Zwanghaftes Verhalten beruht – auch beim Menschen – teilweise auf einem Serotoninmangel im präfrontalen Kortex und in den Basalganglien.

> ■ Bei Zwangsstörungen besteht wohl ein Serotonindefizit im präfrontalen Kortex, das mit ausgeprägter kognitiver und Verhaltensinflexibilität einhergeht, wie auch in den Basalganglien mit Störungen im prozeduralen Lernen. ■

Aber auch das dopaminerge System hat eine enge Beziehung zu Zwangsverhalten. Eine dopaminerge Stimulation über mehr als 1 Woche führt, wie bereits erläutert, zu einer Desensitivierung des Dopaminsystems. Bei Ratten mit längerfristiger Kokainselbstadministration aber wird die Suche nach der Droge „zwanghaft" (Vanderschuren u. Everitt 2004). Impulsivität und beharrlich-obsessives Verhalten hängen also nicht nur mit Serotoninmangel im Frontalhirn, sondern auch mit einer dopaminergen Dysfunktion zusammen.

Beharrlichkeit ist ein Persönlichkeitsmerkmal, das in der Regel zwar nicht krankhaft ist, aber in die Richtung einer zwanghaften Persönlichkeit weist. Gusnard u. Mitarb. (2003) untersuchten Menschen, die sich stundenlang mit etwas beschäftigen können, was andere Menschen langweilig finden, mit fMRT und fanden, dass verschiedene Ausprägungsgrade des Persönlichkeitsmerkmals Beharrlichkeit mit unterschiedlichen Aktivitäten in spezifischen Regionen des lateralen orbitalen und medialen präfrontalen Kortex und des ventralen Striatums zusammenhängen, die mit dem Belohnungssystem eng verbunden sind.

Die Inflexibilität, die mit dem serotonergen System zusammenhängt, und die zwanghafte Beharrlichkeit, die mit dem dopaminergen System assoziiert ist, sind Teilkomponenten des Zwanges. Auf der Basis dieser Zusammenhänge lässt sich ein zerebrales Netzwerk für Zwangserkrankungen erstellen (Abb. 5.**17**): Einerseits liegt eine Störung in den Basalganglien vor, die für implizites bzw. prozedurales Lernen und Vertrauen wesentlich sind. Einem Zwangskranken, der 10-mal prüft, ob er die Autotür auch wirklich abgeschlossen hat, bzw. seine Hände andauernd wäscht, fehlt das Vertrauen in die jeweilige (Ausführung der) Prozedur. Die Basalganglien haben außerdem eine Verbindung zu exekutiven Funktionen, zum Verstehen von Regeln und zum Beachten eines Regelwechsels. Flexibilität setzt ja voraus, dass Regeln identifiziert werden, bevor sie gegebenenfalls gewechselt werden. Für das Netzwerk des Zwanges ist von Bedeutung, dass die exekutive Funktion des Zwangspatienten überwiegend nicht der serotonergen, sondern der dopaminergen Kontrolle durch den Nucleus accumbens unterliegt, wodurch das Persönlichkeitsmerkmal Beharrlichkeit sehr stark ausgeprägt ist. Hinzu kommt, dass die Konnektivität der Basalganglien mit dem subgenualen anterioren Zingulum an der Emotionsregulation beteiligt ist, denn das subgenuale anteriore Zingulum, eine an Serotonintransportern reiche Region, unterhält eine enge Beziehung zur Amygdala.

> ■ Zum Netzwerk für Zwangsstörungen gehören das Striatum, das rostrale und dorsale anteriore Zingulum, die Amygdala, der präfrontale Kortex, der orbitofrontale Kortex und der Nucleus accumbens. Pharmakologische Interventionen zielen insbesondere auf das serotonerge System ab, störungsspezifische psychotherapeutische Interventionen stärker auf das dopaminerge Lernsystem. Zusammen stellen sie eine erfolgreiche, aus der Neurobiologie abgeleitete Strategie dar. ■

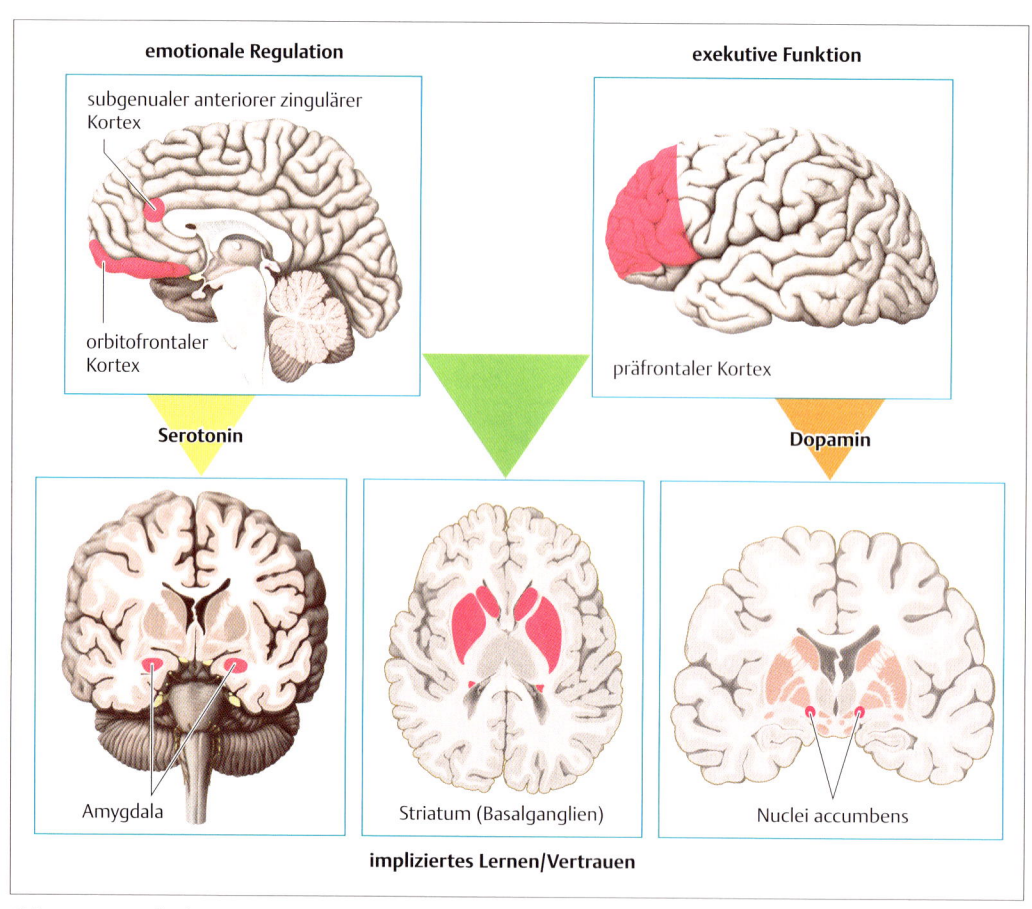

Abb. 5.17 Zerebrales Netzwerk für Zwangsstörungen: Striatum, rostrales und dorsales anteriores Zingulum (ACC), Amygdala, präfrontaler Kortex, orbitofrontaler Kortex (OFC) und Nucleus accumbens.

■ Reversal Learning

Eine weitere neue Erkenntnis, die noch in das ätiologische Modell der Zwangsstörungen integriert werden muss, ist das Konzept des „Reversal Learning". Es bedeutet im Grunde „Umlernen"; das zuerst Gelernte hat sich als falsch erwiesen, und es ist notwendig, etwas Neues zu lernen. Parkinson-Patienten haben massive Defizite in dieser Disziplin, was vermutlich mit ihrem Dopaminmangel im Striatum zusammenhängt. Aber auch Zwangspatienten tun sich sehr schwer mit dem Reversal Learning. Bisher war nicht klar, ob dieses Defizit der Zwangspatienten ebenfalls auf einem speziellen Striatumeffekt oder auf einer anderen Ursache beruht.

Chamberlain u. Mitarb. (2008) untersuchten Reversal Learning bei Zwangspatienten, ihren erstgradigen Verwandten und Gesunden mittels Tests und Bildgebung. Die Patienten und die erstgradigen Verwandten zeigten deutliche Defizite im Vergleich zu den Gesunden. Diese Defizite korrelierten mit einer Fehlfunktion im orbitofrontalen Kortex und nicht im Striatum. Der orbitofrontale Kortex aber hat mit Emotionsregulation zu tun und steht in enger Beziehung zum Striatum.

Beim Affen wiesen Clarke u. Mitarb. (2008) nach, dass sowohl eine Läsion im medialen Striatum, wie beim Morbus Parkinson, als auch eine Läsion im orbitofrontalen Kortex, wie bei der Zwangserkrankung, zur Störung des Reversal Learning führen. Das Ergebnis auf der Verhaltensebene, das gestörte Umlernen, geht demnach auf verschiedene Netzwerkstörungen zurück.

Die Studie von Chamberlain u. Mitarb. ergab aber darüber hinaus, dass das Reversal Learning und der orbitofrontale Kortex nicht nur bei den Zwangserkrankten, sondern auch bei ihren erstgradigen Verwandten gestört sind. Somit handelt es sich dabei um einen intermediären Phänotyp (Endophänotyp), der mit genetischer Vulnerabilität assoziiert ist.

Die beginnende Entschlüsselung der Neurobiologie der Zwangserkrankung ist ein weiteres Beispiel dafür, dass sich klinische Symptome neurobiologischen Gegebenheiten zuordnen lassen und dass sich mit den Werkzeugen der Neurowissenschaften sowie mit sorgfältigen epidemiologischen und Angehörigenuntersuchungen spezifische Unterschiede und Gemeinsamkeiten zwischen psychischen Krankheiten zeigen lassen.

Ziel dieses Kapitels war es nicht, die gesamte Psychiatrie und Psychotherapie darzustellen, sondern im Kontext des neurowissenschaftlich orientierten Denkens beispielhaft auf die biologischen Unterschiede und Überlappungen bei 6 häufigen Störungen hinzuweisen. Es ging vielmehr darum, Interesse für diesen Ansatz zu wecken und zum Vertiefen einzuladen. Hier sei mit Nachdruck auf Lehrbücher und weiterführende Literatur verwiesen.

6 Ausblick

„… man (muss) sich daran erinnern, dass all unsere psychologischen Vorläufigkeiten einmal auf den Boden organischer Träger gestellt werden sollen. Es wird dann wahrscheinlich, dass es besondere Stoffe und chemische Prozesse sind, welche die Wirkung der Sexualität ausüben und die Fortsetzung des individuellen Lebens in das der Art vermitteln."
Sigmund Freud (Zur Einführung des Narzissmus, 1914)

„Damit das Mögliche entsteht, muss immer wieder das Unmögliche versucht werden."
Hermann Hesse

6.1 Derzeitiger Stand in Deutschland

Die Psychiatrie und die Psychotherapie nehmen derzeit im Konzert der medizinischen Fächer aufgrund ihrer gesundheitsökonomischen Bedeutung, der Anzahl der Krankenhausbetten sowie durch ihre enge Beziehung zur Erforschung geistiger Prozesse, den klinischen Neurowissenschaften und den psychosozialen Fächern eine Schlüsselposition ein. Die ganzheitliche Betrachtung des betroffenen Patienten mit interdisziplinärem Zugang eröffnet breit gefächerte, interessante Arbeitsfelder und wissenschaftliche Forschungsmöglichkeiten zu zentralen Fragen des Menschseins. Psychische Erkrankungen gewinnen weltweit an Bedeutung; ca. 35 % der Deutschen haben es im Laufe ihres Lebens einmal mit einer psychischen Störung zu tun.

Im Gegensatz zu Patienten mit den ebenfalls häufigen Herz-Kreislauf-Erkrankungen werden Menschen mit psychischen Störungen in unserer Gesellschaft nach wie vor stigmatisiert und diskriminiert. Dies hat mit archaischen Weltbildern und Vorurteilen zu tun, denen sich auch Entscheidungsträger nicht leicht entziehen können. So weist ein Großteil der Bevölkerung Menschen, die an einer depressiven Störung, ADHS oder Alkoholabhängigkeit leiden, eine eigene Schuld an ihrer Krankheit zu. Medikamentenkosten und Verordnungen in der Psychiatrie werden mit Argusaugen beobachtet. Menschen, die in diesem spannenden und gesellschaftlich wichtigen Fachgebiet arbeiten, genießen keine große öffentliche Reputation. Schwarz-weiß-Denken (die „guten" Psychologen und die „bösen" Psychiater) ist weit verbreitet. Die zunehmende Ökonomisierung des Gesundheitswesens trägt der menschlichen Beziehung, die unabdingbar für den Therapieerfolg in der Psychiatrie und der Psychotherapie ist, schon jetzt nicht mehr genügend Rechnung. Die ökonomische Perspektive ist simpel: Personalkosten stellen den größten Kostenfaktor dar – und den gilt es abzubauen. Die starke Bettenauslastung bei gleichzeitiger personeller Minderbesetzung und die überbordende Bürokratie und Dokumentation gefährden aber eine qualitativ hochwertige Patientenbetreuung und auch eine entsprechend hochwertige Weiterbildung. Dies spiegelt sich u. a. in mangelndem ärztlichem und pflegerischem Nachwuchs wider.

6.2 Quo vadis, Psychiatrie und Psychotherapie?

Die internationale Psychiatrie und Psychotherapie hat in den letzten 20 Jahren eine rasante Entwicklung genommen. Auf hohem naturwissenschaftlichem Niveau sind durch die methodischen Weiterentwicklungen in der Bildgebung und der Molekularbiologie viel versprechende Werkzeuge geschaffen worden, die Ätiologie und die Pathogenese psychischer Störungen mehrdimensional zu erforschen. Der bisherige Ansatz, von einer diagnostischen Kategorie zur Pathopyhsiologie zu gelangen, hat sich in den letzten 50 Jahren nicht als erfolgreich herausgestellt. Es ist nun aber möglich, von der Genomik und Epigenetik über die neuralen Netzwerke – trotz deren Komplexität – Schritt für Schritt zu den Symptomen zu gelangen und dadurch die Phänomene besser zu verstehen, mit denen die Patienten und die Behandelnden täglich im Alltag konfrontiert sind (Akil et al. 2010). Diese fas-

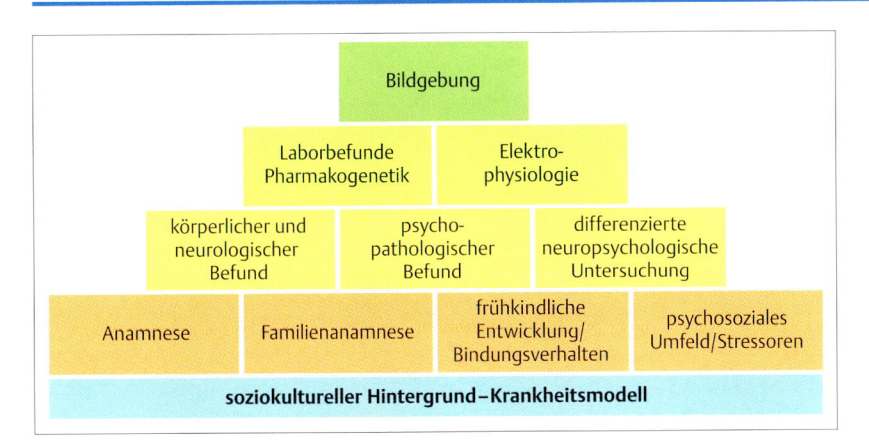

Abb. 6.1 Diagnostische Bausteine in der Psychiatrie im 21. Jahrhundert.

zinierenden Entwicklungen kontinuierlich zu verfolgen, stärker und selbstbewusst auch in Deutschland das Potenzial zu kommunizieren und nicht klein zu reden sowie neu gewonnene Ergebnisse in den Alltag, z. B. in die Psychoedukation, zu integrieren, wird in den nächsten Jahren – sofern die zunehmende Ökonomisierung überhaupt dafür Ressourcen übrig lässt – zu den wichtigen Aufgaben des Psychiaters und Psychotherapeuten gehören. Damit ist die Hoffnung verknüpft, dass sich langsam doch auch Weltbilder und damit Stigma und Diskriminierung verändern.

Die Psychiatrie des 21. Jahrhunderts *unter diagnostischem Aspekt* ist ein Gebäude aus zahlreichen Bausteinen: Die Kenntnis des soziokulturellen Hintergrunds und das Krankheitsmodell des Patienten sind das Fundament der psychiatrisch-psychotherapeutischen Intervention, denn nur in diesem Kontext lassen sich die Symptome einordnen. Die differenzierte Anamnese mit frühkindlicher Entwicklung und psychosozialem Umfeld des Patienten inklusive differenzierter Familienanamnese bildet das Erdgeschoss. Darauf bauen die klinisch-neurologische Untersuchung, der sorgfältig erhobene psychopathologische Befund und eine differenzierte, hypothesengeleitete neuropsychologische Charakterisierung auf. Die psychopathologischen Begriffe sollen dort, wo operationalisierte Definitionen vorliegen (z. B. AMDP-System), in der Kommunikation zwischen Ärzten in dieser Form verwendet werden. Alle weiteren Befunde inklusive Labordiagnostik, zukünftig DNA-Chips zur Charakterisierung von Vulnerabilitätsgenvarianten bzw. Therapieresponse-Allelen und die Elektrophysiologie dienen dazu, den einzelnen Phänotyp besser zu charakterisieren, um aus bisheriger Standarddiagnostik und -therapie eine maßgeschneiderte zu machen (Abb. 6.1).

Malignes Bürogratom in der stationären Psychiatrie und Psychosomatik

In den nächsten Jahren wird ein politisch gewolltes, verändertes Vergütungssystem mit einheitlicher, lückenloser und und kontinuierlicher Dokumentation aller Prozeduren den klinischen Alltag der stationären Psychiatrie und Psychotherapie prägen. Dieses System wird noch komplizierter sein, als das DRG-System der sog. somatischen Fächer. Alle Mitarbeiter müssen sich intensiv mit den ökonomischen Aspekten beschäftigen, was zu einer Veränderung der Kultur auch in diesem Fach führen wird, das bisher noch eine ganzheitliche Betrachtung des Betroffenen erlaubt. Diese Verschiebung hin zur Ökonomie wird Auswirkungen auf Kollegialität, Hilfsbereitschaft und interpersonelle Wärme haben. Die ständige Gefahr, Budget zu verlieren, wird sich auf die Stresssensibilität der Mitarbeiter und Führungskräfte auswirken. All diese Aspekte sind durch empirische Daten belegt, werden bei diesem Prozess jedoch kaum thematisiert. Ob dieses neue Vergütungssystem sich für die Versorgung der Patienten oder die Ausgaben der Krankenkassen günstig auswirken wird, weiß keiner. Unaufhaltsam fährt hier ein Zug ohne eingebaute Bremsen.

Psychiatrie im 21. Jahrhundert unter *therapeutischem Aspekt* stellt sich als ein jeweils individueller Gesamtbehandlungsplan dar. Dieser setzt sich zusammen aus menschlicher Zuwendung, störungsspezifischer Psychotherapie, personalisierter Psychopharmakabehandlung, Psychoedukation, Ergo- und Kunsttherapie sowie Bewegung. Der Gesamtbehandlungsplan bezieht komplementäre Einrichtungen (z. B. Patienten-Clubs, Beratungsstellen) und andere innovative Verfahren mit ein. Die meisten derzeitigen therapeutischen Modalitäten haben mit dem Social Brain zu tun und als gemeinsame neuronale Wirkvariable, dass sie letztendlich in den Dialog zwischen Synapsen und Genen (s. Abb. 3.**5**) eingreifen und dadurch das Gehirn verändern. All diese Modalitäten – richtig angewandt – schützen und fördern neuronale Plastizität bzw. die lebenslang vorhandene Fähigkeit zur Anpassung und unterstützen so den notwendigen Bewältigungs- und Veränderungsprozess. Es gilt, neue Behandlungsansätze zu entdecken und in Zukunft herauszufinden, welche Kombination aus Behandlungsmodulen beim individuellen Patienten am besten wirkt und wie einzelne Bausteine – auch unter ökonomischen Kriterien – am effizientesten zusammenspielen. Für diese personalisierte Therapie wird die Genetik eine Rolle spielen, eine „Silver Bullet" ist damit jedoch aufgrund der Komplexität im Einzelfall nicht zu erwarten.

■ In diesem Buch ging es nicht um eine vollständige Darstellung der Psychiatrie oder der Psychotherapie, sondern um einen Einblick darin, was sich momentan in diesem Gebiet und in der Hirnforschung tut. Ein großes Anliegen dabei ist der Blick über den Tellerrand und die Einordnung des eigenen Tuns in einen größeren Kontext, damit nicht das passiert, was Maslow fast schon epigrammatisch formuliert hat (Maslow 1966): „Wer nur einen Hammer besitzt, neigt dazu, alles wie einen Nagel zu behandeln." ■

6.3 Epilog

Angesichts des immensen Fortschritts der letzten beiden Jahrzehnte in den klinischen Neurowissenschaften ist eine mehrdimensionale Charakterisierung von psychiatrischen Patienten auf verschiedenen biologischen (genetisch, elektrophysiologisch, strukturell, funktionell, biochemisch) und (neuro-) psychologischen Ebenen keine ferne Zukunftsvision mehr. Auf dem Weg dorthin ist universitäre Grundlagenforschung erforderlich, die auf dem Eingeständnis von Nichtwissen und auf der Freude an Höchstleistung fußt, sich zum Eigenwert von Erkenntnis ohne forcierten Druck nach therapierelevanten Ergebnissen bekennt, die den Mut (und das öffentliche Geld) haben darf, neue Wege zu gehen, für die sich nicht von vornherein angeben lässt, zu welchen Zielen sie führen. Diese durch kühne Fragen herausgeforderte universitäre Forschung muss begleitet sein von universitärer Ausbildung und damit von Hochschullehrern, die junge Menschen für die Psychiatrie und die Psychotherapie begeistern können und wollen. Damit dürften heute noch ungeahnte Einblicke in den Zusammenhang zwischen Genetik, Gehirnstruktur, Biochemie, Gehirnfunktion bzw. -dysfunktion und Verhalten wie auch Erleben gefunden werden, die in absehbarer Zeit den klinischen Alltag befruchten können. Neue Wege für einen rationaleren Einsatz spezifischer Präventions- und Frühinterventionsmaßnahmen könnten sich eröffnen.

Psychiatrie ohne eine störungsspezifische, aber schulenunabhängige Psychotherapie wird es absehbar nicht geben. Die Therapiebausteine in der Psychotherapie müssen neurobiologisch abgeleitet sein, empirisch überprüft werden und bedürfen der gleichen wissenschaftlichen Evaluation wie Psychopharmaka. Dazu sind öffentlich geförderte Projekte notwendig. Ganz neue, spezifischere pharmakologische Therapieansätze sind nicht minder aufwendig und lassen sich ohne eine aktive, kodexkonforme Zusammenarbeit der klinisch tätigen Ärzte mit der forschenden Pharmaindustrie nicht umsetzen.

Die heutige internationale Psychiatrie erlebt durch das verfügbare Methodenspektrum einen grundlegenden Wandel, der hoffentlich zu neuen *theoretischen Konzeptionen*, zu einer *nachhaltigen Entstigmatisierung* psychischer Erkrankungen und zu noch wirksameren *individuellen Therapiestrategien* führen wird. Das schließlich ergibt erst den Nutzen für den Patienten und seine Angehörigen.

Literatur

Kapitel 1

Andari E, Duhamel JR, Zalla T et al. Promoting social behavior with oxytocin in high-functioning autism spectrum disorders. Proc Natl Acad Sci USA 2010; 107: 4389–4394

Brunner DO, De Zanche N, Fröhlich J et al. Travelling-wave nuclear magnetic resonance. Nature 2009; 457: 994–998

Couzin J. Social science. Friendship as a health factor. Science 2009; 323: 454–457

Culotta E. Origins. On the origin of religion. Science 2009; 326: 784–787

Denes AS, Jekely G, Steinmetz PR et al. Molecular architecture of annelid nerve cord supports common origin of nervous system centralization in bilateria. Cell 2007; 129: 277–288

Donaldson ZR, Young LJ. Oxytocin, vasopressin, and the neurogenetics of sociality. Science 2008; 322: 900–904

Efferson C, Lalive R, Fehr E. The coevolution of cultural groups and ingroup favoritism. Science 2008; 321: 1844–1849

Förster J, Epstude K, Ozelsel A. Why love has wings and sex has not: how reminders of love and sex influence creative and analytic thinking. Pers Soc Psychol Bull 2009; 31: 1479–1491

Friston KJ. Modalities, modes, and models in functional neuroimaging. Science 2009; 326: 399–403

Gelowitz DL, Rakic P, Goldman-Rakic PS et al. Craniofacial dysmorphogenesis in fetally irradiated nonhuman primates: implications for the neurodevelopmental hypothesis of schizophrenia. Biol Psychiatry 2002; 52: 716–720

Hariri AR, Weinberger DR. Imaging genomics. Br Med Bull 2003; 65: 259–270

Heinrichs M, von Dawans B, Domes G. Oxytocin, vasopressin, and human social behavior. Front Neuroendocrinol 2009; 30: 548–557

Kraepelin E. Die Richtungen der Psychiatrischen Forschung. Vortrag, gehalten bei Übernahme des Lehramtes an der Kaiserlichen Universität Dorpat. Leipzig: Vogel; 1887

LeDoux JE. Emotion, memory, and the brain. Sci Am 1994; 270 (6): 32–39

Miller G. Origins. On the origin of the nervous system. Science 2009; 325: 24–26

Miller G, Holden C. Psychiatry. Proposed revisions to psychiatry's canon unveiled. Science 2010; 327 (5967): 770–771

Morris ED, Constantinescu CC, Sullivan JM et al. Noninvasive visualization of human dopamine dynamics from PET images. Neuroimage 2010; 51: 135–144

Nutt DJ, Sharpe M. Uncritical positive regard? Issues in the efficacy and safety of psychotherapy. J Psychopharmacol 2008; 22: 3–6

Paukner A, Suomi SJ, Visalberghi E et al. Capuchin monkeys display affiliation toward humans who imitate them. Science 2009; 325: 880–883

Pennisi E. Origins. On the origin of cooperation. Science 2009; 325: 1196–1199

Raj A, Rifkin SA, Andersen E et al. Variability in gene expression underlies incomplete penetrance. Nature 2010; 463: 913–918

Schünke M, Schulte E, Schumacher U et al. Prometheus Kopf, Hals und Neuroanatomie. 2. Aufl. Stuttgart: Thieme; 2009

Terracciano A, Abdel-Khalek AM, Adam N et al. National character does not reflect mean personality trait levels in 49 cultures. Science 2005; 310: 96–100

Whitson JA, Galinsky AD. Lacking control increases illusory pattern perception. Science 2008; 322: 115–117

Wiltermuth SS, Heath C. Synchrony and cooperation. Psychol Sci 2009; 20: 1–5

Kapitel 2

Aharon I, Etcoff N, Ariely D et al. Beautiful faces have variable reward value: fMRI and behavioral evidence. Neuron 2001; 32: 537–551

Allen G, Buxton RB, Wong EC et al. Attentional activation of the cerebellum independent of motor involvement. Science 1997; 275: 1940–1943

Anderson CA, Bushman BJ. Psychology. The effects of media violence on society. Science 2002; 295: 2377–2379

Avikainen S, Forss N, Hari R. Modulated activation of the human SI and SII cortices during observation of hand actions. Neuroimage 2002; 15: 640–646

Baltan S, Besancon EF, MBow B et al. White matter vulnerability to ischemic injury increases with age because of enhanced excitotoxicity. J Neurosci 2008; 28: 1479–1489

Bennett DA, Schneider JA, Tang Y et al. The effect of social networks on the relation between Alzheimer's disease pathology and level of cognitive function in old people: a longitudinal cohort study. Lancet Neurol 2006; 5: 406–412

Blood AJ, Zatorre RJ. Intensely pleasurable responses to music correlate with activity in brain regions implicated in reward and emotion. Proc Natl Acad Sci USA 2001; 98: 11818–118123

Blumenthal JA, Babyak MA, Moore KA et al. Effects of exercise training on older patients with major depression. Arch Intern Med 1999; 159: 2349–2356

Borgstein J, Grootendorst C. Clinical picture: half a brain. Lancet 2002; 359: 473

Boyke J, Driemeyer J, Gaser C et al. Training-induced brain structure changes in the elderly. J Neurosci 2008; 28: 7031–7035

Braus DF. Wahrnehmen zeitlicher Relationen, neuronale Synchronisation und die Schizophrenien. Fortschr Neurol Psychiatr 2002; 70: 591–600

Büchel C, Reuther J, Raedler T et al. A deficient reward system in pathological gambling. NeuroImage 2004; 22 (Suppl. 1): 110–249

Burgmans S, van Boxtel MP, Vuurman EF et al. The prevalence of cortical gray matter atrophy may be overestimated in the healthy aging brain. Neuropsychology 2009; 23: 541–550

Caggiano V, Fogassi L, Rizzolatti G et al. Mirror neurons differentially encode the peripersonal and extrapersonal space of monkeys. Science 2009; 324: 403–406

Canli T, Sivers H, Whitfield SL et al. Amygdala response to happy faces as a function of extraversion. Science 2002; 296: 2191

Canli T, Lesch KP. Long story short: the serotonin transporter in emotion regulation and social cognition. Nat Neurosci 2007; 10: 1103–1109

Caspi A, McClay J, Moffitt TE et al. Role of genotype in the cycle of violence in maltreated children. Science 2002; 297: 851–854

Caspi A, Sugden K, Moffitt TE et al. Influence of life stress on depression: moderation by a polymorphism in the 5-HTT gene. Science 2003; 301: 386–389

Chakravarty EF, Hubert HB, Lingala VB et al. Reduced disability and mortality among aging raunners. A 21-year longitudinal study. Arch Intern Med 2008; 163: 1638–1646

Dani JA, Montague PR. Disrupting addiction through the loss of drug-associated internal states. Nat Neurosci 2007; 10: 403–404

Dean P, Porrill J, Ekerot CF et al. The cerebellar microcircuit as an adaptive filter: experimental and computational evidence. Nat Rev Neurosci 2010; 11: 30–43

Dierks T, Linden DE, Jandl M et al. Activation of Heschl's gyrus during auditory hallucinations. Neuron 1999; 22: 615–622

Eccles JC, Masao I, Szentágothai J. The cerebellum as a neuronal machine. New York: Springer; 1967

Ferrari PF, Gallese V, Rizzolatti G et al. Mirror neurons responding to the observation of ingestive and communicative mouth actions in the monkey ventral premotor cortex. Eur J Neurosci 2003; 17: 1703–1714

Francis D, Diorio J, Liu D et al. Nongenomic transmission across generations of maternal behavior and stress responses in the rat. Science 1999; 286: 1155–1158

Fratiglioni L, Paillard-Borg S. Winblad B. An active and socially integrated lifestyle in late life might protect against dementia. Lancet Neurol 2004; 3: 343–353

Gerrard JL, Burke SN, McNaughton BL et al. Sequence reactivation in the hippocampus is impaired in aged rats. J Neurosci 2008; 28: 7883–7890

Gorwood P, Corruble E, Falissard B et al. Toxic effects of depression on brain function: impairment of delayed recall and the cumulative length of depressive disorder in a large sample of depressed outpatients. Am J Psychiatry 2008; 165: 731–739

Gusnard DA, Ollinger JM, Shulman GL et al. Persistence and brain circuitry. Proc Natl Acad Sci USA 2003; 100: 3479–3484

Hare TA, Camerer CF, Rangel A. Self-control in decision-making involves modulation of the vmPFC valuation system. Science 2009; 324: 646–648

Hariri AR, Mattay VS, Tessitore A et al. Serotonin transporter genetic variation and the response of the human amygdala. Science 2002; 297: 400–403

Harris JM, Moorhead TW, Miller P et al. Increased prefrontal gyrification in a large high-risk cohort characterizes those who develop schizophrenia and reflects abnormal prefrontal development. Biol Psychiatry 2007; 62: 722–729

Heinz A, Braus DF, Smolka MN et al. Amygdala-prefrontal coupling depends on a genetic variation of the serotonin transporter. Nat Neurosci 2005; 8: 20–21

Hillman CH, Erickson KI, Kramer AF. Be smart, exercise your heart: exercise effects on brain and cognition. Nat Rev Neurosci 2008; 9: 58–65

Holowka S, Petitto LA. Left hemisphere cerebral specialization for babies while babbling. Science 2002; 297: 1515

Honeycutt NA, Musick A, Barta PE et al. Measurement of the planum temporale (PT) on magnetic resonance imaging scans: temporal PT alone and with parietal extension. Psychiatry Res 2000; 98: 103–116

Hubl D, Dougoud-Chauvin V, Zeller M et al. Structural analysis of Heschl's gyrus in schizophrenia patients with auditory hallucinations. Neuropsychobiology 2010; 61: 1–9

Ivry R, Knight RT. Making order from chaos: the misguided frontal lobe. Nat Neurosci 2002; 5: 394–396

Johnson JG, Cohen P, Smailes EM et al. Television viewing and aggressive behavior during adolescence and adulthood. Science 2002; 295: 2468–2471

Jutras-Aswad D, DiNieri JA, Harkany T et al. Neurobiological consequences of maternal cannabis on human fetal development and its neuropsychiatric outcome. Eur Arch Psychiatry Clin Neurosci 2009; 259: 395–412

Kampe KK, Frith CD, Dolan RJ et al. Reward value of attractiveness and gaze. Nature 2001; 413: 589

Kandel ER. Biology and the future of psychoanalysis: a new intellectual framework for psychiatry revisited. Am J Psychiatry 1999; 156: 505–524

King-Casas B, Sharp C, Lomax-Bream L et al. The rupture and repair of cooperation in borderline personality disorder. Science 2008; 321: 806–810

Klimek V, Zhu MY, Dilley G et al. Effects of long-term cigarette smoking on the human locus coeruleus. Arch Gen Psychiatry 2001; 58: 821–827

Knutson B, Adams CM, Fong GW et al. Anticipation of increasing monetary reward selectively recruits nucleus accumbens. J Neurosci 2001; 21: RC159

Koepp MJ, Gunn RN, Lawrence AD et al. Evidence for striatal dopamine release during a video game. Nature 1998; 393: 266–268

Kuo WJ, Sjöström T, Chen YP et al. Intuition and deliberation: two systems for strategizing in the brain. Science 2009; 324: 519–522

Lambe EK, Krimer LS, Goldman-Rakic PS. Differential postnatal development of catecholamine and serotonin inputs to identified neurons in prefrontal cortex of rhesus monkey. J Neurosci 2000; 20: 8780–8787

Lautenschlager NT, Cox KL, Flicker L et al. Effect of physical activity on cognitive function in older adults at risk for Alzheimer disease: a randomized trial. JAMA 2008; 300: 1027–1037

LeDoux JE. Emotion circuits in the brain. Annu Rev Neurosci 2000; 23: 155–184

LeDoux JE, Gorman JM. A call to action: overcoming anxiety through active coping. Am J Psychiatry 2001; 158: 1953–1955

Lipinski C, Braus DF, Hrsg. Hippocampus: klinisch relevante Schlüsselfunktionen. Bad Honnef: Hippocampus; 2004

Liston C, McEwen BS, Casey BJ. Psychosocial stress reversibly disrupts prefrontal processing and attentional control. Proc Natl Acad Sci USA 2009; 106: 912–917

Liu D, Diorio J, Day JC et al. Maternal care, hippocampal synaptogenesis and cognitive development in rats. Nat Neurosci 2000; 3: 799–806

Lupien SJ, McEwen BS, Gunnar MR et al. Effects of stress throughout the lifespan on the brain, behaviour and cognition. Nat Rev Neurosci 2009; 10: 434–445

Markowitsch H-J, Matura S, Welzer H. Die Entstehung des menschlichen Gedächtnisses. Stuttgart: Klett-Cotta; 2004

Marx J. Neuroscience. Preventing Alzheimer's: a lifelong commitment. Science 2005; 309: 864–866

Ment LR, Vohr B, Allan W et al. Change in cognitive function over time in very low-birth-weight infants. JAMA 2003; 289: 705–711

Miller G. Neurobiology. The roots of morality. Science 2008; 320: 734–737

Mobbs D, Greicius MD, Abdel-Azim E et al. Humor modulates the mesolimbic reward centers. Neuron 2003; 40: 1041–1048

Mobbs D, Petrovic P, Marchant JL et al. When fear is near: threat imminence elicits prefrontal-periaqueductal gray shifts in humans. Science 2007; 317: 1079–1083

Moll J, de Oliveira-Souza R, Eslinger PJ et al. The neural correlates of moral sensitivity: a functional magnetic resonance imaging investigation of basic and moral emotions. J Neurosci 2002; 22: 2730–2736

Mueller BR, Bale TL. Sex-specific programming of offspring emotionality after stress early in pregnancy. J Neurosci 2008; 28: 9055–9065

Nelson RJ, Trainor BC. Neural mechanisms of aggression. Nat Rev Neurosci 2007; 8: 536–546

Ownby RL, Crocco E, Acevedo A et al. Depression and risk for Alzheimer disease: systematic review, meta-analysis, and metaregression analysis. Arch Gen Psychiatry 2006; 63: 530–538

Pastalkova E, Itskov V, Amarasingham A et al. Internally generated cell assembly sequences in the rat hippocampus. Science 2008; 321: 1322–1327

Paukner A, Suomi SJ, Visalberghi E et al. Capuchin monkeys display affiliation toward humans who imitate them. Science 2009; 325: 824–825

Phillips ML, Gregory LJ, Cullen S et al. The effect of negative emotional context on neural and behavioural responses to oesophageal stimulation. Brain 2003; 126: 669–684

Räikkönen K, Pesonen AK, Heinonen K et al. Depression in young adults with very low birth weight: the Helsinki study of very low-birth-weight adults. Arch Gen Psychiatry 2008; 65: 290–296

Schmahmann JD, Sherman JC. The cerebellar cognitive affective syndrome. Brain 1998; 121: 561–579

Schünke M, Schulte E, Schumacher U et al. Prometheus Kopf, Hals und Neuroanatomie. 2. Aufl. Stuttgart: Thieme; 2009

Schultz W, Dayan P, Montague P. A neural substrate of prediction and reward. Science 1997; 275: 1593–1599

Shaw P, Greenstein D, Lerch J et al. Intellectual ability and cortical development in children and adolescents. Nature 2006; 440: 619–620

Siegel A, Victoroff J. Understanding human aggression: new insights from neuroscience. Int J Law Psychiatry 2009; 32: 209–215

Simpson JR Jr, Snyder AZ, Gusnard DA et al. Emotion-induced changes in human medial prefrontal cortex: I. During cognitive task performance. Proc Natl Acad Sci USA 2001; 98: 683–687

Spitzer M. Musik im Kopf. Stuttgart: Schattauer; 2005

Strik W, Dierks T, Hubl D et al. Hallucinations, thought disorders, and the language domain in schizophrenia. Clin EEG Neurosci 2008; 39: 91–94

Ströhle A. Die experimentelle Provokation von Panikattacken als humanexperimentelles Angstmodell. Nervenarzt 2003; 74: 733–739

Ströhle A. Physical activity, exercise, depression and anxiety disorders. J Neural Transm 2009; 116: 777–784

Sullivan GM, Apergis J, Gorman JM et al. Rodent doxapram model of panic: behavioral effects and c-Fos immunoreactivity in the amygdala. Biol Psychiatry 2003; 53: 863–870

Suomi SJ. Early stress and adult emotional reactivity in rhesus monkeys. Ciba Found Symp 1991; 156: 171–183

Thomae H. Handbuch der Psychologie. Bd. 3. Entwicklungspsychologie. Göttingen: Verlag für Psychologie Hogrefe; 1959

Wagner AD. Synchronicity: when you're gone I'm lost without a trace? Nat Neurosci 2001; 4: 1159–1160

Williams LE, Bargh JA. Experiencing physical warmth promotes interpersonal warmth. Science 2008; 322: 606–607

Wisman LA, Sahin G, Maingay M et al. Functional convergence of dopaminergic and cholinergic input is critical for hippocampus-dependent working memory. J Neurosci 2008; 28: 7797–7807

Xie P, Kranzler HR, Poling J et al. Interactive effect of stressful life events and the serotonin transporter 5-HTTLPR genotype on posttraumatic stress disorder diagnosis in 2 independent populations. Arch Gen Psychiatry 2009; 66: 1201–1209

Zald DH, Mattson DL, Pardo JV. Brain activity in ventromedial prefrontal cortex correlates with individual differences in negative affect. Proc Natl Acad Sci USA 2002; 99: 2450–2454

Zhong CB, Leonardelli GJ. Cold and lonely: does social exclusion literally feel cold? Psychol Sci 2008; 19: 838–842

Zimmerman FJ, Christakis DA, Meltzoff AN. Associations between media viewing and language development in children under age 2 years. J Pediatr 2007; 151: 364–368

Zink CF, Stein JL, Kempf L et al. Vasopressin modulates medial prefrontal cortex-amygdala circuitry during emotion processing in humans. J Neurosci 2010; 30 (20): 7017–7022

Kapitel 3

Abrous DN, Adriani W, Montaron MF et al. Nicotine self-administration impairs hippocampal plasticity. J Neurosci 2002; 22: 3656–3662

Ajdacic-Gross V, Lauber C, Warnke I et al. Changing incidence of psychotic disorders among the young in Zurich. Schizophr Res 2007; 95: 9–18

Bambico FR, Katz N, Debonnel G et al. Cannabinoids elicit antidepressant-like behavior and activate serotonergic neurons through the medial prefrontal cortex. J Neurosci 2007; 27: 11700–11711

Belforte JE, Zsiros V, Sklar ER et al. Postnatal NMDA receptor ablation in corticolimbic interneurons confers schizophrenia-like phenotypes. Nat Neurosci 2010; 13: 76–83

Bos KJ, Fox N, Zeanah CH et al. Effects of early psychosocial deprivation on the development of memory and executive function. Front Behav Neurosci 2009; 3: 16

Buckholtz JW, Treadway MT, Cowan RL et al. Mesolimbic dopamine reward system hypersensitivity in individuals with psychopathic traits. Nat Neurosci 2010; 13 (4): 419–421

Carlsson A. A paradigm shift in brain research. Science 2001; 294: 1021–1024

Christensen R, Kristensen PK, Bartels EM et al. Efficacy and safety of the weight-loss drug rimonabant: a meta-analysis of randomised trials. Lancet 2008; 370: 1706–1713

Colgin LL, Moser EI, Moser MB. Understanding memory through hippocampal remapping. Trends Neurosci 2008; 31: 469–477

Egan MF, Kojima M, Callicott JH et al. The BDNF val66met polymorphism affects activity-dependent secretion of BDNF and human memory and hippocampal function. Cell 2003; 112: 257–269

Gaser C, Schlaug G. Brain structures differ between musicians and non-musicians. J Neurosci 2003; 23: 9240–9245

Greengard P. The neurobiology of slow synaptic transmission. Science 2001; 294: 1024–1030

Hofer SB, Mrsic-Flogel TD, Bonhoeffer T et al. Experience leaves a lasting structural trace in cortical circuits. Nature 2009; 457: 313–317

Jenkins WM, Merzenich MM, Ochs MT et al. Functional reorganization of primary somatosensory cortex in adult owl monkeys after behaviorally controlled tactile stimulation. J Neurophysiol 1990; 63: 82–104

Joëls M, Baram TZ. The neuro-symphony of stress. Nat Rev Neurosci 2009; 10: 459–466

Kandel ER, Schwartz JH, Jessell TM, eds. Principles of neural science. 4th ed. New York: McGraw-Hill; 2000

Kandel ER. The molecular biology of memory storage: a dialogue between genes and synapses. Science 2001; 294: 1030–1038

Kempermann G. The neurogenic reserve hypothesis: What is adult hippocampal neurogenesis good for? Trends Neurosci 2008; 31: 163–169

Kendler KS, Schmitt E, Aggen SH et al. Genetic and environmental influences on alcohol, caffeine, cannabis, and nicotine use from early adolescence to middle adulthood. Arch Gen Psychiatry 2008; 65: 674–682

Kentros C, Hargreaves E, Hawkins RD et al. Abolition of long-term stability of new hippocampal place cell maps by NMDA receptor blockade. Science 1998; 280: 2121–2126

Kuhar MJ. Social rank and vulnerability to drug abuse. Nat Neurosci 2002; 5: 88–90

Lupien SJ, McEwen BS, Gunnar MR et al. Effects of stress throughout the lifespan on the brain, behaviour and cognition. Nat Rev Neurosci 2009; 10: 434–445

Martinez D, Orlowska D, Narendran R et al. Dopamine type 2/3 receptor availability in the striatum and social status in human volunteers. Biol Psychiatry 2010; 67: 275–278

Martín-Santos R, Fagundo AB, Crippa JA et al. Neuroimaging in cannabis use: a systematic review of the literature. Psychol Med 2009; 23: 1–17

Monory K, Massa F, Egertova M et al. The endocannabinoid system controls key epileptogenic circuits in the hippocampus. Neuron 2006; 51: 455–466

Münte TF, Altenmüller E, Jancke L. The musician's brain as a model of neuroplasticity. Nat Rev Neurosci 2002; 3: 473–478

Murray RM, Morrison PD, Henquet C et al. Cannabis, the mind and society: the hash realities. Nat Rev Neurosci 2007; 8: 885–895

Nelson CA 3rd, Zeanah CH, Fox NA et al. Cognitive recovery in socially deprived young children: the Bucharest Early Intervention Project. Science 2007; 318: 1937–1940

Nestler EJ, Barrot M, DiLeone RJ et al. Neurobiology of depression. Neuron 2002; 34: 13–25

Neumann ID. The advantage of social living: brain neuropeptides mediate the beneficial consequences of sex and motherhood. Front Neuroendocrinol 2009; 30: 483–496

Pezawas L, Meyer-Lindenberg A, Goldman AL et al. Evidence of biologic epistasis between BDNF and SLC6A4 and implications for depression. Mol Psychiatry 2008; 13: 709–716

Rais M, Cahn W, van Haren N et al. Excessive brain volume loss over time in cannabis-using first-episode schizophrenia patients. Am J Psychiatry 2008; 165: 490–496

Robbe D, Montgomery SM, Thome A et al. Cannabinoids reveal importance of spike timing coordination in hippocampal function. Nat Neurosci 2006; 9: 1526–1533

Rosenkranz MA, Jackson DC, Dalton KM et al. Affective style and in vivo immune response: neurobehavioral mechanisms. Proc Natl Acad Sci USA 2003; 100: 11148–11152

Schünke M, Schulte E, Schumacher U et al. Prometheus Kopf, Hals und Neuroanatomie. 2. Aufl. Stuttgart: Thieme; 2009

Singer W. Consciousness and the structure of neuronal representations. Philos Trans R Soc Lond B Biol Sci 1998; 353: 1829–1840

Soliman F, Glatt CE, Bath KG et al. A genetic variant BDNF polymorphism alters extinction learning in both mouse and human. Science 2010; 327 (5967): 863–866

Suomi SJ. Early stress and adult emotional reactivity in rhesus monkeys. Ciba Found Symp 1991; 156: 171–183

Thomason ME, Yoo DJ, Glover GH et al. BDNF genotype modulates resting functional connectivity in children. Front Hum Neurosci 2009; 3: 55

Tost H, Wendt CS, Schmitt A et al. Huntington's disease: phenomenological diversity of a neuropsychiatric condition that challenges traditional concepts in neurology and psychiatry. Am J Psychiatry 2004; 161: 28–34

van Praag H, Kempermann G, Gage FH. Neural consequences of environmental enrichment. Nat Rev Neurosci 2000; 1: 191–198

Veen ND, Selten JP, van der Tweel I et al. Cannabis use and age at onset of schizophrenia. Am J Psychiatry 2004; 161: 501–506

Waelti P, Dickinson A, Schultz W. Dopamine responses comply with basic assumptions of formal learning theory. Nature 2001; 412: 43–48

Yeh SR, Fricke RA, Edwards DH. The effect of social experience on serotonergic modulation of the escape circuit of crayfish. Science 1996; 271: 366–369

Yucel M, Solowij N, Respondek C et al. Regional brain abnormalities associated with long-term heavy cannabis use. Arch Gen Psychiatry 2008; 65: 694–701

Kapitel 4

Arguello PA, Gogos JA. Modeling madness in mice: one piece at a time. Neuron 2006; 52: 179–196

Arzy S, Seeck M, Ortigue S et al. Induction of an illusory shadow person. Nature 2006; 443: 287

Azim E, Mobbs D, Jo B et al. Sex differences in brain activation elicited by humor. Proc Natl Acad Sci USA 2005; 102: 16496–16501

Badcock C, Crespi B. Battle of the sexes may set the brain. Nature 2008; 454: 1054–1055

Baumgartner T, Heinrichs M, Vonlanthen A et al. Oxytocin shapes the neural circuitry of trust and trust adaptation in humans. Neuron 2008; 58: 639–650

Baur JA, Pearson KJ, Price NL et al. Resveratrol improves health and survival of mice on a high-calorie diet. Nature 2006; 444: 337–342

Bernhard H, Fischbacher U, Fehr E. Parochial altruism in humans. Nature 2006; 442: 912–915

Blanke O, Ortigue S, Landis T et al. Stimulating illusory own-body perceptions. Nature 2002; 419: 269–270

Boesch C, Bolé C, Eckhardt N et al. Altruism in forest chimpanzees: the case of adoption. PLoS One 2010; 5: e8901

Bosch OJ, Neumann ID. Brain vasopressin is an important regulator of maternal behavior independent of dams' trait anxiety. Proc Natl Acad Sci USA 2008; 105: 17139–17144

Bowles S. Policies designed for self-interested citizens may undermine "the moral sentiments": evidence from economic experiments. Science 2008; 320: 1605–1609

Burgoyne CB, Lea SEG. Psychology: Money is material. Science 2006; 314: 1091–1092

Canli T, Desmond JE, Zhao Z et al. Sex differences in the neural basis of emotional memories. Proc Natl Acad Sci USA 2002; 99: 10789–10794

Canli T, Qiu M, Omura K et al. Neural correlates of epigenesis. Proc Natl Acad Sci USA 2006; 103: 16033–16038

Chapman HA, Kim DA, Susskind JM et al. In bad taste: evidence for the oral origins of moral disgust. Science 2009; 323: 1222–1226

Colman RJ, Anderson RM, Johnson SC et al. Caloric restriction delays disease onset and mortality in rhesus monkeys. Science 2009; 325: 201–204

Coufal NG, Garcia-Perez JL, Peng GE et al. L1 retrotransposition in human neural progenitor cells. Nature 2009; 460: 1127–1131

Couzin J. Science and commerce. Gene tests for psychiatric risk polarize researchers. Science 2008; 319: 274–277

Covington HE 3rd, Maze I, LaPlant QC et al. Antidepressant actions of histone deacetylase inhibitors. J Neurosci 2009; 29: 11451–11460

Dar-Nimrod I, Heine SJ. Exposure to scientific theories affects women's math performance. Science 2006; 314: 435

Dawes CT, Fowler JH, Johnson T et al. Egalitarian motives in humans. Nature 2007; 446: 794–796

De Dreu CK, Greer LL, Handgraaf MJ et al. The neuropeptide oxytocin regulates parochial altruism in intergroup conflict among humans. Science 2010; 328 (5984): 1408–1411

Delgado MR, Gillis MM, Phelbs EA. Regulating the expectation of reward via cognitive strategies. Nat Neurosci 2008a; 11: 880–881

Delgado MR, Schotter A, Ozbay EY et al. Understanding overbidding: using the neural circuitry of reward to design economic auctions. Science 2008b; 321: 1849–1852

De Martino B, Kumaran D, Seymour B et al. Frames, biases, and rational decision-making in the human brain. Science 2006; 313: 684–687

Diekelmann S, Born J, Wagner U. Sleep enhances false memories depending on general memory performance. Behav Brain Res 2010; 208 (2): 425–429

Diekelmann S, Born J. The memory function of sleep. Nat Rev Neurosci 2010; 11: 114–126

Diener HC, Kronfeld K, Boewing G et al. Efficacy of acupuncture for the prophylaxis of migraine: a multicentre randomised controlled clinical trial. Lancet Neurol 2006; 5: 310–316

Dijksterhuis A, Bos MW, Nordgren LF et al. On making the right choice: the deliberation-without-attention effect. Science 2006; 311: 1005–1007

Dimos JT, Rodolfa KT, Niakan KK et al. Induced pluripotent stem cells generated from patients with ALS can be differentiated into motor neurons. Science 2008; 321: 1218–1221

Domes G, Heinrichs M, Gläscher J et al. Oxytocin attenuates amygdala responses to emotional faces regardless of valence. Biol Psychiatry 2007; 62: 1187–1190

Donaldson ZR, Young LJ. Oxytocin, vasopressin, and the neurogenetics of sociality. Science 2008; 322: 900–904

Dreher JC, Kohn P, Kolachana B et al. Variation in dopamine genes influences responsivity of the human reward system. Proc Natl Acad Sci USA 2009; 106: 617–622

Dunn EW, Aknin LB, Norton MI. Spending money on others promotes happiness. Science 2008; 319: 1687–1688

Ehrsson HH, Spence C, Passingham RE. That's my hand! Activity in premotor cortex reflects feeling of ownership of a limb. Science 2004; 305: 875–877

Ehrsson HH, Wiech K, Weiskopf N et al. Threatening a rubber hand that you feel is yours elicits a cortical anxiety response. Proc Natl Acad Sci USA 2007; 104: 9828–9833

Eippert F, Bingel U, Schoell ED et al. Activation of the opioidergic descending pain control system underlies placebo analgesia. Neuron 2009a; 63: 533–543

Eippert F, Finsterbusch J, Bingel U et al. Direct evidence for spinal cord involvement in placebo analgesia. Science 2009b; 326: 404

Fehr E, Bernhard H. Egalitarianism in young children. Nature 2008; 454: 1079–1083

Fernández G, Weis S, Stoffel-Wagner B. Menstrual cycle-dependent neural plasticity in the adult human brain is hormone, task, and region specific. J Neurosci 2003; 23: 3790–3795

Fliessbach K, Weber B, Trautner P et al. Social comparison affects reward-related brain activity in the human ventral striatum. Science 2007; 318: 1305–1308

Furmark T, Appel L, Henningsson S et al. A link between serotonin-related gene polymorphisms, amygdala activity, and placebo-induced relief from social anxiety. J Neurosci 2008; 28: 13066–13074

Gächter S, Renner E, Sefton M. The long-run benefits of punishment. Science 2008; 322: 1510

Galdi S, Arcuri L, Gawronski B. Automatic mental associations predict future choices of undecided decision-makers. Science 2008; 321: 1100–1102

Ganesan A, Nolan L, Crabb SJ et al. Epigenetic therapy: histone acetylation, DNA methylation and anti-cancer drug discovery. Curr Cancer Drug Targets 2009; 9: 963–981

Goldberg TE, Weinberger DR. Genes and the parsing of cognitive processes. Trends Cogn Sci 2004; 8: 325–335

Hamann S, Herman RA, Nolan CL et al. Men and women differ in amygdala response to visual sexual stimuli. Nat Neurosci 2004; 7: 411–416

Hamlin JK, Wynn K, Bloom P. Social evaluation by preverbal infants. Nature 2007; 450: 557–559

Harbaugh WT, Mayr U, Burghart DR. Neural responses to taxation and voluntary giving reveal motives for charitable donations. Science 2007; 316: 1622–1625

Heber D. An integrative view of obesity. Am J Clin Nutr 2010; 91: 280S–283S

Henrich J. Social science. Cooperation, punishment, and the evolution of human institutions. Science 2006; 312: 60–61

Herbert A, Gerry NP, McQueen MB et al. A common genetic variant is associated with adult and childhood obesity. Science 2006; 312: 279–283

Herrmann E, Call J, Hernàndez-Lloreda MV et al. Humans have evolved specialized skills of social cognition: the cultural intelligence hypothesis. Science 2007; 317: 1360–1366

Herzog ED, Muglia LJ. You are when you eat. Nature Neuroscience 2006; 9: 300–302

Holden C. Parsing the genetics of behavior. Science 2008; 322: 892–895

Hu XZ, Rush AJ, Charney D et al. Association between a functional serotonin transporter promoter polymorphism and citalopram treatment in adult outpatients with major depression. Arch Gen Psychiatry 2007; 64: 783–792

Hurlemann R, Patin A, Onur OA et al. Oxytocin enhances amygdala-dependent, socially reinforced learning and emotional empathy in humans. J Neurosci 2010; 30 (14): 4999–5007

Inoue S, Matsuzawa T. Working memory of numerals in chimpanzees. Curr Biol 2007; 17: R1004–R1005

Insel TR. The challenge of translation in social neuroscience: a review of oxytocin, vasopressin, and affiliative behavior. Neuron 2010; 65 (6): 768–779

Jacka FN, Pasco JA, Mykletun A et al. Association of Western and traditional diets with depression and anxiety in women. Am J Psychiatry 2010; 167: 305–311

Jazin E, Cahill L. Sex differences in molecular neuroscience: from fruit flies to humans. Nat Rev Neurosci 2010; 11: 9–17

Johnson JG, Cohen P, Smailes EM et al. Television viewing and aggressive behavior during adolescence and adulthood. Science 2002; 295: 2468–2471

Kahneman D, Krueger AB, Schkade D et al. Would you be happier if you were richer? A focusing illusion. Science 2006; 312: 1908–1910

Keller PJ, Schmidt, Wittbrodt AD et al. Reconstruction of zebrafish early embryonic development by scanned light sheet microscopy. Science 2008; 322: 1065–1069

Khan A, Redding N, Brown WA. The persistence of the placebo response in antidepressant clinical trials. J Psychiatr Res 2008; 42: 791–796

Kirsch P, Esslinger C, Chen Q et al. Oxytocin modulates neural circuitry for social cognition and fear in humans. J Neurosci 2005; 25: 11489–11493

Krishnan V, Berton O, Nestler E. The use of animal models in psychiatric research and treatment. Am J Psychiatry 2008; 165: 1109

Krishnan V, Nestler EJ. The molecular neurobiology of depression. Nature 2008; 455: 894–902

Kuhnen CM, Knutson B. The neural basis of financial risk taking. Neuron 2005; 47: 763–770

Langford DJ, Crager SE, Shehzad Z et al. Social modulation of pain as evidence for empathy in mice. Science 2006; 312: 1967–1970

Laverdure-Dupont D, Rainville P, Montplaisir J et al. Changes in rapid eye movement sleep associated with placebo-induced expectations and analgesia. J Neurosci 2009; 29: 11745–11752

Lehrer J. Driven to market. Nature 2006; 443: 502–505

Lenggenhager B, Tadi T, Metzinger T et al. Video ergo sum: manipulating bodily self-consciousness. Science 2007; 317: 1096–1099

Libby AM, Orton HD, Valuck RJ. Persisting decline in depression treatment after FDA warnings. Arch Gen Psychiatry 2009; 66: 633–639

Luders E, Thompson PM, Narr KL et al. A curvature-based approach to estimate local gyrification on the cortical surface. Neuroimage 2006; 29: 1224–1230

Lutz A, Greischar LL, Rawlings NB et al. Long-term meditators self-induce high-amplitude gamma synchrony during mental practice. Proc Natl Acad Sci USA 2004; 101: 16369–16373

Lutz A, Slagter HA, Dunne JD et al. Attention regulation and monitoring in meditation. Trends Cogn Sci 2008; 12: 163–169

McGowan PO, Sasaki A, Huang TC et al. Promoter-wide hypermethylation of the ribosomal RNA gene promoter in the suicide brain. PLoS ONE 2008; 3: e2085

McGowan PO, Sasaki A, D'Alessio AC et al. Epigenetic regulation of the glucocorticoid receptor in human brain associates with childhood abuse. Nat Neurosci 2009; 12: 342–348

Maquet P, Ruby P. Psychology: insight and the sleep committee. Nature 2004; 427: 304–305

Mehl MR, Vazire S, Ramírez-Esparza, N et al. Are women really more talkative than men? Science 2007; 317: 82

Melis A P, Hare B, Tomasello M. Chimpanzees recruit the best collaborators. Science 2006; 311: 1297–1300

Miller G. Neurobiology. The roots of morality. Science 2008; 320: 734–737

Milne BJ, Caspi A, Harrington H et al. Predictive value of family history on severity of illness: the case for depression, anxiety, alcohol dependence, and drug dependence. Arch Gen Psychiatry 2009; 66: 738–747

Morton GJ, Cummings DE, Baskin DG et al. Central nervous system control of food intake and body weight. Nature 2006; 443: 289–295

Muotri AR, Marchetto MC, Coufal NG et al. The necessary junk: new functions for transposable elements. Hum Mol Genet 2007; 16 (Spec No. 2): R159–R167

Muotri AR, Zhao C, Marchetto MC et al. Environmental influence on L1 retrotransposons in the adult hippocampus. Hippocampus 2009; 19: 1002–1007

Norenzayan A, Shariff AF. The origin and evolution of religious prosociality. Science 2008; 322: 58–62

Nowak MA, Sasaki A, Taylor C et al. Emergence of cooperation and evolutionary stability in finite populations. Nature 2004; 428: 646–650

Ophir E, Nass C, Wagner AD. Cognitive control in media multitaskers. Proc Natl Acad Sci USA 2009; 106: 15583–15587

Oquendo MA, Bongiovi-Garcia ME, Galfalvy H et al. Sex differences in clinical predictors of suicidal acts after major depression: a prospective study. Am J Psychiatry 2007; 164: 134–141

Pennisi E. Breakthrough of the year. Human genetic variation. Science 2007; 318: 1842–1843

Pennisi E. Origins. On the origin of cooperation. Science 2009; 325: 1196–1199

Petkova VI, Ehrsson HH. If I were you: perceptual illusion of body swapping. PLoS ONE 2008; 3: e3832

Rand DG, Dreber A, Ellingsen T et al. Positive interactions promote public cooperation. Science 2009; 325: 1272–1275

Rawashdeh O, de Borsetti NH, Roman G et al. Melatonin suppresses nighttime memory formation in zebrafish. Science 2007; 318: 1144–1146

Riemann D, Voderholzer U, Spiegelhalder K et al. Chronic insomnia and MRI-measured hippocampal volumes: a pilot study. Sleep 2007; 30: 955–958

Rihel J, Prober DA, Arvanites A et al. Zebrafish behavioral profiling links drugs to biological targets and rest/wake regulation. Science 2010; 327: 348–351

Rimmele U, Hediger K, Heinrichs M et al. Oxytocin makes a face in memory familiar. J Neurosci 2009; 29: 38–42

Rockenbach B, Milinski M. The efficient interaction of indirect reciprocity and costly punishment. Nature 2006; 444: 718–723

Rohde A, Maneros A. Geschlechtsspezifische Psychiatrie und Psychotherapie: Ein Handbuch. Stuttgart: Kohlhammer; 2007

Rudoy JD, Voss JL, Westerberg CE et al. Strengthening individual memories by reactivating them during sleep. Science 2009; 326: 1079

Sah P, Westbrook RF. Behavioural neuroscience: The circuit of fear. Nature 2008; 454: 589–590

Scheer FA, Hilton MF, Mantzoros CS et al. Adverse metabolic and cardiovascular consequences of circadian misalignment. Proc Natl Acad Sci USA 2009; 106: 4453–4458

Schneider F, Habel U, Kessler C et al. Gender differences in regional cerebral activity during sadness. Hum Brain Mapp 2000; 9: 226–238

Scott DJ, Stohler CS, Egnatuk CM et al. Placebo and nocebo effects are defined by opposite opioid and dopaminergic responses. Arch Gen Psychiatry 2008; 65: 220–231

Shaywitz BA, Shaywitz SE, Pugh KR et al. Sex differences in the functional organization of the brain for language. Nature 1995; 373: 607–609

Siegmund-Schultze N. Toll-like-Rezeptoren: Neue Zielstruktur für immunstimulierende Medikamente. DÄB 2007; 104: 1072–1073

Silva H, Iturra P, Solari A et al. Fluoxetine response in impulsive-aggressive behavior and serotonin transporter polymorphism in personality disorder. Psychiatr Genet 2010; 20: 25–30

Singer T, Seymour B, O'Doherty JP et al. Empathic neural responses are modulated by the perceived fairness of others. Nature 2006; 439: 466–469

Smolka MN, Heinz A, Braus DF et al. Catechol-O-methyltransferase val158met genotype affects processing of emotional stimuli in the amygdala and prefrontal cortex. J Neurosci 2005; 25: 836–842

Sodergren E, Weinstock GM, Davidson EH et al. The genome of the sea urchin Strongylocentrotus purpuratus. Science 2006; 314: 941–952

Soon CS, Brass M, Heinze HJ et al. Unconscious determinants of free decisions in the human brain. Nat Neurosci 2008; 11: 43–45

Sosis R, Alcorta C. Signaling, solidarity, and the sacred: the evolution of religious behavior. Evolutionary Anthropology 2003; 12: 264–274

Spinelli S, Chefer S, Suomi SJ et al. Early-life stress induces long-term morphologic changes in primate brain. Arch Gen Psychiatry 2009; 66: 658–665

Stice E, Spoor S, Bohon C et al. Relation between obesity and blunted striatal response to food is moderated by TaqIA A1 allele. Science 2008; 322: 449–452

Stickgold R. Neuroscience: a memory boost while you sleep. Nature 2006; 444: 559–560

Stoppe G, Hentschel F, Munz DL, eds. Bildgebende Verfahren in der Psychiatrie. Stuttgart: Thieme; 2000

Tait MJ, Levy J, Nowell M et al. Improved outcome after lumbar microdiscectomy in patients shown their excised disc fragments: a prospective, double blind, randomised, controlled trial. J Neurol Neurosurg Psychiatry 2009; 80: 1044–1046

Tang TZ, DeRubeis RJ, Hollon SD et al. Personality change during depression treatment: a placebo-controlled trial. Arch Gen Psychiatry 2009; 66: 1322–1330

Topal J, Gergely G, Miklosi A et al. Infants' perseverative search errors are induced by pragmatic misinterpretation. Science 2008; 321: 1831–1834

Tseng YH, Kokkotou E, Schulz TJ et al. New role of bone morphogenetic protein 7 in brown adipogenesis and energy expenditure. Nature 2008; 454: 1000–1004

Turnbaugh PJ, Ley RE, Mahowald MA et al. An obesity-associated gut microbiome with increased capacity for energy harvest. Nature 2006; 444: 1027–1031

Uhr M, Tontsch A, Namendorf C et al. Polymorphisms in the drug transporter gene ABCB1 predict antidepressant treatment response in depression. Neuron 2008; 57: 203–209

Van Swinderen B, Brembs B. Attention-like deficit and hyperactivity in a Drosophila memory mutant. J Neurosci 2010; 30: 1003–1014

Volkow ND, Wang GJ, Fowler JS et al. Overlapping neuronal circuits in addiction and obesity: evidence of systems pathology. Philos Trans R Soc Lond B Biol Sci 2008; 363: 3191–3200

Waber RL, Shiv B, Carmon Z et al. Commercial features of placebo and therapeutic efficacy. JAMA 2008; 299: 1016–1017

Walker MP. The role of sleep in cognition and emotion. Ann NY Acad Sci 2009; 1156: 168–197

Walsh T, McClellan JM, McCarthy SE et al. Rare structural variants disrupt multiple genes in neurodevelopmental pathways in schizophrenia. Science 2008; 320: 539–543

Warneken F, Tomasello M. Altruistic helping in human infants and young chimpanzees. Science 2006; 311: 1301–1303

Weber B, Aholt A, Neuhaus C et al. Neural evidence for reference-dependence in real-market-transactions. Neuroimage 2007; 35: 441–447

Wehrle R, Kaufmann C, Wetter TC et al. Functional microstates within human REM sleep: first evidence from fMRI of a thalamocortical network specific for phasic REM periods. Eur J Neurosci 2007; 25: 863–871

Weinstein N, Przybylski AK, Ryan RM. Can nature make us more caring? Effects of immersion in nature on intrinsic aspirations and generosity. Pers Soc Psychol Bull 2009; 35: 1315–1329

Welch JM, Lu J, Rodriguiz RM et al. Cortico-striatal synaptic defects and OCD-like behaviours in Sapap3-mutant mice. Nature 2007; 448: 894–900

Wiens F, Zitzmann A, Lachance MA et al. Chronic intake of fermented floral nectar by wild treeshrews. Proc Natl Acad Sci USA 2008; 105: 10426–10431

Witte AV, Fobker M, Gellner R et al. Caloric restriction improves memory in elderly humans. Proc Natl Acad Sci USA 2009; 106: 1255–1260

Wrase J, Klein S, Gruesser SM et al. Gender differences in the processing of standardized emotional visual stimuli in humans: a functional magnetic resonance imaging study. Neurosci Lett 2003; 348: 41–45

Yacubian J, Sommer T, Schroeder K et al. Gene-gene interaction associated with neural reward sensitivity. Proc Natl Acad Sci USA 2007; 104: 8125–8130

Yeo GW, Xu X, Liang TY et al. Alternative splicing events identified in human embryonic stem cells and neural progenitors. PLoS Comput Biol 2007; 3: 1951–1967

Yoo SS, Gujar N, Hu P et al. The human emotional brain without sleep – a prefrontal amygdala disconnect. Curr Biol 2007a; 17: R877–R878

Yoo SS, Hu PT, Gujar N et al. A deficit in the ability to form new human memories without sleep. Nat Neurosci 2007b; 10: 385–392

Zink CF, Tong Y, Chen Q. et al. Know your place: neural processing of social hierarchy in humans. Neuron 2008; 58: 273–283

Zink CF, Stein JL, Kempf L et al. Vasopressin modulates medial prefrontal cortex-amygdala circuitry during emotion processing in humans. J Neurosci 2010; 30 (20): 7017–7022

Zorrilla EP, Iwasaki S, Moss JA et al. Vaccination against weight gain. Proc Natl Acad Sci USA 2006; 103: 13226–13231

Zubieta JK, Stohler CS. Neurobiological mechanisms of placebo responses. Ann NY Acad Sci 2009; 1156: 198–210

Kapitel 5

Airan RD, Meltzer LA, Roy M et al. High-speed imaging reveals neurophysiological links to behavior in an animal model of depression. Science 2007; 317: 819–823

Akbarian S. Restoring GABAergic signaling and neuronal synchrony in schizophrenia. Am J Psychiatry 2008; 165: 1507–1509

Alati R, Al Mamun A, Williams GM et al. In utero alcohol exposure and prediction of alcohol disorders in early adulthood: a birth cohort study. Arch Gen Psychiatry 2006; 63: 1009–1016

Arango C, Breier A, McMahon R et al. The relationship of clozapine and haloperidol treatment response to prefrontal, hippocampal, and caudate brain volumes. Am J Psychiatry 2003; 160: 1421–1427

Bartsch AJ, Homola G, Biller A et al. Manifestations of early brain recovery associated with abstinence from alcoholism. Brain 2007; 130: 36–47

Behl P, Bocti C, Swartz RH et al. Strategic subcortical hyperintensities in cholinergic pathways and executive function decline in treated Alzheimer patients. Arch Neurol 2007; 64: 266–272

Bewernick BH, Hurlemann R, Matusch A et al. Nucleus accumbens deep brain stimulation decreases ratings of depression and anxiety in treatment-resistant depression. Biol Psychiatry 2010; 67: 110–116

Bishop SJ. Trait anxiety and impoverished prefrontal control of attention. Nat Neurosci 2009; 12: 92–98

Bledsoe J, Semrud-Clikeman M, Pliszka SR. A magnetic resonance imaging study of the cerebellar vermis in chronically treated and treatment-naïve children with attention-deficit/hyperactivity disorder combined type. Biol Psychiatry 2009; 65: 620–624

Boecker H, Sprenger T, Spilker ME et al. The runner's high: opioidergic mechanisms in the human brain. Cereb Cortex 2008; 18: 2523–2531

Boes AD, McCormick LM, Coryell WH et al. Rostral anterior cingulate cortex volume correlates with depressed mood in normal healthy children. Biol Psychiatry 2008; 63: 391–397

Braus DF, Weber-Fahr W, Brassen S. Antipsychotikaeffekt auf MR-Morphometrie und MR-Spektroskopie bei

Schizophrenien – Übersicht und eigene Befunde. Nervenheilkunde 2005; 24: 105–120

Brischoux F, Chakraborty S, Brierley DI et al. Phasic excitation of dopamine neurons in ventral VTA by noxious stimuli. Proc Natl Acad Sci USA 2009; 106: 4894–4899

Brody AL, Mandelkern MA, London ED et al. Cigarette smoking saturates brain alpha 4 beta 2 nicotinic acetylcholine receptors. Arch Gen Psychiatry 2006; 63: 907–915

Bühler M, Vollstädt-Klein S, Kobiella A et al. Nicotine dependence is characterized by disordered reward processing in a network driving motivation. Biol Psychiatry 2010; 67: 745–752

Bush G, Frazier JA, Rauch SL et al. Anterior cingulate cortex dysfunction in attention-deficit/hyperactivity disorder revealed by fMRI and the Counting Stroop. Biol Psychiatry 1999; 45: 1542–1552

Cahn W, Pol HE, Lems EB et al. Brain volume changes in first-episode schizophrenia: a 1-year follow-up study. Arch Gen Psychiatry 2002; 59: 1002–1010

Caldwell HK, Stephens SL, Young WS3rd. Oxytocin as a natural antipsychotic: a study using oxytocin knockout mice. Mol Psychiatry 2008; 14: 190–196

Caspi A, Sugden K, Moffitt TE et al. Influence of life stress on depression: moderation by a polymorphism in the 5-HTT gene. Science 2003; 301: 386–389

Chamberlain SR, Del Campo N, Dowson J et al. Atomoxetine improved response inhibition in adults with attention deficit/hyperactivity disorder. Biol Psychiatry 2007; 62: 977–984

Chamberlain SR, Menzies L, Hampshire A et al. Orbitofrontal dysfunction in patients with obsessive-compulsive disorder and their unaffected relatives. Science 2008; 321: 421–422

Chamberlain SR, Hampshire A, Müller U et al. Atomoxetine modulates right inferior frontal activation during inhibitory control: a pharmacological functional magnetic resonance imaging study. Biol Psychiatry 2009; 65: 550–555

Chan WY, McKinzie DL, Bose S et al. Allosteric modulation of the muscarinic M4 receptor as an approach to treating schizophrenia. Proc Natl Acad Sci USA 2008; 105: 10978–10983

Cho HJ, Lavretsky H, Olmstead R et al. Sleep disturbance and depression recurrence in community-dwelling older adults: a prospective study. Am J Psychiatry 2008; 165: 1543–1550

Clark CM, Davatzikos C, Borthakur A et al. Biomarkers for early detection of Alzheimer pathology. Neurosignals 2008; 16: 11–18

Clarke HF, Dalley JW, Crofts HS et al. Cognitive inflexibility after prefrontal serotonin depletion. Science 2004; 304: 878–880

Clarke HF, Robbins TW, Roberts AC. Lesions of the medial striatum in monkeys produce perseverative impairments during reversal learning similar to those produced by lesions of the orbitofrontal cortex. J Neurosci 2008; 28: 10972–10982

Clemens KJ, Vendruscolo LF. Anxious to drink: gabapentin normalizes GABAergic transmission in the central amygdala and reduces symptoms of ethanol dependence. J Neurosci 2008; 28: 9087–9089

Coryell W, Nopoulos P, Drevets W et al. Subgenual prefrontal cortex volumes in major depressive disorder and schizophrenia: diagnostic specificity and prognostic implications. Am J Psychiatry 2005; 162: 1706–1712

Cummings JL, Doody R, Clark C. Disease-modifying therapies for Alzheimer disease: challenges to early intervention. Neurology 2007; 69: 1622–1634

Dalley JW, Fryer TD, Brichard L et al. Nucleus accumbens D2/3 receptors predict trait impulsivity and cocaine reinforcement. Science 2007; 315: 1267–1270

DeCarli C, Frisoni GB, Clark CM et al. Qualitative estimates of medial temporal atrophy as a predictor of progression from mild cognitive impairment to dementia. Arch Neurol 2007; 64: 108–115

den Heijer T, Geerlings MI, Hoebeek FE et al. Use of hippocampal and amygdalar volumes on magnetic resonance imaging to predict dementia in cognitively intact elderly people. Arch Gen Psychiatry 2006; 63: 57–62

Dickman DK, Davis GW. The schizophrenia susceptibility gene dysbindin controls synaptic homeostasis. Science 2009; 326: 1127–1130

Drevets WC, Price JL, Simpson JR Jr et al. Subgenual prefrontal cortex abnormalities in mood disorders. Nature 1997; 386: 824–827

Drevets WC. Neuroimaging abnormalities in the amygdala in mood disorders. Ann NY Acad Sci 2003; 985: 420–444

Dubois B, Feldman HH, Jacova C et al. Research criteria for the diagnosis of Alzheimer's disease: revising the NINCDS-ADRDA criteria. Lancet Neurol 2007; 6: 734–746

Durstewitz D, Seamans JK. The dual-state theory of prefrontal cortex dopamine function with relevance to catechol-o-methyltransferase genotypes and schizophrenia. Biol Psychiatry 2008; 64: 739–749

Easton N, Marshall F, Fone K et al. Atomoxetine produces changes in cortico-basal thalamic loop circuits: assessed by phMRI BOLD contrast. Neuropharmacology 2007; 52: 812–826

Esslinger C, Walter H, Kirsch P et al. Neural mechanisms of a genome-wide supported psychosis variant. Science 2009; 324: 605

Everitt BJ, Hutcheson DM, Ersche KD et al. The orbital prefrontal cortex and drug addiction in laboratory animals and humans. Ann NY Acad Sci 2007; 1121: 576–597

Fadok JP, Dickerson TM, Palmiter RD. Dopamine is necessary for cue-dependent fear conditioning. J Neurosci 2009; 29: 11089–11097

Fehr C, Yakushev I, Hohmann N et al. Association of low striatal dopamine d2 receptor availability with nicotine dependence similar to that seen with other drugs of abuse. Am J Psychiatry 2008; 165: 507–514

Fiorillo CD, Tobler PN, Schultz W. Discrete coding of reward probability and uncertainty by dopamine neurons. Science 2003; 299: 1898–1902

Forstmann BU, Dutilh G, Brown S et al. Striatum and preSMA facilitate decision-making under time pressure. Proc Natl Acad Sci USA 2008; 105: 17538–17542

Frodl T, Schaub A, Banac S et al. Reduced hippocampal volume correlates with executive dysfunctioning in major depression. J Psychiatry Neurosci 2006; 31: 316–325

George DT, Gilman J, Hersh J et al. Neurokinin 1 receptor antagonism as a possible therapy for alcoholism. Science 2008; 319: 1536–1539

Grüsser SM, Wrase J, Klein S et al. Cue-induced activation of the striatum and medial prefrontal cortex is associated with subsequent relapse in abstinent alcoholics. Psychopharmacology (Berl.) 2004; 175: 296–302

Gur RE, McGrath C, Chan RM et al. An fMRI study of facial emotion processing in patients with schizophrenia. Am J Psychiatry 2002; 159: 1992–1999

Gur RE, Loughead J, Kohler CG et al. Limbic activation associated with misidentification of fearful faces and flat affect in schizophrenia. Arch Gen Psychiatry 2007; 64: 1356–1366

Gusnard DA, Ollinger JM, Shulman GL et al. Persistence and brain circuitry. Proc Natl Acad Sci USA 2003; 100: 3479–3484

Hall J, Whalley HC, McKirdy JW et al. Overactivation of fear systems to neutral faces in schizophrenia. Biol Psychiatry 2008; 64: 70–73

Harrison PJ. The neuropathology of schizophrenia. A critical review of the data and their interpretation. Brain 1999; 122: 593–624

Harrison PJ, Weinberger DR. Schizophrenia genes, gene expression, and neuropathology: on the matter of their convergence. Mol Psychiatry 2005; 10: 40–68

Hasler G, Fromm S, Carlson PJ et al. Neural response to catecholamine depletion in unmedicated subjects with major depressive disorder in remission and healthy subjects. Arch Gen Psychiatry 2008; 65: 521–531

Heinz A, Siessmeier T, Wrase J et al. Correlation between dopamine D(2) receptors in the ventral striatum and central processing of alcohol cues and craving. Am J Psychiatry 2004; 161: 1783–1789

Heinz A, Siessmeier T, Wrase J et al. Correlation of alcohol craving with striatal dopamine synthesis capacity and D2/3 receptor availability: a combined [^{18}F]DOPA and [^{18}F]DMFP PET study in detoxified alcoholic patients. Am J Psychiatry 2005; 162: 1515–1520

Ho BC, Andreasen NC, Nopoulos P et al. Progressive structural brain abnormalities and their relationship to clinical outcome: a longitudinal magnetic resonance imaging study early in schizophrenia. Arch Gen Psychiatry 2003; 60: 585–594

Howes OD, Montgomery AJ, Asselin MC et al. Elevated striatal dopamine function linked to prodromal signs of schizophrenia. Arch Gen Psychiatry 2009; 66: 13–20

Huffaker SJ, Chen J, Nicodemus KK et al. A primate-specific, brain isoform of KCNH$_2$ affects cortical physiology, cognition, neuronal repolarization and risk of schizophrenia. Nat Med 2009; 15: 509–518

Hyman SE. A glimmer of light for neuropsychiatric disorders. Nature 2008; 455: 890–893

Ising M, Lucae S, Binder EB et al. A genomewide association study points to multiple loci that predict antidepressant drug treatment outcome in depression. Arch Gen Psychiatry 2009; 66: 966–975

Ito H, Takano H, Takahashi H et al. Effects of the antipsychotic risperidone on dopamine synthesis in human brain measured by positron emission tomography with L-[beta-^{11}C]DOPA: a stabilizing effect for dopaminergic neurotransmission? J Neurosci 2009; 29: 13730–13734

Jagust W, Reed B, Mungas D et al. What does fluorodeoxyglucose PET imaging add to a clinical diagnosis of dementia? Neurology 2007; 69: 871–877

Jorenby DE, Hays JT, Rigotti NA et al. Efficacy of varenicline, an alpha4beta2 nicotinic acetylcholine receptor partial agonist, vs. placebo or sustained-release bupropion for smoking cessation: a randomized controlled trial. JAMA 2006; 296: 56–63

Juckel G, Schlagenhauf F, Koslowski M et al. Dysfunction of ventral striatal reward prediction in schizophrenic patients treated with typical, not atypical, neuroleptics. Psychopharmacology (Berl.) 2006; 187: 222–228

Kauer JA. Neuroscience: a home for the nicotine habit. Nature 2005; 436: 31–32

Kempermann G. The neurogenic reserve hypothesis: what is adult hippocampal neurogenesis good for? Trends Neurosci 2008; 31: 163–169

Kendler KS, Schmitt E, Aggen SH et al. Genetic and environmental influences on alcohol, caffeine, cannabis, and nicotine use from early adolescence to middle adulthood. Arch Gen Psychiatry 2008; 65: 674–682

Kennedy DP, Gläscher J, Tyszka JM et al. Personal space regulation by the human amygdala. Nat Neurosci 2009; 12: 1226–1227

Kienast T, Hariri AR, Schlagenhauf F et al. Dopamine in amygdala gates limbic processing of aversive stimuli in humans. Nat Neurosci 2008; 11: 1381–1382

Kosaka H, Omori M, Murata T et al. Differential amygdala response during facial recognition in patients with schizophrenia: an fMRI study. Schizophr Res 2002; 57: 87–95

Krishnan V, Nestler EJ. The molecular neurobiology of depression. Nature 2008; 455: 894–902

Lansbury PT, Lashuel HA. A century-old debate on protein aggregation and neurodegeneration enters the clinic. Nature 2006; 443: 774–779

Lehmbeck JT, Brassen S, Weber-Fahr W et al. Gray matter alterations in the subgenual anterior cingulate cortex in late-onset depression. Am J Geriatr Psychiatr 2008; 16: 248–249

Lieberman JA, Tollefson GD, Charles C et al. Antipsychotic drug effects on brain morphology in first-episode psychosis. Arch Gen Psychiatry 2005; 62: 361–370

Lopez OL, Becker JT, Wisniewski S et al. Cholinesterase inhibitor treatment alters the natural history of Alzheimer's disease. J Neurol Neurosurg Psychiatry 2002; 72: 310–314

Lopez-Leon S, Janssens AC, Gonzalez-Zuloeta Ladd AM et al. Meta-analyses of genetic studies on major depressive disorder. Mol Psychiatry 2008; 13: 772–785

Luscher C, Bellone C. Cocaine-evoked synaptic plasticity: a key to addiction? Nat Neurosci 2008; 11: 737–738

MacDonald AW 3rd, Carter CS, Kerns JG et al. Specificity of prefrontal dysfunction and context processing deficits to schizophrenia in never-medicated patients with first-episode psychosis. Am J Psychiatry 2005; 162: 475–484

Manganas LN, Zhang X, Li Y et al. Magnetic resonance spectroscopy identifies neural progenitor cells in the live human brain. Science 2007; 318: 980–985

Maya Vetencourt JF, Sale A, Viegi A et al. The antidepressant fluoxetine restores plasticity in the adult visual cortex. Science 2008; 320: 385–388

Mei L, Xiong WC. Neuregulin 1 in neural development, synaptic plasticity and schizophrenia. Nat Rev Neurosci 2008; 9: 437–452

Melle I, Larsen TK, Haahr U et al. Prevention of negative symptom psychopathologies in first-episode schizophrenia: two-year effects of reducing the duration of untreated psychosis. Arch Gen Psychiatry 2008; 65: 634–640

Minzenberg MJ, Laird AR, Thelen S et al. Meta-analysis of 41 functional neuroimaging studies of executive function in schizophrenia. Arch Gen Psychiatry 2009; 66: 811–822

Mitchell AJ, Vaze A, Rao S. Clinical diagnosis of depression in primary care: a meta-analysis. Lancet 2009; 374: 609–619

Morey RA, Inan S, Mitchell TV et al. Imaging frontostriatal function in ultra-high-risk, early, and chronic schizophrenia during executive processing. Arch Gen Psychiatry 2005; 62: 254–262

Murray GK, Corlett PR, Clark L et al. How dopamine dysregulation leads to psychotic symptoms? Abnormal mesolimbic and mesostriatal prediction error signalling in psychosis. Mol Psychiatry 2008; 13: 239

Nakamura M, Salisbury DF, Hirayasu Y et al. Neocortical gray matter volume in first-episode schizophrenia and first-episode affective psychosis: a cross-sectional and longitudinal MRI study. Biol Psychiatry 2007; 62: 773–783

Nestler EJ, Barrot M, DiLeone RJ et al. Neurobiology of depression. Neuron 2002; 34: 13–25

Nestler EJ. Is there a common molecular pathway for addiction? Nat Neurosci 2005; 8: 1445–1449

Neuman RJ, Lobos E, Reich W et al. Prenatal smoking exposure and dopaminergic genotypes interact to cause a severe ADHD subtype. Biol Psychiatry 2007; 61: 1320–1328

Newcorn JH, Kratochvil CJ, Allen AJ et al. Atomoxetine and osmotically released methylphenidate for the treatment of attention deficit hyperactivity disorder: acute comparison and differential response. Am J Psychiatry 2008; 165: 721–730

Nofzinger EA, Buysse DJ, Germain A et al. Alterations in regional cerebral glucose metabolism across waking and non-rapid eye movement sleep in depression. Arch Gen Psychiatry 2005; 62: 387–396

Olincy A, Harris JG, Johnson LL et al. Proof-of-concept trial of an alpha7 nicotinic agonist in schizophrenia. Arch Gen Psychiatry 2006; 63: 630–638

Oquendo MA, Parsey RV. What have we learned about the neurobiology of major depression? Am J Psychiatry 2007; 164: 540–542

Pajonk FG, Wobrock T, Gruber O et al. Hippocampal plasticity in response to exercise in schizophrenia. Arch Gen Psychiatry 2010; 67: 133–143

Patil ST, Zhang L, Martenyi F et al. Activation of mGlu2/3 receptors as a new approach to treat schizophrenia: a randomized Phase 2 clinical trial. Nat Med 2007; 13: 1102–1107

Piontkewitz Y, Assaf Y, Weiner I. Clozapine administration in adolescence prevents postpubertal emergence of brain structural pathology in an animal model of schizophrenia. Biol Psychiatry 2009; 66: 1038–1046

Plichta MM, Vasic N, Wolf RC et al. Neural hyporesponsiveness and hyperresponsiveness during immediate and delayed reward processing in adult attention-deficit/hyperactivity disorder. Biol Psychiatry 2009; 65: 7–14

Polanczyk G, de Lima MS, Horta BL et al. The worldwide prevalence of ADHD: a systematic review and metaregression analysis. Am J Psychiatry 2007; 164: 942–948

Pollak DD, Monje FJ, Zuckerman L et al. An animal model of a behavioral intervention for depression. Neuron 2008; 60: 149–161

Praschak-Rieder N, Willeit M, Wilson AA et al. Seasonal variation in human brain serotonin transporter binding. Arch Gen Psychiatry 2008; 65: 1072–1078

Rais M, Cahn W, Van Haren N et al. Excessive brain volume loss over time in cannabis-using first-episode schizophrenia patients. Am J Psychiatry 2008; 165: 490–496

Rasmussen H, Erritzoe D, Andersen R et al. Decreased frontal serotonin2A receptor binding in antipsychotic-naive patients with first-episode schizophrenia. Arch Gen Psychiatry 2010; 67: 9–16

Ray S, Britschgi M, Herbert C et al. Classification and prediction of clinical Alzheimer's diagnosis based on plasma signaling proteins. Nat Med 2007; 13: 1359–1362

Rodriguez-Raecke R, Niemeier A, Ihle K et al. Brain gray matter decrease in chronic pain is the consequence and not the cause of pain. J Neurosci 2009; 29: 13746–13750

Rossato JI, Bevilaqua LR, Izquierdo I et al. Dopamine controls persistence of long-term memory storage. Science 2009; 325: 1017–1020

Samaha AN, Seeman P, Stewart J et al. "Breakthrough" dopamine supersensitivity during ongoing antipsychotic treatment leads to treatment failure over time. J Neurosci 2007; 27: 2979–2986

Sartorius A, Kiening KL, Kirsch P et al. Remission of major depression under deep brain stimulation of the lateral habenula in a therapy-refractory patient. Biol Psychiatry 2010; 67: e9–e11

Schünke M, Schulte E, Schumacher U et al. Prometheus Kopf, Hals und Neuroanatomie. 2. Aufl. Stuttgart: Thieme; 2009

Seeman P, Weinshenker D, Quirion R et al. Dopamine supersensitivity correlates with D2High states, implying many paths to psychosis. Proc Natl Acad Sci USA 2005; 102: 3513–3518

Sesack SR, Hawrylak VA, Matus C et al. Dopamine axon varicosities in the prelimbic division of the rat prefrontal cortex exhibit sparse immunoreactivity for the dopamine transporter. J Neurosi 1998; 18: 2697–2708

Shaw P, Eckstrand K, Sharp W et al. Attention-deficit/hyperactivity disorder is characterized by a delay in cortical maturation. Proc Natl Acad Sci USA 2007a; 104: 19649–19654

Shaw P, Gornick M, Lerch J et al. Polymorphisms of the dopamine D4 receptor, clinical outcome, and cortical structure in attention-deficit/hyperactivity disorder. Arch Gen Psychiatry 2007b; 64: 921–931

Shaw P, Sharp WS, Morrison M et al. Psychostimulant treatment and the developing cortex in attention deficit hyperactivity disorder. Am J Psychiatry 2009; 166: 58–63

Shekhar A, Potter WZ, Lightfoot J et al. Selective muscarinic receptor agonist xanomeline as a novel treatment approach for schizophrenia. Am J Psychiatry 2008; 165: 1033–1039

Sibille E, Wang Y, Joeyen-Waldorf J et al. A molecular signature of depression in the amygdala. Am J Psychiatry 2009; 166: 1011–1024

Small GW, Ercoli LM, Silverman DH et al. Cerebral metabolic and cognitive decline in persons at genetic risk for Alzheimer's disease. Proc Natl Acad Sci USA 2000; 97: 6037–6042

Spencer TJ, Biederman J, Ciccone PE et al. PET study examining pharmacokinetics, detection and likeability, and dopamine transporter receptor occupancy of short- and long-acting oral methylphenidate. Am J Psychiatry 2006; 163: 387–395

Spindelegger C, Lanzenberger R, Wadsak W et al. Influence of escitalopram treatment on 5-HT(1A) receptor binding in limbic regions in patients with anxiety disorders. Mol Psychiatry 2009; 14: 1040–1050

Strigo IA, Simmons AN, Matthews MC et al. Association of major depressive disorder with altered functional brain response during anticipation and processing of heat pain. Arch Gen Psychiatry 2008; 65: 1275–1284

Sur C, Mallorga PJ, Wittmann M et al. N-desmethylclozapine, an allosteric agonist at muscarinic 1 receptor, potentiates N-methyl-D-aspartate receptor activity. Proc Natl Acad Sci USA 2003; 100: 13674–13679

Tamm L, Menon V, Reiss AL. Parietal attentional system aberrations during target detection in adolescents with attention deficit hyperactivity disorder: event-related fMRI evidence. Am J Psychiatry 2006; 163: 1033–1043

Tan HY, Sust S, Buckholtz JW et al. Dysfunctional prefrontal regional specialization and compensation in schizophrenia. Am J Psychiatry 2006; 163: 1969–1977

Tandon R, Keshavan MS, Nasrallay HA et al. Schizophrenia, "Just the Facts": what we know in 2008 part 1: overview. Schizophr Res 2008; 100: 4–19

Thompson PM, Vidal C, Giedd JN et al. Mapping adolescent brain change reveals dynamic wave of accelerated gray matter loss in very early-onset schizophrenia. Proc Natl Acad Sci USA 2001; 98: 11650–11655

Thornicroft G. Most people with mental illness are not treated. Lancet 2007; 370: 807–808

Vanderschuren LJ, Everitt BJ. Drug seeking becomes compulsive after prolonged cocaine self-administration. Science 2004; 305: 1017–1019

van Haren NE, Hulshoff Pol HE, Schnack HG et al. Focal gray matter changes in schizophrenia across the course of the illness: a 5-year follow-up study. Neuropsychopharmacology 2007; 32: 2057–2066

Van Swinderen B, Brembs B. Attention-like deficit and hyperactivity in a Drosophila memory mutant. J Neurosci 2010; 30: 1003–1014

Ventura R, Morrone C, Puglisi-Allegra S. Prefrontal/accumbal catecholamine system determines motivational salience attribution to both reward- and aversion-related stimuli. Proc Natl Acad Sci USA 2007; 104: 5181–5186

Wang JW, David DJ, Monckton JE et al. Chronic fluoxetine stimulates maturation and synaptic plasticity of adult-born hippocampal granule cells. J Neurosci 2008; 28: 1374–1384

Wiens F, Zitzmann A, Lachance MA et al. Chronic intake of fermented floral nectar by wild treeshrews. Proc Natl Acad Sci USA 2008; 105: 10426–10431

Williams LM, Das P, Harris AW et al. Dysregulation of arousal and amygdala-prefrontal systems in paranoid schizophrenia. Am J Psychiatry 2004; 161: 480–489

Wisman LA, Sahin G, Maingay M et al. Functional convergence of dopaminergic and cholinergic input is critical for hippocampus-dependent working memory. J Neurosci 2008; 28: 7797–7807

Wrase J, Makris N, Braus DF et al. Amygdala volume associated with alcohol abuse relapse and craving. Am J Psychiatry 2008; 165: 1179–1184

Wroblewska B, Lewis DA. Validating novel targets for pharmacological interventions in schizophrenia. Am J Psychiatry 2009; 166: 753–756

Zhuo M. Cortical excitation and chronic pain. Trends Neurosci 2008; 31: 199–207

Zurowski B, Braus DF. Die Diagnose lange vor der Psychose stellen. Der Neurologe und Psychiater 2004; 1: 6–9

Kapitel 6

Akil H, Brenner S, Kandel E et al. The future of psychiatric research: genomes and neural circuits. Science 2010; 327 (5973): 1580–1581

Maslow AH. Psychology of Science. A Reconnaissance. New York: Harper & Row; 1966

Sachverzeichnis

A

ABCB1 (ATP-bindung Cassette Sub-family B Member 1)-Gen 62
Acamprosat 122
Achtsamkeit 68
Acteylcholinrezeptor, α4-β2-Untereinheit 120f
ADHS
– Basis, genetische 94
– Befund, funktioneller 93f
– – morphologischer 93
– Epidemiologie 92
– Gen-Umwelt-Interaktion 94f
– Hirnreifung, gestörte 95
– Kernaussagen 96f
– Netzwerk, zerebrales 95
– Neurotransmitter 94f
– Symptome 92f
– Therapie 96f
Adipositas 89
Affe, als Tiermodell 56f
Affekt 1
Affektive Störung 106ff
– Pathogenese 108f
– Symptome 107
– Therapie 112
Aggressionsreaktion, Bereitschaft 18
Aggressivität 20
Aktionspotenzial 48f
Akupunktur 82
Alkohol 121
Alkoholabusus
– chronischer 122
– Dopaminsynthese 121
– Therapieoption 122
– Komorbidität depressive Störung 121
Altruismus 1
– Prosozialität, religiöse 77
Alzheimer-Demenz 22
– Ausbreitung 115
– Biomarker 117
– Differenzialdiagnose 117
– Entwicklung 114
– Früherfassung 115
– Histopathologie 114f
– Medikament 118
– MRT 115f
– Risikofaktor 114
– Risikomarker 114
– Signalprotein 117f
– Therapie 118
Amoklauf 76
AMPA-Agonisten 112
Amygdala 33f
– Entscheidungsprozess 69
– Musikwirkung 32
– Reagibilität, Fehlfunktion 101
β-Amyloid-Nachweis 115
Amyloidablagerung 22
Analgetika 109
Angst, und Depression 108
Angstreaktion 32
– Bereitschaft 18
Angstsystem 69f
Angst-/Vermeidungsmodus 34
Anhedonie 107f
Anti-Aging-Mittel 23
Antidepressiva
– duale 112
– Schmerzsyndrom, chronisches 109
Antipsychotika, atypische 100ff
– Affektive Störung 112
– Volumenerhalt 103
Anxiolytika 109
Apoptose 17
Apparat, emotionaler 1, 31f
– Entwicklung 16
Arbeitsgedächtnis, Störung 21f
Arbeitsspeicheraufgabe 102
Arbeitsspeicherfunktion, geschlechtsspezifische 85f
Arzneimittelnebenwirkung 62f
Arzneimittelwirkung 62f
Assoziation 4
Astrozyt 47f
Atomoxetin 96
Aufmerksamkeit 99f
Aufmerksamkeitsdefizit 20
Aufmerksamkeitsdefizitstörung (ADHS) 92ff
– Basis, genetische 94
– Befund, funktioneller 93f
– – morphologischer 93
– Epidemiologie 92
– Gen-Umwelt-Interaktion 94f

Aufmerksamkeitsdefizitstörung (ADHS)
– Hirnreifung, gestörte   95
– Kernaussagen   96 f
– Netzwerk, zerebrales   95
– Neurotransmitter   94 f
– Symptome   92 f
– Therapie   96 f
Aufmerksamkeitsnetzwerk   26 f
– Parietallappen   31
Ausgleich, sozialer   72 f
Ausgrenzung   75 f
Autismus   1

B

Balance, funktionelle   113
Basalganglien   39 f
– Dopaminsystem   100 f
Bedeutungszumessung   99 f
Beeinträchtigung, kognitive   104
Befinden, bewusstes   37 f
Beharrlichkeit   123
Belohnung
– erwartete   52
– Umkippen   41
– unerwartete   52
Belohnungssystem   74 f
– ADHS   94
– Antipsychotika, atypische   103
– biologisches   40 f
– Sucht   119
– Verschlechterung   100
Bestrafung, erwartete/unerwartete   52
Bewegung
– Alkoholabusus   122 f
– körperliche   23, 105
– Plastizität   56
Bewusstsein   39
Bilderbogen des Geistes   13
Bildgebung   7
– diffusionsgewichtete (DWI)   11
– Geschichte   10 f
Bindung   79 f
– Einsatzmöglichkeit, therapeutische   80
Biomarker, Alzheimer-Demenz   117 f
Brain derived neurotropic factor (BDNF)   9
– Genmutation   54 f
– Plastizität, neuronale   54 f
– Synapse-Gen-Dialog   53
Brief limited intermittent psychotic symptoms (BLIPS)   99
Bürogratom, malignes   127

C

Cannabidiol   50
Cannabiskonsum   101
Cannabis-Wirkung   50 f
Charakter, nationaler   4 f
Computertomografie (CT)   10 f
COMT-Gen   61 f
Craving, nach Alkohol   121

D

Darwinismus   6
Daueraufmerksamkeit   26 f
Defizit, kognitives   21
– Korrelat, neuronales   98 f
Demenz (s. auch Alzheimer-Demenz)   114 ff
– Faktor, protektiver Faktor   22
– Depressive Störung   23
– Risikofaktor   22
Depersonalisierung   78 f
Depressiogenität, Genotyp   33
Depression   10
– und Angst   108
– Befund
– – funktioneller   110 f
– – struktureller   111 f
– Gehirnvolumenreduktion   111 f
– männliche   113
– Pathophysiologie   113
– Plastizitätsstörung, zelluläre/synaptische   111 f
– und Schmerz   108
– Substanz, weiße, Läsion   111
– Therapie   112
– Tiermodell   109 f
– unipolare   106
Depressionsrisiko, erhöhtes   111
Depressive Störung
– Demenzrisiko   23
– Komorbidität Alkoholismus   121 f
Derealisationserscheinung   78 f
Dimorphismus, sexueller   84
DNA-Methylierung   63 f
Dopamin
– Affektive Störung   106 f
– Alkoholabhängige   121
– Cannabiswirkung   50 f
– Langzeitverstärkung   52
– phasisches   99 f
– Steuerung Hunger-/Sättigungsgefühl   87
– Zwangsstörung   123 f
Dopamin-1-/Dopamin-2-System-Ungleichgewicht   99

Dopamin-2-Antagonist 100, 105
Dopaminsynthese 121
Dopaminsystem
– Basalganglien 100 f
– Desensitivierung, Kokain-bedingte 119 f
– Kortex, präfrontaler 99
– Tegmentum, ventrales 99 f
Dopamintransporter, 10-Repeat-Variante 62
Dreiländereck, psychiatrisches 41 f
Dysmorphogenese, kraniofaziale 13
Dualismus, nach Descartes 8

E

Echo-planar-Imaging-Technik (EPI) 10 f
Einzelnukleotid-Polymorphismus 60
Elternvorbild 20
Emotion 1, 66 f
– Methionin-COMT 62
– Schnittstelle
– – Kognition 27, 37
– – Verhalten 37
Emotional Brain 38
Emotionslandkarte, Musikwirkung 32
Emotionsnetzwerk 107
Encoding Netzwerk 35
Endocannabinoidsystem 50
– Potenzial, therapeutisches 51
Enriched Environment, Plastizität 56
Entscheidung
– Antrieb 66 f
– befriedigende 67 f
– freie 67
Entscheidungsfindung 67 f
Entscheidungsprozess, Unbewusstes 68 f
Entschleunigung 68
Entspannung 83, 105 f
Entwicklungspsychologie 14 ff
Epigenetik 63 f
Erfahrung, frühe 17 f
– Genotyp 20 f
Erkrankung, psychiatrische 92 ff
– Genregulation 55
Erleben
– archaisches 12
– krankhaftes, Genausstattung 33
Ernährung 86 f
– Regelkreis 87
Erwartungshaltung, Einfluss 86
Evaluation, soziale 70 f
Evolution 6
Exekutive Funktion 26 f
Explorationsverhalten, motorisches 18

F

Familienanamnese 61
Familienforschung 61
Fernsehkonsum 20
Filterung, adaptive 43
Fluordesoxyglukose-PET 115
Frontalhirn
– Funktion 24
– – emotionsinduzierte 28
– Making Order from Chaos 27 f
Frontallappen 23 ff
– Funktion 24 f
Fruchtfliege, als Tiermodell 66

G

GABA 44 f
Gabapentin 122
Gedächtnis
– deklaratives (explizites) 35
– emotionales 32
– – geschlechtsspezifisches 86
– episodisches, Hippokampus 35
– nicht deklaratives (implizietes) 35
– prozedurales 35
Gedächtniskonsolidierung, Schlaf 91
Gedächtnisnetzwerk 35 f
Gedächtnisspur, Ausprägung 47
Gedächtnissystem, Langzeitbereich 35
Gegenweltbild 6
Gehirn
– adultes 16
– Alkoholabusus, chronischer 122
– Alzheimer-Demenz 115
– Arbeitsweise 44 f
– emotionales 37
– Entwicklung 15
– heranwachsendes 119
– Inselregion, vordere 38
– Kompensationskraft 17
– Making Order from Chaos 27 f
– männliches 83 ff
– Mikrostruktur, geschlechtsspezifische 84
– Neugeborenes 14
– Rate, metabolische 16
– und Schlaf 89 ff
– sensorisches 37
– Volumenreduktion
– – Alkoholabusus, chronischer 122
– – Depression 111 f
– – Schizophrenie 102
– weibliches 83 ff

Gehirnentwicklung
– nach der Geburt 16 f
– Phasen 16
Gehirnfunktion, Methionin-COMT 62
Gehirnfunktionsmuster, geschlechtsspezifische 85 f
Gehirnkomplexizität, geschlechtsspezifische 84
Geist 8
– Bilderbogen 13
Gemeinschaftswert 75
Gen
– Aufbau 60 f
– springendes 64 f
– Strukturvariation, komplexe 63
Genaktivität, Regulation 61
Genausstattung, Erleben, krankhaftes 33
Gender-Unterschied 84
Gene Imprinting 63
Genetik 60 ff
– Schizophreniespektrum 103 ff
Genexpression 52
Gen-Gen-Interaktion 104
Geninteraktion 62
Genotyp
– Depressiogenität 33
– Verhalten, gewalttätiges/antisoziales 21
Genpolymorphismus 33
– Plazeboeffekt 82
Genregulation, Erkrankung, psychiatrische 55
Gen-Synapse-Dialog 53
Gen-Umwelt-Interaktion 104
– ADHS 94 f
Geruchssinn 14
Geschmack 74
Geschmackssinn 14
Gesicht, Bedeutung 32
Gewichtsentwicklung, normale 87 f
Gewohnheitsbildung, Raucher 120 f
Ghrelin 86 ff
Gliazelle 47 f
Glückszustand, Unterschiede 74 f
Glutamat 44 f
Grammatik, Lokalisation 30
Grooming-Verhalten 18
Grundbotschaft 18
Gruppengröße, optimale 5
Gruppenunterschied 4

H

Halluzination, akustische 29 f
Haloperidol 100
Haschisch 50 f

Hemisphärenasymmetrie 29
Hemisphärenlateralisation 29
Hemmmechanismus, frontaler 28
Herschl-Gyrus 29
Hilflosigkeit, erlernte 109 f
Hintergrund, soziokultureller 127
Hippokampus 35
– Kurzzeitgedächtnis 35
Hippokampus-Amygdala-Formation 32
Hirnalterung 22
Hirnareal, integrierendes 46
Hirnentwicklung 21 ff
– intrauterine 14
– Störung 102 f
Hirnfunktion
– Unterschied, geschlechtsabhängiger 83 ff
– Zustandekommen 46
Hirnreifung, gestörte 95
Hirnstamm 41 f
Hochbegabte 19
Homunkulus 25
Hören 29 f
Hörrinden-Aktivierung 29
Hörsystem 14 f
Human Genome Project 61
Humor 27
Humornetzwerk 85
Hunger 87 f
Hyperaktivitätsstörung (ADHS) 92 ff
Hyperkinetisches Syndrom 92 ff
Hypnose 78
Hypofrontalitätshypothese 10

I

Ich-Einheit 77 ff
Ich-Erleben 77 ff
– Manipulierbarkeit 78
Imitation 4
Immunsystem 58 f
Input, visueller, Verarbeitung 30 f
Inselregion 37 f
– Integrationsleistung 39
Integration 37 ff
– globale 46
Interaktion, soziale 3

K

Katechol-O-Methyltransferase, Methionin-Methionin-Variante 50
Kleinhirn 42 f
Klimakonferenz 71

Kognition 26
- Methionin-COMT 62
- Schnittstelle
- - Emotion 27, 37
- - Verhalten 37
Kokain 119 f
Kommunikation, nonverbale/verbale 24
Kompetenz, soziale 72
Konditionierung, klassische 35
Konformität 3
Konsumverhalten, Einfluss 119
Kontext, Effekt 35 f
Kontrolle, kognitive 6 f
Kontrollfunktion, kognitive 21
Kooperation 70, 73 f
Körpergewicht, Krankheitswert 88
Kortex, präfrontaler 99
Krankheitsmodell, Hintergrund, soziokulturelles 127
Kurzzeitgedächtnis 35

L

Languste, als Tiermodell 56
Langzeitgedächtnis 35
Learned Safety Model 110
Lebensstress 111
Leptin 86
Lernen 27
- assoziatives 2 ff
- Biologie 52 f
- Dopaminsystem 99 f
- durch Imitation 4
- implizites 124
- nicht assoziatives 35
- prozedurales, Störung 123 f
- soziales 70 f
- Tiermodell 55 ff
- Zwangsstörung 124
Lernfähigkeit 17
Licht 106 f
Liebe 1 f
Limbisches System 31 f
Lithium 112
Long-Term Depression (LTD) 51 f
Long-Term Potentiation (LTP) 51 f
Lustsystem 70

M

Magnetresonanzangiografie (MRA) 11
Magnetresonanzspektroskopie (MRS) 11
Magnetresonanztomografie (fMRT), funktionelle 11

Magnetresonanztomografie (MRT) 10 f
- Alzheimer-Demenz 116
- Methodenspektrum 11
Maus, als Tiermodell 56, 66
Meditation 83
Meme 6
Menschliches, Biologie 70 ff
Methionin-COMT 62
Methylphenidat 96
Mikrobiom 88
Mikroglia 47 f
Mirror-Neuronen-Netzwerk 26
Modelllernen 26
Molekularbiologie 7
Molekulargenetik 7
Monoaminooxidase-A-Aktivitätsgen 20 f
Moral 28, 74
Morbus sicilianus 4
Motivation 99 f
Motorik 25
- Steuerung 25 f
Musik 32
Muskarin-1-Agonist 105

N

Nacktschnecke, kalifornische, als Tiermodell 55 f
Nahrungsaufnahme 87
Naltrexon 122
Naturerleben 71
N-Desmethylclozapin 105
Negativsymptom 101 f
Neid 75 f
Nervensystem
- Arbeitsprinzip 17
- menschliches 2 f
- - Nervenzelle 3
Nervenzelle 44
- Bau 45
- Nervensystem, menschliches 3
Netzwerk
- motorisches 25
- zerebrales 95
Neugeborenes, Gehirn 14
Neugier 99 f
Neuroanatomie, funktionelle 23 ff
Neuroblasten 14
Neurogenese 47
Neurokinin-1-Rezeptor-Antagonist 122
Neurokortex-Gliederung 24
Neuroleptika 100
Neurologie, Definition 8
Neuromodulator 49

Neuron 8
- erregendes 44, 46
- hemmendes 44, 46
- Kodierung 100
Neuropathologie 10
Neuropeptid
- archaisches 1
- Wirkungsweise 79f
Neuroplastizität 44ff
- Grundmodul 48ff
- Immunsystem 58f
- Langzeitabschwächung 51f
- Langzeitverstärkung 51f
- Stress 57ff
Neuroregulierung 9
Neurotransmission 48f
Neurotransmitter 49
- ADHS 94f
- Alkohol 121f
Neurowissenschaft 2
- klinische 8
Nikotin 120f
α7-Nikotin-Agonisten 105
NINCDS-ADRDA-Leitlinie, revidierte 117f
N-Methyl-D-Aspartat-Glutamatrezeptor (NMDA-Rezeptor) 44f
Notbremse, neuronale 50f
Nozeboeffekt 83
Nucleus accumbens 40f

O

Okzipitallappen 30f
Oligodendroglia 47f
Oligodentrozyt 47f
Optimismus 18
Out-of-Body-Erfahrung 78
Oxytozin 1
- Antipsychotikum, natürliches 105f
- Einsatzmöglichkeit, therapeutische 80
- Wirkungsweise 79f

P

Panik-/Verteidigungsmodus 34
Parietallappen 31
3.-Person-Perspektive 37
Perseverationsirrtum 72
- Depression 111
Persistenz 92f
P-Glykoprotein 62
Pharmakotherapie, Kombination Psychotherapie 112
Phrenologie, moderne 13

Planum temporale 29
Plastizität
- Brain derived neurotropic factor 54f
- Grundsatz 56
- Modell 45
- neuronale 54f
- synaptische 18, 54
- Tiermodell 55ff
- Verbesserung 23
Plastizitätsstörung, zelluläre/synaptische 111f
Platons Höhlengleichnis 12
Platzneuron 57
Plazeboeffekt 80f
- Akupunktur 82
- Einflussfaktor 82
- Medikamente 81f
- Studiensituation, künstliche 82
Plazebonetzwerk 81
- Wirkbereich 82f
Pneumenzephalografie 10f
Positivsymptom, attenuiertes (APS) 99
Pregabalin 122
Priming 35
Prodrom, psychosefernes/psychosenahes 99
Prodromalsyndrom 99
- Beachtung 105
- Bewertung 105
Profimusikergehirn 45
Prosodie, Lokalisation 30
Prosozialität 76f
Prozess, unbewusster 67
Pruning 19, 54
Psychiatrie
- Aspekt
- - diagnostischer 127
- - therapeutischer 128
- Bausteine, diagnostische 127
- Grundlagenforschung 60ff
- moderne 8
- neurobiologische 8
- Relevanz, gesellschaftliche 7
- Stand, aktueller 126
- stationäre 127
Psychische Störung, Modell, pathophysiologisches 9f
Psychoanalyse Freuds 6
Psychopathologie 8
- experimentelle 7
Psychopharmakologie 8
Psychose
- affektive, Volumenverlust 102
- Cannabis-Wirkung 50

- Gen-Gen-Interaktion   104
- Gen-Umwelt-Interaktion   104
- Induktion, experimentelle   98
- Korrelat, neuronales   98 f
Psychosomatik, stationäre   127
Psychotherapie   7 f
- Kombination Pharmakotherapie   112
- Stand, aktueller   126
- zukünftige   127 f
Pubertät
- ADHS   95
- Frühjahrsputz   19 f
Pugh-Paradoxon   12

R

Ratte, als Tiermodell   56
Reaktion   4
- emotionale   35
Referenzabhängigkeit   69
Reflex, motorischer   35
Reflexion   92 f
Reifung, prolongierte kortikale   19
Reiz   4
Religion   6, 76 f
REM-Schlaf   89 ff
Reorganisation, synaptische   53
Repräsentation, überlappende und getrennte   25
Reprogrammierung, genetische   65
Reserve, plastische   17
Reuptake   49
Reversal Learning   123 f
Rubber-Hand-Experiment   77 f

S

Sättigungsgefühl   87 f
Schattenperson   78 f
Schizophrenie   10, 98
- Cannabiskonsum   101
- Dopaminfunktion   100 f
- Gehirn-Volumenverlust   102
- Gen-Gen-Interaktion   104
- Gen-Umwelt-Interaktion   104
- Hirnentwicklungsstörung   102 f
- Medikamenteneffekt   102 f
- MRT-Morphometrie   102
- paranoide   101
- Therapie   105 f
- Verständnis   103 f
- Volumenverlust   102
Schizophrenierisiko, hohes   102

Schizophreniespektrum   97 ff
- Genetik   103 ff
- Konzept, mehrdimensionales   98
Schlaf   89 ff
- Gedächtniskonsolidierung   91
- tiefer   90
Schlafdeprivation   90
Schlafentzug   28, 90
Schlafkontrolle   105
Schlafverhalten   89 f
Schmerz, und Depression   108
Schmerznetzwerk   35 f
Schmerzsyndrom, chronisches   108 f
Schmerzverarbeitendes System   109
Seeigel, als Tiermodell   66
Seele, immaterielle   5 f
Sehen   30 f
Semantik, Lokalisation   30
Sensomotorik   26
Sensory Brain   38
Serotonin   106 f
- Zwangsstörung   123 f
Serotonin-Wiederaufnahmehemmer, selektive   112
Sham-Akupunktur   82
Signalprotein, Alzheimer-Demenz   117 f
Signaltransduktion   52
Social Brain   3, 70 ff
Sozialpsychiatrie   8
Sozialverhalten, Störung   101 f
Spalt, synaptischer   45, 48 f
Spenden   74
Spezialist, lokaler   44
- Zusammenspiel Hirnregion, global integrierende   46
Spezialisierung, lokale   46
Spiegelneuronen   26
Sport   105 f
Sprache   30
Sprachentwicklung, verzögerte   20
Stereotyp, nationaler   5
Steuern   74
Stimmung   106 f
Stimulation, dopaminerge   52 f
Stimulus, angsterregender   34
Störung
- bipolare   98, 106
- affektive s. Affektive Störung
- schizoaffektive   98
- schizophrene   99, 105
Strafe, soziale   75 f

Stress 57 ff
– psychosozialer 28
Stress-Management 105 f
Stressreaktivität 18
Substanzabhängigkeit, Häufigkeit 118 f
Sucht, System, neuronales 119
Suchtentstehung 119
Suchterkrankung 118 ff
Suizidalität, Geschlechtsunterschied 84
Suprising Events 27
Synapse 49
– Dichte 16
– Funktion 53 f
– und Nervenzelle 45
Synapse-Gen-Dialog 53
Syntax, Lokalisation 30

T

Tegmentum, ventrales 99 f
Teilen 72 f
Teilhabe, soziale 3
Temporallappen 28 f
Temporallappenatrophie, mediale 117
Tensorbildgebung, diffusionsgewichtete (DTI) 11
δ-9-Tetrahydrocannabinol 50
Thalamus 39 f
Theory of Mind 70 f
Tiermodell 7
– Bedeutung 65 f
– Depression 109 f
– Hilflosigkeit, erlernte 110
– Interaktion, soziale 110
– Schwimmtest, erzwungener 110
– Selbststimulation, intrakranielle 110
– Verteidigung, soziale 110
Timing-Prozess 43
Top-down-Regulation 69
Totstellreflex 34
Transposonen 64 f
Traumatisierung, frühe 17 f
Triple-Reuptake-Hemmer 112

U

Umweltfaktor 9
Unsicherheit 99 f
Urteilsvermögen, moralisches 28

V

Valin-Methionin-Polymorphismus 61 f
Vareniclin 120 f
– Alkoholabusus 122
Vasopressin 1
– Wirkungsweise 79 f
Ventrikelerweiterung 10 f
Verbindung, neuronale 44 f
Vergleich, sozialer 75
Vergütungssystem, neues 127
Verhalten, Schnittstelle
– Emotion 37
– Kognition 37
Verhaltensinflexibilität 123
Verhaltensneurologie 8
Verlangsamung, psychomotorische 107 f
Verstand 66 f
Vertrauen, Zwangsstörung 124
Verumakupunktur 82
Vulnerabilität 9 f
– erhöhte 10
Vulnerabilitätsgen 20 f, 54 f
– Depressiogenität 33
Vulnerabilitätsstressmodell 33

W

Wahrheit 12
– subjektive 4
Wahrscheinlichkeit 99 f
Weltbild 5 f
– Ratio vor Anima 6
White Matter Lesions 21
– Depression 111
Wissenschaft in den Medien 59
Wortvorrat, Lokalisation 30

Z

Zebrafisch, als Tiermodell 66
Zelltod
– programmierter 17
– selektiver 14
Zielreiz 26 f
Zingulum, anteriores 26, 37
– Dysfunktion 94
Zwangsstörung 123 ff
– Netzwerk, zerebrales 123 f
Zwillingsforschung 61